U0363751

Development of Shenzhen's Health Industry 2014

深圳健康产业发展报告 2014

深圳市保健协会
深圳市健康产业发展促进会 编

中国经济出版社
CHINA ECONOMIC PUBLISHING HOUSE
北京

图书在版编目（CIP）数据

深圳健康产业发展报告.2014/深圳市保健协会，深圳市健康产业发展促进会编.
北京：中国经济出版社，2015.12
ISBN 978 - 7 - 5136 - 4113 - 5

Ⅰ.①深… Ⅱ.①深… ②深… Ⅲ.①医疗保健事业—研究报告—深圳市—2014
Ⅳ.①R199.2

中国版本图书馆 CIP 数据核字（2015）第 310255 号

责任编辑　丁　楠
责任审读　贺　静
责任印制　马小宾
封面设计　久品轩

出版发行　中国经济出版社
印 刷 者　北京力信诚印刷有限公司
经 销 者　各地新华书店
开　　本　710mm×1000mm　1/16
印　　张　17.5
字　　数　280 千字
版　　次　2015 年 12 月第 1 版
印　　次　2015 年 12 月第 1 次
定　　价　56.00 元
广告经营许可证　京西工商广字第 8179 号

中国经济出版社 网址 www.economyph.com 社址 北京市西城区百万庄北街 3 号 邮编 100037
本版图书如存在印装质量问题，请与本社发行中心联系调换（联系电话：010 - 68330607）

版权所有　盗版必究（举报电话：010 - 68355416　010 - 68319282）
国家版权局反盗版举报中心（举报电话：12390）　服务热线：010 - 88386794

编辑委员会

顾　　问　李君如　张凤楼　陈观光　徐华锋　吴德林
　　　　　陶永欣　陈伟东

编 委 会
主　　任　黄　鹤
委　　员　王　晋　夏　雷　张国栋　马　岚　贺震旦
　　　　　张炯龙　贾月超　朱昱霏　方炎林　文春玲
　　　　　李　军

编 辑 部
主　　编　黄　鹤
副 主 编　李仕琼　方海洲　何锦周
编　　辑　苏思沁　巫　剑　张敏睿　李　玲　舒立群
　　　　　顾　营　吴　艳　盛　超　田承荟

指导单位　深圳市坪山新区管理委员会

支持单位　深圳市是源医学科技有限公司
　　　　　深圳市艾尔曼医疗电子仪器有限公司
　　　　　深圳市爱帝宫现代母婴健康管理有限公司
　　　　　深圳市倍泰健康测量分析技术有限公司

发展经营慈悲健康产业和公益慈悲
健康事业都是为了让人民过上
康健愉悦的幸福生活

李君如 [印章]
二〇二一年九月一日

全国政协原常委、中央党校原副校长　李君如　题词

保障民生优先保健
民众

中国保健协会　张凤楼

中国保健协会理事长　张凤楼　题词

前 言
PREFACE

纵观全球市场，健康产业已经成为未来最具有发展潜力的新兴产业。随着人类对生活品质需求的提高及生命科学的进步，涵盖第一产业、第二产业、第三产业的健康产业已成为与人类发展、社会进步息息相关的主导产业。健康产业的发展将导致医疗卫生、养生保健、健康食用品制造、健康管理、休闲健身、健康养老、健康保险、电子信息化等衍生出的相关行业产业链发生巨大的变革。

近几年来，深圳在医药研发、生命信息、医疗器械、新材料、生物产业等相关领域的发展取得了巨大的成就。继 2013 年出台生命健康产业发展规划之后，2014 年全市健康产业的发展进入了高度活跃期。深圳市各部委分别发布了一系列扶持生命健康产业发展的政策，在经济发展、消费升级带来产业新机遇的同时，努力将深圳打造成为"全球重要的生命健康产业基地、国际领先的生命信息服务中心、国内知名的新型医疗和养生休闲服务中心等产业集群城"。2014 年，深圳坪山新区率先发布了全国首个区域级健康产业发展规划——《深圳坪山新区生命健康产业发展规划（2014—2020 年）》，全面推进国家级生物产业基地与生命健康产业的发展，成为深圳健康产业发展的又一颗明星。

《深圳健康产业发展报告》从 2011 年开始编辑撰写，至今已出版了四期。本报告在深圳市相关政府部门、行业协会、知名健康产业企业及行业资深专家共同的努力与支持下编撰完成的，也是国内首个关于城市健康产业发展的年度报告。本报告从 2011 年开始跟踪国内外以及深圳市关于健康产业的基础理论、深圳健康产业的发展现状、每年的行业热点分析与深圳优质企业风貌，在前几期撰写的基础上，对国内外以及深圳健康产业的定

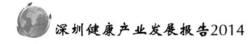

义、外延、统计标准、发展情况、发展趋势逐渐有了更加明晰的了解，对于了解国内外健康产业发展特点与趋势，总结深圳健康产业发展成就，摸索健康产业未来发展，更好地落实国家及深圳对健康产业的发展目标和战略部署等内容提供了重要参考。

本报告以深圳市保健协会与深圳市健康产业发展促进会为核心，聚合了深圳市生物医药、经济管理、健康管理、医疗器械、信息技术、中医养生以及健身休闲等行业多位专家的共同参与。这些专家有来自行业的管理者，有大学教授、机构研究员、企业负责人等，均在健康产业有多年积淀，在行业中有重要的号召力与影响力，是深圳健康产业发展的智囊与中坚力量，既有国际视野又有深圳情怀，对健康产业的认识颇具权威性与代表性。

本报告包括产业篇、行业篇、区域篇、借鉴篇和企业篇五大部分。报告的产业篇和行业篇主要分析国内外以及深圳市健康产业发展现状、政策扶持动向、产业市场规模特点、资本市场前景等内容，可以重点了解现今国内外以及深圳市健康产业发展的经济政策背景环境、产业发展趋势、产业发展中遇到的问题与可操作性的建议。区域篇重点介绍深圳市坪山新区在生命健康产业发展历程中的重要举措，解读《深圳坪山新区生命健康产业发展规划（2014—2020 年）》，分析坪山新区对产城融合发展生命健康产业的创新理念，以期对其他城市或地区发展健康产业起到借鉴与示范作用。借鉴篇撷取当今健康产业领域中的热点进行深入研究与分析，介绍这些领域的发展情况、成果，提出发展建议。企业篇重点介绍了深圳市健康产业优秀企业的发展情况与特色，对同行的发展具有良好的参照与借鉴作用。报告参考了国内外专业文献，与国内外知名行业专家进行了深度访谈，并对深圳企业进行大规模问卷调研，采集了真实有效的数据，在此基础上分析得出国内外以及深圳健康产业发展现状，形成了对深圳健康产业发展的认知。

《深圳健康产业发展报告2014》是在深圳市政府各相关部门的积极帮助与悉心指导下完成的。正是因为有具远见卓识的政府和关心行业发展、热心为行业发展服务的职能部门，深圳生命健康产业才引领全国，走在时代的前列。再次感谢对本报告给予大力支持的各有关政府部门和领导，感谢各位专家和企业家，感谢所有关心与支持深圳生命健康产业发展的人士。

目 录
CONTENTS

第一章　产业篇

无论是在发达国家还是在我国现代化建设进程中，随着社会的发展和人们生活水平的普遍提高，健康产业的总需求急剧增加，健康产业的核心推动力都已经广泛地显示出来，已成为21世纪引导全球经济发展和社会进步的重要产业。健康产业提供的产品与服务不仅保障和促进了人民的生命健康，同时还联动了社会经济的发展，为促进社会和谐做出了巨大贡献，成为推动全球新经济创新发展和社会持续进步的重要行业。

第一节　国内外健康产业发展概况

从全球范围来看，以人的健康为服务目标的健康产业是具有巨大市场潜力的朝阳产业。健康产业以生物技术和生命科学为基础，涵盖医疗卫生、营养保健、健身休闲等健康产品制造与服务，正在成为世界各国国民经济的一个重要支柱产业。

一、健康产业的定义和分类

业界对健康产业至今尚未形成一个权威的、公认性的标准和定义。一般认为，健康产业是用之于人、服务于人、最终以人的健康为目的产业的集合与发展。健康产业涉及医药产品、医疗器械、医疗服务、保健用品、营养食品、保健器具、中医养生、健康养护、休闲健身、健康管理、健康咨询等多个与人类健康紧密相关的生产和服务领域。

从各国对健康产业的概念与分类来看，大部分是将医疗、医药制造业和健康服务业都作为健康产业的支柱，同时发展劳动密集型的健康辅助产业。富时指数公司开发的ICB（Industry Classification Benchmark）行业分类标准中，健康产业的范围包括卫生保健供应商、医疗设备、医疗物资、生物科技、制药这几个细分行业。美国的健康产业重点在健康照护，包括医疗行为、医护、牙科治疗、健康护理行为和其他有助于促进健康的医疗辅助行为。日本的健康产业在医疗产业的基础上，更偏向于营养保健美容行业，同时也更早地重视健康干预的环节。

我国至今尚未确定关于健康产业的标准定义。2012年，《"健康中国2020"战略研究报告》中，首次提出融合了卫生、医疗保障、计划生育、环境保护、体育运动的"大健康管理"的概念。2013年，国务院发布了《关于促进健康服务业发展的若干意见》，明确提出重点发展医疗服务、健康养老服务、健康保险、中医药医疗保健服务等重点，对健康服务业形成了明确的指导意见。2014年国家统计局根据国务院的文件精神，对健康服务业进行统计分类，将健康服务业划分为医疗卫生服务、健康管理与促进服务、健康保险和保障服务以及其他与健康相关的服务四个小类。

深圳市健康产业发展促进会、深圳市保健协会近年来致力于健康产业发展研究，受深圳市统计局委托，在参照国内外健康产业分类现状的基础上并参照国家统计局对国民经济行业的分类标准对健康产业做出了明确的分类标准。根据该分类标准，健康产业按产业类型可划分为健康产品原材料种养殖业、健康制造业与健康服务业三个大类，并细分为15个细分行业（见表1-1，细分行业及其范围分布见附录）。这一标准已成为健康产业相对易于操作的分类依据。

表1-1　深圳市保健协会、深圳市健康产业发展促进会关于健康产业的分类

序号	健康产业		细分行业
1	健康产品原材料种养殖业		原材料种养殖
2	健康制造业	健康食品药品行业	保健食品行业
			营养强化食品行业
			药品行业
			有机食品行业
			其他健康食品行业
		健康用品行业	保健健身器械行业
			医疗器械行业
			化妆品行业
			健康功能纺织品行业
			其他健康用品行业

序号	健康产业	细分行业
3	健康服务业	医疗卫生服务
		健康管理与促进服务
		健康保险和保障服务
		其他与健康相关的服务

二、国际健康产业发展概况

从世界范围来看，健康产业发展依然迅速，健康产品的总需求急剧增加。生物科技不断发展提供的技术可能性、老龄化社会提供的庞大消费群体、政府福利支出加大提供的大笔买单，这些构成了健康行业发展的有利因素。其中，科技发展的日新月异成为健康产业在世界范围内发展的关键力量，生物和细胞生化科技方面的突破和研究大大降低了健康产品和服务的成本，增强了产业竞争力和经济承担能力。发达国家的健康产业一直对高端科技创新极度重视并予以大量投入。跨国医药企业、世界 500 强的医药企业的研发投入占其销售收入的 10% ~ 15%。技术的领先优势也使得发达国家的健康产业，尤其是医药和保健品行业一直是全球市场的主导角色。

（一）国际健康产业发展现状

1. 市场规模

作为全球最大的产业之一，健康产业全球年支出的总额占 GWP 总额的 1/10 左右，成为世界经济发展的新引擎。有数据显示，目前全球股票市值中健康产业相关股票的市值约占总市值的 13%。

2014 年全球健康产业市场规模约为 77295 亿美元，预计到 2020 年健康产业全球总产值将达 13.39 万亿美元。

发达国家的健康产业市场规模处于领先地位。2014 年北美地区健康产业市场规模为 32232 亿美元，占同期全球市场总量的 41.7%；欧盟地区健康产业市场规模为 17830 亿美元，占比为 23.1%；拉美及加勒比海地区健康产业市场规模为 4813 亿美元，占比为 6.2%。

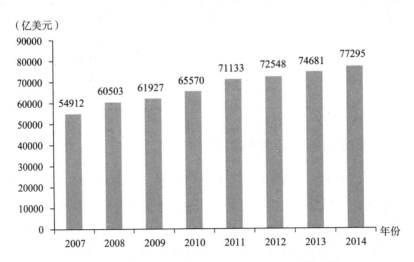

图1-1 2007—2014年全球健康产业市场规模走势

资料来源：根据世界银行、世界卫生组织公开资料整理。

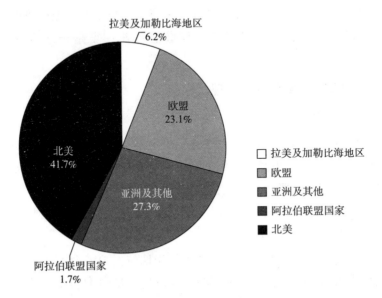

图1-2 2014年全球健康产业市场规模及区域分布

资料来源：根据世界银行、世界卫生组织公开资料整理。

表1-2 2007—2014年全球主要区域健康产业市场规模统计

（单位：亿美元）

年份	北美	亚洲及其他	欧盟	拉美及加勒比海地区	阿拉伯联盟国家	合计
2007	24148	11659	15934	2563	608	54912
2008	25351	13690	17712	3016	734	60503
2009	26248	14665	17145	3048	821	61927
2010	27479	16688	16830	3714	859	65570
2011	28611	19454	17916	4150	1002	71133
2012	29771	20562	16858	4191	1166	72548
2013	30929	20675	17521	4389	1167	74681
2014	32232	21116	17830	4813	1304	77295

资料来源：根据世界银行、世界卫生组织公开资料整理。

2. 产业结构

近年来，以美国为代表的发达国家，健康产业在国民经济中占据着越来越重要的位置，GDP的比重已超过10%。

从美国商务部相关经济调研数据来看，美国的健康产业已成为美国的支柱产业之一，成为仅次于制造业、服务业、金融保险业、房地产的第五大产业，也是近十年来增速最快的产业。相关数据显示，健康产业在美国国民经济中的占比逐年增长，2009—2011年，美国健康产业总产值是2.78万亿美元，占GDP比重平均为17.7%，比第2名荷兰高出6个百分点。2014年，美国健康产业规模达到29346亿美元，人均健康产业支出规模约为9200美元。有经济学家预测，到2020年美国医疗健康产业将占到美国经济的25%，这个数据尚未计算健康产业的辐射带动作用（健康产业对制造业、服务业、信息技术业的关联作用很大）。

从健康产业结构来看，2014年美国医药产业规模约为4000亿美元，占比为13.6%；保健品产业规模为2800亿美元，占比为9.5%；健康管理行业占8.4%。

和欧美国家相比，亚洲国家的健康产业发展也有自己的特色。

日本不仅是全球第二大药品市场，同时也是世界第二大天然健康产品市场，跻身世界健康产业发展先进国家的行列，其研发和市场趋势代表着世界健康产品发展的潮流，其健康产业增加值占GDP比重已赶上美国等发达国家。

（亿美元）

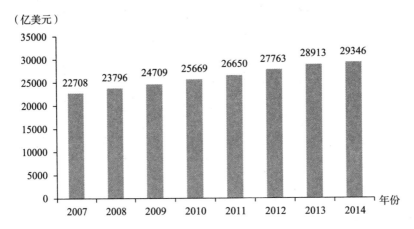

图1-3　2007年—2014年美国健康产业规模走势

资料来源：根据世界银行、世界卫生组织公开资料整理。

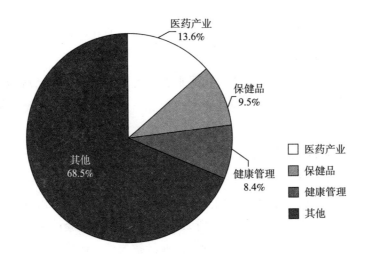

图1-4　2014年美国健康产业市场结构分布

资料来源：根据世界银行、世界卫生组织公开资料整理。

　　2014年，日本国内健康产业规模达到5125亿美元，人均健康产业支出规模约为4000美元。从近年来日本健康产业规模的走势来看，虽然受到全球金融危机的冲击和本国经济的结构性矛盾的影响，但除2013年产业规模出现下滑以外行业规模整体呈上升趋势。预计到2020年日本健康产业规模将达到5944亿美元，产业规模年均增速在2.5%左右。

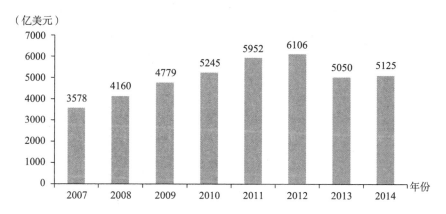

图1-5 2007—2014年日本健康产业规模走势

资料来源：根据世界银行、世界卫生组织公开资料整理。

在产业结构方面，2014年日本医药产业规模约为1000亿美元，占比为19.4%；保健品产业规模为630亿美元，占比为12.2%；健康管理市场规模为400亿美元，占比为7.8%。

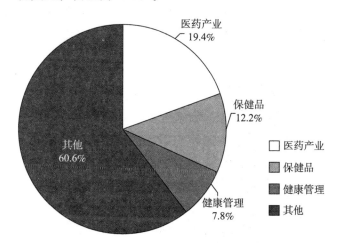

图1-6 2014年日本健康产业市场结构分布

资料来源：根据世界银行、世界卫生组织公开资料整理。

近年来，韩国政府将健康产业作为继IT业之后推动经济发展的新的增长点，健康产业发展也非常迅速。根据世界银行的统计数据，2014年韩国国内健康产业规模达到1039亿美元，人均健康产业支出规模约为1900美元。相关研究表明，自2010年以来韩国健康行业规模年均增速超过12%，处于全球领先水平。预计到 2020 年韩国健康产业规模将达到 1840 亿美元。韩国的目标是在 2020 年成为世界第七大医疗保健强国。

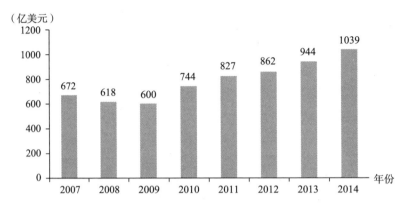

图 1 - 7　2007—2014 年韩国健康产业规模走势

资料来源：根据世界银行、世界卫生组织公开资料整理。

在产业结构方面，2014 年韩国医药产业规模约为 110 亿美元，占比为 10.6%；保健品产业规模为 85 亿美元，占比为 8.2%；健康管理市场规模为 77 亿美元，占比为 7.4%。

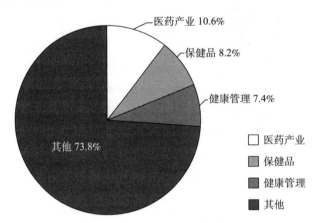

图 1 - 8　2014 年韩国健康产业市场结构分布

资料来源：根据世界银行、世界卫生组织公开资料整理。

（二）国际健康产业发展特色和趋势

进入 21 世纪后，全球医疗健康支出开始进入快速增长阶段，全球人均健康保健支出总体也保持快速增长的趋势。中低收入国家和中高收入国家人口增长，且人均健康需求持续释放，与此同时，科技的进步带来新一轮产业升级，为发达国家的健康产业发展带来新的增长动力。近年来，一些国家和地区的健康产业发展颇具特色，特别是亚洲国家有效推进健康产业高速发展，为其他国家的发展提供了借鉴。

新加坡是一个经济高度发达的城市国家，其财政收入在东南亚国家中首屈一指，世界银行发布的《世界经济发展白皮书》显示，2013 年新加坡人均 GDP 高达 5.4 万美元，人均医疗卫生支出达到 2507 美元，在东南亚国家中排名第一。新加坡政府将其国家定位为由临床医疗中心与经济医疗中心这两个子中心构成的国际医疗保健中心，其拥有各类优质的医疗保健服务业者及各种医疗保健机构（包括公立医院、私立医院和专科中心等），提供了一整套完整的医疗服务链，可以提供亚洲最优质的医疗保健系统，其医疗实践标准已经跻身世界一流水平。

新加坡政府非常注重医疗卫生事业的投入。众多医疗保健机构和制药公司之间合作密切，致力于与企业合作扩大医院规模，开发新医疗方案，为企业提供了最佳试验平台，也推动了医疗保健业持续不断的创新，发展既能提高临床疗效，又能降低成本、提高运营效率的医疗体系，解决全球医疗保健系统成本上升和低效率等问题。

为了维持国际一流的医疗保健体系，新加坡努力吸引国际患者，将医疗与旅游相结合，加快推动医疗旅游业发展。新加坡的 10 间医院和 3 间医疗中心已获国际联合委员会认可，连续两年（2007 年、2008 年）被 TravelWeekly（亚洲）评选为最佳医疗/保健旅游目的地。新加坡还是医学专业人员开会和培训的汇集之地，健康顾问和健康管理的基地以及临床实验中心。此外，约翰霍普金斯大学、国际联合委员会（JCI）、艾美仕公司（亚洲）和国际 SOS 救援中心均选择在新加坡设立其地区总部。

泰国是东盟地区最大的健康服务出口国，与欧美以及日本、韩国相比，泰国的经济水平并不发达，但随着发达国家医疗费用的攀升和资源的日益紧缺，泰国充分发挥自己劳动力成本低廉的优势，把治疗服务和旅游观光结合起来形成特色医疗健康旅行，从而成为世界医疗旅游者最喜欢的目的地之一。目前全球已有一百多个国家的患者曾经到泰国就医。每年有超过 200 万人赶往泰国，接受心脏、整容、牙科手术等各种医疗服务，泰

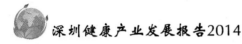

国医疗旅游业以年均16%的速度增长。医疗旅游人数增长带动了旅游业的收入。目前，泰国旅游业收入占国民生产总值的6%~7%，其中医疗旅游已占0.4%。据泰国政府预计，未来5年内，泰国在医疗旅游领域的创收将突破8000亿泰铢。

除了游客数量及收入的显著增长，泰国的医疗水准及服务种类也大幅升级，涌现出数家国际一流的医疗机构。据报道，在东南亚国家中，泰国有多家医院最早通过美国医疗机构评审联合会审核，获得了资格证书。该证书是全球医疗服务提供商的"黄金标准"。另外，泰国的交通、住宿及医疗费用成本低，这些优势同时也推动了泰国医疗旅游业的发展。

印度是全世界医疗成本最低的国家之一，其平均卫生保健成本仅为美国的20%。就医疗健康产业而言，印度的竞争优势在于其拥有数量众多的在国外受过良好医疗教育和训练的后备专业人才和大量通过JCI认证的医院，这使得印度在医疗旅游领域处于领先地位。并且，印度与亚洲和西方其他国家相比，具有显著的成本优势。在印度进行同样的外科手术，所需要的花费仅仅是在美国或西欧进行同样操作的十分之一。

不论从营收还是带动就业人数来看，医疗健康产业都已经成为印度重要的支柱产业之一。随着政府和私人对健康产业的投入加大和覆盖人群的扩展，印度的医疗健康产业实现了惊人的增长速度。据印度统计署预计，健康产业的年均复合增长率为15%，目前印度国内医疗健康产业总的市场规模为650亿美元，其中：医院设施供应和医疗器械领域目前只占到了50亿美元的规模，而具体向大众提供医疗服务的医院、养老院、诊所、药店体系占了总市场规模的65%。在未来的5~6年，印度需要增加60万张到70万张的床位，这一目标可以为健康产业带来250亿到300亿美元的投资，到2017年，行业产值将达到1600亿美元。

从世界范围来看，国际健康产业发展迅速并呈现出以下特点：

第一，不同国家和地区之间健康产业发展水平不均衡。由于各个国家经济发展水平的不同，其对健康产业的投入支出有很大差距。欧美发达国家不断加大对健康产业的科研投入，健康产业比较发达，而拉美等发展中国家和地区健康产业发展水平比较低。但是各国根据自己国家的特色，不断提升传统产业的科技含量，推进健康产业与高科技产业融合，提升健康产业的质量与品质。

第二，全球健康产业的增长快于 GDP 增长，其与经济周期高度耦合。全球健康支出增长率同全球生产总值增长率和发达国家 GDP 增长率相对比，健康产业增长率波动和 GDP 增长率波动高度耦合，但总体上高于全球经济增长率——即使是在大部分产业产值不升反降的金融危机期间，健康产业也仍然保持着高于 5% 的增长率。因此，健康产业处于高速成长期，且增长波动风险相对较小，成为全球经济发展的一个重要引擎。

第三，健康服务产业成为健康产业的重要关注点。健康服务产业的发展能带动相关健康产业的发展，如体检行业、医疗器械、保健服务等行业。"治未病"已经成为各国政府关注的重点，也是健康产业发展的重要战略。防治疾病，有利于减少在健康方面的支出，有利于减轻人民的负担，减轻国家的经济负担。各国根据具体国情和特色，大力发展健康服务业，形成了各具特色的健康服务业，极大地带动了本国经济的发展。伴随着科技的进步，服务于生命健康的新技术、新方法层出不穷，健康服务产业也特色纷呈，发展最为迅速，成为健康产业的重要关注点。

第四，各国政府对健康产业政策的引导扶持作用明显。由于健康产业是民生产业，各国政府都不同程度地给予了引导与扶持，从产业发展规划的战略层面，到健康生活方式引导的具体实践，许多国家都利用政策力量加大健康教育、健康促进以及健康保障力度等，对促进健康产业发展起到了有力的推动作用，有利于国家的稳定和经济的发展。例如，印度、泰国、新加坡等东南亚国家以医疗旅游作为国家战略发展方向，积极引导医疗与旅游相结合，吸引国际患者，发展医疗旅游产业，促进本国健康产业的发展，为经济发展贡献了力量。

第五，医疗健康资源的国际间流动加速。全球化发展使得国际间医疗资源流动越来越频繁，这种流动体现在两方面：一是健康消费的国际间双向流动。一方面，由于发展中国家医疗资源的欠缺，常常无法满足一些有条件的病人专业的治疗需求。这些病人会在全球搜寻最专业的医疗机构，以获取所需的医疗健康服务，医疗旅游产业由此应运而生。另一方面，发达国家医疗费用的高昂，常常使得一些居民难以承受。随着跨国旅游的普及，许多人前往一些发展中国家寻求费用更加低廉的普通医疗服务。印度、印度尼西亚、马来西亚、菲律宾、新加坡、泰国等其他国家开始成为受欢迎的医疗旅游目的地。二是医疗专业人才的单向流动。随着国际交流的增多，发达国家和发展中国家之间的医疗专业人才流动也越来越频繁，许多发展中国家优秀的医疗相关从业者由于受到本国医疗体系和医疗资源的限制，无法获得应有的待遇和更好的发展，开始向发达国家寻求更好的发展，但从欠发达国家向发达国家流动是一个主要趋势。

（三）国际健康产业资本市场发展分析

资本市场是行业发展的风向标。生物技术、信息技术、新材料等高科技与健康产业的融合，催生出最具前景的健康产业的巨大市场。以美国为代表的资本市场，对信息化医疗设备、可穿戴设备、生物替代材料、干细胞技术的投资热情极高，许多国际制药巨头纷纷携手风险投资公司、互联网公司、生命科研院所进军生命健康产业，抢占行业的制高点。目前全球股票市值中，健康产业相关股票的市值约占总市值的13%。健康服务业概念股一直受到资本市场的追捧，医疗健康板块也是国际资本市场的一个活跃板块。

据资本实验室风险投资与并购数据库统计，2014年全球健康医疗行业风险投资、并购数量及交易额又创新高，其中：风险投资数量1044起，排名各行业第1位，风险投资交易额156亿美元；并购数量523起，并购交易额4036亿美元。与2013年相比，风险投资数量增长52.2%，风险投资交易额增长82%；并购数量增长166.8%，并购交易额增长385%。

在以上健康医疗行业风险投资与并购事件中：1亿美元以上的风险投资19起，风险投资交易额33.9亿美元，全行业占比22%。例如，糖尿病制药公司Intarcia Therapeutics获得RA Capital投资的2亿美元；癌症治疗中心21st Century Oncology获得加拿大退休金计划投资委员会3.25亿美元的投资。百亿美元级的并购9起，并购额达到2217.5亿美元，占总并购额的55%。例如，阿特维斯以660亿美元收购肉毒杆菌等神经调节药物；医疗器械制造商艾尔建以250亿美元收购美国品牌药制造商森林实验室；美敦力以500亿美元并购柯惠医疗；默克制药以170亿美元收购生化产品制造商Sigma；诺华制药以145亿美元收购葛兰素史克肿瘤药品业务。

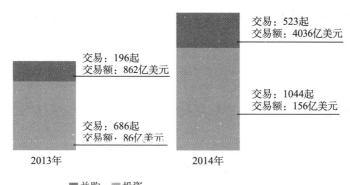

交易：523起
交易额：4036亿美元

交易：196起
交易额：862亿美元

交易：1044起
交易额：156亿美元

交易：686起
交易额：86亿美元

2013年　　　　　　2014年

■并购　■投资

图1-9　2014年全球健康医疗行业风险投资与并购概况

资料来源：资本实验室。

从风险投资区域分布来看，2014年健康医疗行业风险投资事件涉及27个国家和地区。其中，美国投资数量665起，占比64%，投资交易额116.3亿美元。中国投资数量106起，占比10%，投资交易额12.8亿美元。英国投资数量69起，占比7%，投资交易额7.8亿美元。由此可以看出，美国仍然是全球健康医疗行业风险投资的中心，影响着全球健康医疗行业投资的走向。

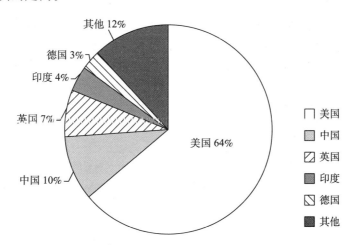

其他 12%
德国 3%
印度 4%
英国 7%
中国 10%
美国 64%

☐ 美国
☐ 中国
☐ 英国
☐ 印度
☐ 德国
■ 其他

图1-10　2014年全球健康医疗行业风险投资区域分布

资料来源：资本实验室。

从风险投资领域分布来看，在2014年健康医疗行业细分领域中，生物/制药行业投资数量291起，占比28%；投资交易额56.6亿美元，占比36%。治疗/康复领域投资数量220起，占比21%；投资交易额34.8亿美元，占比22%。行业方案领域投资数量187起，占比18%；投资交易额24.7亿美元，占比16%。由此可以看出，2014年生物/制药领域吸引了大量的风险资本进驻其中，其风险投资数量及交易额均远超其他细分领域，保持了高速发展的势头。

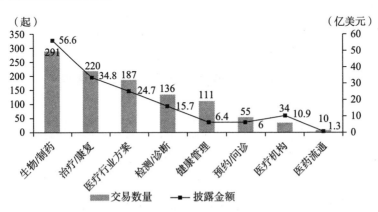

图1-11 2014年全球健康医疗行业风险投资领域分布

资料来源：资本实验室。

从风险投资数量与交易额变化来看，与2013年相比，全球健康医疗行业各领域投资都有不同程度的增长。生物/制药、医疗行业方案的投资数量及投资金额的增长尤其明显。

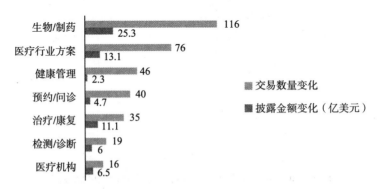

图1-12 2013—2014年全球健康医疗行业风险投资数量与交易额变化

资料来源：资本实验室。

随着互联网信息技术与健康医疗行业的加速融合，基于数字化和移动化的互联网医疗行业正在成为风险投资的热点领域。2014年，全球互联网医疗领域投资数量460起，投资交易额52.9亿美元，其投资呈现出快速增长趋势。

2014年，在互联网医疗服务细分领域中，医疗管理服务平台最受风险资本的关注，投资数量187起，投资交易额24.7亿美元。例如，为医院提供医疗健康管理平台的 Privia Health 获得高盛等机构提供的4亿美元的 PE 融资；电子医疗服务平台 NantHealth 获得两轮共4.55亿美元融资；医疗护理协调解决方案提供商 Alignment Healthcare 获得 General Atlantic 1.25亿美元的融资。

健康自我管理领域投资数量101起，投资交易额5.7亿美元。其中，个人健康管理云平台 Welltok 获得两轮共4700万美元融资。

为医疗行业提供检测与分析服务的大数据检测分析领域投资数量80起，投资交易额10.2亿美元。例如，遗传病基因诊断服务商 Invitae Corporation 获得 The Broe Group 等机构1.2亿美元的 F 轮融资；肿瘤免疫测序诊断技术开发商 Adaptive Biotechnologies 获得 Viking Global Investors 1亿美元 D 轮融资；基因测序仪生产商 Oxford Nanopore 获得3500万英镑融资。

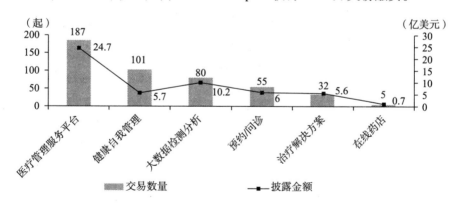

图1-13 2014年全球互联网医疗风险投资领域分布

资料来源：资本实验室。

在线预约与问诊服务投资数量共55起，投资交易额6亿美元。其中，美国在该领域投资数量22起，中国在该领域投资数量18起。在该领域5000万美元以上的投资数量共5起，例如，在线医生预约平台 ZocDoc 获得1.52亿美元融资；远程医疗服务商 American Well 获得8100万美元融资；中国企业"挂号网"获得由腾讯领投的超过 1 亿美元融资；中国移动医疗服务平台"春雨医生"以及美国医患互动与健康管理平台 Teladoc 分别获得 5000 万美元融资。

三、我国健康产业发展概况

近年来，伴随着改革开放经济飞速发展和人们健康意识越来越强，我国 13 亿人口形成了健康产业巨大的市场需求，在政府的大力推动下，我国健康产业高速发展，产业规模逐步扩大。

（一）我国健康产业发展现状

1. 产业体系结构与增长规模

根据中国产业信息网发布的《2015—2020 年中国大健康行业市场深度调研与发展策略研究报告》，我国健康服务产业链目前已形成五大基本产业群：一是以医疗服务机构为主体的医疗产业；二是以药品、医疗器械、医疗耗材产销为主体的医药产业；三是以保健食品、健康产品产销为主体的保健品产业；四是以健康检测评估、咨询服务、调理康复和保障促进等为主体的健康管理服务产业；五是健康养老产业。

表 1-3　2009—2014 年中国健康服务产业结构　　　　单位：亿元

年份	医疗产业	医药产业	保健品产业	健康管理服务	健康养老	合计
2009	1717	9539	450	432	3399	15537
2010	2133	11849	609	518	4199	19308
2011	2746	15255	856	622	6444	25923
2012	3246	17083	1131	746	7709	29915
2013	3913	20593	1579	896	10382	37363
2014	4432	23326	2055	1075	14100	44988

资料来源：根据公开资料整理。

从消费形态的角度看，医疗产业、医药产业提供的服务对于消费者来说更多的是被动消费，健康管理、健康养老产业提供的服务对于消费者来说更多的是主动消费，而保健品产业介于二者之间。从行业分工的角度看，这些产业隶属于国家不同的行政管理体系、不同的市场范围，有各自的运行规律，服务于不同的消费群体。它们相互独立、相互依存、相互影响,共同为民众的健康服务。

与此同时,新兴业态正在不断涌现,养老产业、医疗旅游、营养保健产品研发制造、高端医疗器械研发制造等不断成为产业新的增长点,新兴业态产品也呈现出多元化趋势,种类正在不断增加。

随着人口老龄化和城镇化加速,健康产业近些年呈现出蓬勃发展之势。以健康服务业为例,过去 5 年来我国健康服务行业增速达到 20% ~ 30% 。图 1 – 14 显示的是 2009—2014 年中国健康服务市场规模,从中可以看出,2013 年我国健康服务产业市场规模约 3. 74 万亿元,到 2014 年我国健康服务产业达到了 4. 5 万亿元,成为仅次于美国的全球第二大健康产业市场。预计到 2020 年我国健康产业规模将达到 8 万亿元,达到全球第一。

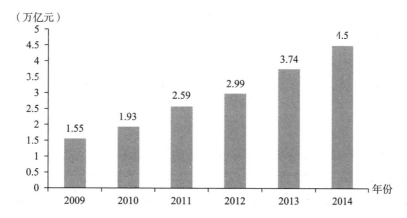

图 1 – 14 2009—2014 年中国健康服务市场规模

资料来源:中国产业信息网数据中心。

表 1 – 4 2011—2014 年中国健康服务行业企业规模

年份	规模以上企业单位数(家)
2011	10129
2012	10638
2013	11839
2014	13109

资料来源:国家统计局。

从企业规模来看,规模以上企业数不断增加。2013 年规模以上企业数为 11839 家,2014 年增长到 13109 家,增速为 10. 73% 。

2. 资本市场发展情况

近些年，我国健康产业呈现出蓬勃发展之势，衍生出巨大的消费需求。目前，我国的健康产业虽已占到 GDP 的 4%~5%，但和发达国家相比，还有巨大的上升空间。另一方面，"看病难、看病贵"以及老龄化、城镇化、消费升级、环境污染和食物安全等诸多问题，都是驱动资本市场对健康产业更加关注的因素。

在我国，资本与庞大的医疗健康市场的对接越来越火热。安信证券的研究数据显示，2013 年医疗健康产业在投资案例和投资规模方面排在行业第二位，仅次于互联网。从投资领域的分布来看，生物制药占 33%，其次是医疗设备，然后是医疗服务占 16%，中药相关产业占 15%，原研药占13%，保健品占 1%，研发外包占 1%。

在我国医疗健康市场的快速成长中，一批本土创新型医药健康企业逐步成长并成功实现产业化，具备了良好成长性和投资价值，给健康产业创造了很多的投资机会并迅速转化为上市公司的并购热潮。有统计显示，2014 年我国医疗健康产业的投资、并购等交易继续保持高活跃度，共完成142 起跨国并购，涉及交易总规模高达 402 亿元人民币。2014 年，我国医疗健康产业有 15 家企业实现了企业上市的基本流程 IPO，其中美国两家，中国香港两家，其余的都是国内资本市场。目前"新三板"有三千多家企业挂牌，其中与医疗健康产业相关的企业，包括制药企业、医药研发企业，体现了资本市场的认可度。

"互联网＋"医疗健康也是资本市场的投资热潮。有数据显示，2014年中国移动医疗市场规模较上年猛增 4 倍，这一规模有望在 2017 年达到125 亿元人民币。目前，我国涉足互联网医疗服务行业的 A 股上市公司已接近 50 家，成为健康医疗服务行业的投资大热点。除传统药企、医药商业、医疗器械等公司探路互联网医疗外，来自房地产、商业百货等行业跨界互联网医疗的公司亦不在少数，甚至有上市公司借势直接转型发展互联网医疗主业。其中电子医疗和移动医疗平台的投资机会获得了海外资本的更多关注。据《中国移动医疗市场研究报告 2014》预测，2018 年中国电子医疗领域投资总额将达 172.4 亿元人民币。

（二）我国健康产业的发展特点与趋势

1. 发展特点

经济水平快速提升及人口数量持续增加，成为我国健康产业发展的重要推动力。一方面，随着物质条件的改善，健康的生活方式已逐渐进入公众视野，健康成为民众关注的焦点。健康体检、健康咨询、健康养老、体育健身、养生美容、健康旅游等新生服务需求快速增长，随之而来的是消费结构升级步伐的不断加快，健康领域消费比重不断增加，催生出健康产业的巨大商机。另一方面，我国人口已超过 13 亿，2020 年将全面建成小康社会，而老龄化问题又非常突出，由此带来的老年健康服务需求增长，使得我国的健康服务产业有着巨大的消费群体，其占据了整个健康产业的 80%。联合国开发计划署每年发布的《人类发展报告》中指出，全球 70 亿人口平均预期寿命每增加 1 岁，就需要健康产业投入 1.35 万亿美元。中国人口占世界人口的 20%，如果每提升平均预期寿命 1 年，健康产业就必须投入约 3000 亿美元。如果用近 5 年健康产业发展的速度推算，健康产业潜力则超过 10 万亿元。

目前，我国健康产业各行业竞相发展，呈现出如下特点：

第一，健康产业成为国家战略性投资重点。由于健康产业对国民经济的贡献蕴含着无限前景，健康产业的发展将成为我国国民经济的一大支柱，所以我国政府采取积极的政策引导健康产业的持续发展，增加对健康产业、尤其是生命科学研发的投入，通过出台各方面政策措施引导鼓励健康产业的发展，为改变不利于健康产业发展的现状，制定颁布各项政策和措施提供良好的平台。可以说健康产业正处于"市场与政策双轮驱动的格局"中，未来健康产业将持续是我国的投资主线。

第二，我国正在形成包括医疗、保健、养老等在内的多元化综合医药"大健康产业"。我国健康产业发展持续利好，医药、器械、保健产品等传统健康产业领域呈快速增长态势，产业链逐步完善；由于慢性病的侵袭、亚健康状态的蔓延、老龄化的加速、养生理念的培育、家庭收入的增加，使养老市场也迅速壮大；康复疗养、医疗信息化等新兴产业也开始异军突起，新兴业态产品呈现多元化趋势，健康需求也不再局限于体检和治病，种类正在不断增加。随着医疗改革的深化，集医疗、保健、养老等于一体的多元化综合医药"大健康产业"正在形成。

第三，健康产业从概念走向实践，其巨大的发展空间引领我国越来越多的企业跨界布局投入到健康产业中，推行"大健康产业战略"。目前国内约有数百家药企进入大健康产业，其中30多家为上市公司。广药集团近年来开始实施"大健康产业战略"，于2012年投资设立了王老吉大健康公司，向药酒、药妆、保健品、食品、运动器械等多个领域扩张，希望到2015年将王老吉品牌下属产品的销量提升到500亿元。江中集团的"十二五"规划是依托"中药食品化"发展战略，以OTC为基础大力发展保健品和功效食品，进入大健康产业领域，步入跨越式发展的快车道，力争在"十二五"末期实现百亿目标。另外，双鹭药业、复星医药、康美药业、云南白药也在近两年积极挺进大健康产业。除药企外，阿里巴巴、腾讯、苹果等IT巨头也纷纷抓住这一时机，"跨界"布局，抢占中国健康产业市场，推动中国健康产业的多元化发展。还有保险业也开始布局健康产业，《国务院办公厅关于加快发展商业健康保险的若干意见》推动了各大保险公司积极布局健康产业。

第四，社会资本在健康医疗产业发展中的比例逐年提高。社会资本办医院发展空间巨大，只依靠公立医疗机构和现有的社区健康服务中心已远远不能满足现阶段人民群众正在迫切期待的高品质、多样化的健康服务供给。目前我国非公立医疗机构数量已占全国医院的47.4%，但其床位数、诊疗人次等服务量仅占全国医院10%左右，与经济的发展、医保体系的完善，特别是民众不断提高的医疗服务需求形成巨大的反差。由此可见，放宽门槛、取消"公立保护"壁垒，势在必行。统计数据显示，2005年至2014年的10年间，我国非公立医院从3220所增至12166所，年增长率基本保持在9%左右。其中，在2011年至2014年的3年间，非公立医院年增长率达到了17%左右。国务院在《"十二五"医改规划》中明确提出，到2015年非公立医疗机构床位数和服务量要达到总数的20%。国务院总理李克强在专项研究部署促进健康服务业发展会议中指出：要放宽市场准入，让社会资本成为健康服务业的"劲旅"。

第五，保健用品和保健服务业迅速崛起，市场正趋于成熟。近20年来，我国城乡居民保健品消费支出正以15%～30%的速度增长，远远高出发达国家13%的增长率，形成了巨大的消费潜力，对我国健康产品市场的发展起到了重要的支撑和推动作用。预计 2015 年我国营养与保健食品产值将达到 1 万亿元,并形成 10 家以上产品销售收入在 100 亿元以上的企业,百强企业生产集中度超过 50%。保健品的消费属性正逐步从可选消费品转为生活必需品,中国保健品市场的发展潜能相当大。

第六,与健康密切相关的生物医药产业保持高增速,拉动了健康产业快速前进。近年来,我国生物产业保持着 20% 以上的增速,2014 年生物产业产值达 3.16 万亿元。仅医药制造业、医疗器械就分别实现 21055.6 亿元和 1926.3 亿元的产值,同比增长 17.9% 和 18.8%。据有关数据显示,中国处方药市场预计将以 26% 的年复合增长率增长,并将在 2020 年达到 3150 亿美元,而现今中国的处方药市场规模仅为 480 亿美元。种种数据显示,我国生物医药产业正经历一个蓬勃发展的重要时期,健康产业将成为未来的支柱产业。

2. 发展趋势

新常态下,伴随着经济全球化和科技的进步,我国健康产业在医疗、卫生、保健、生命科学等领域取得了重大成就和快速发展,健康产业必将面临新一轮的快速增长。未来,我国健康产业也面临着新的发展趋势:

(1)健康产业与互联网信息技术产业的融合是大势所趋,由此带来的产业升级、产品升级、市场升级将成为健康产业的新焦点。

随着科技革新浪潮和消费者需求的改变,健康产业与互联网信息技术产业相互之间的融合已成为 2014 年医疗健康行业增长的新趋势,尤其以移动医疗和处方药电商为代表。较之医药行业,来自以百度、阿里巴巴和腾讯为代表的互联网企业对投资互联网医疗更加主动。

移动互联网和大数据对于医疗行业的颠覆性冲击将是未来医药健康市场的一个主要趋势。借助于健康大数据可以提升诊断和治疗水准:一是大数据的发展和应用促进了更加精密的医疗检测设备的开发和应用;二是大数据的推广促进了医疗和健康两大产业的融合,患者健康信息的收集更加专业化和普及化。还有移动应用、在线协作/互动、远程医疗等新技术,也将把人类健康管理水平推向一个前所未有的高度,其中健康管理、植入治疗、医疗机器人、辅助康复装置等技术使医疗行业成为互联网信息技术硬件创新重要的板块。另外在处方药电商领域,目前业内主流的医药流通企业和主要互联网电商几乎都完成了对处方药电商的前期布局。

与互联网信息技术结合后，健康产业也将进一步发展升级，医疗、保健、医药、卫生等整个健康产业链将产生巨大变革，因此产业升级、产品升级、市场升级将成为健康产业未来发展的趋势。

首先是产业升级。当前，健康产业涉及医药产品、医疗器械、保健用品、营养食品、休闲健身、健康管理、健康咨询等多个与人类健康紧密相关的生产和服务行业。健康产业与互联网信息技术的对接将带动新一轮产业升级，一方面不断满足传统健康需求，另一方面不断开发新的健康需求。中国医疗健康产业的总体规模仅占到国内生产总值的4%~5%，与发达国家还有着很大的差距，这也使医疗健康产业成为中国最有投资价值的产业之一。在众多资本进入的推动下，健康产业将升级为"大健康产业"格局。

其次是产品升级。不断增长的购买力让人们提高了对健康养生的关注与需要，人们对于健康产品的需求正在不断提升，并呈现出个性化和多样化的特点。此外，科技的发展不断推动新产品的诞生和完善，因此，未来的健康保健产品必然更加绿色化、安全化和个性化。

最后是市场升级。当前我国健康保健市场并不够规范，诸多问题层出不穷。

在政策面上，国家现在也为健康产业的发展提供了前所未有的支持。未来，政府将会大力支持健康产业的发展并且加大对其的投入，这将促进健康产业的大发展，并规范健康保健市场。因此，健康产业市场未来将进一步升级。

（2）健康产业服务模式将发生巨变，移动医疗成为未来健康产业发展的重点，健康产业消费端化（Consumerization）将成为未来发展的趋势。

未来健康产业将立足于服务，通过与互联网信息技术产业的融合催生出新的面向消费者的移动医疗将驱动商业模式的转变，而2014年就是移动医疗的元年。

移动医疗未来是一个交流互动的模式，医生、患者和社会各个方面，协同组建整合型的精准医疗体系，科技的进步和移动互联网的发展及其在医疗领域的应用促进了医生和病患之间医疗信息沟通的便捷化。专家透露，到2020年，国家将制定居民健康消费的政策制度，发展个性化医疗，创新智能医疗的业态和模式，真正实现预防、治疗、康复和健康服务的一体化。移动医疗无疑将成为下一步健康产业发展的重点。

消费端化原本是互联网信息技术产业的名词，但自从移动医疗兴起之后，这一名词正日益被健康产业借用来表示未来发展的趋势。健康产业的消费端化正在推动健康产业向新的方向发展，健康产业消费端化使得医疗行业正日益从消费者被动接受诊疗向主动预防和病后管理发展。消费者对自身的健康将扮演一个更为积极的角色，这与原来的被动接受有着很大的差异，原有的运营模式和服务体系势必将受到冲击。消费者将不再等到自身患有疾病再去接受诊疗，而是在疾病发生之前即会观察和留意自身的健康状况。在病后管理，特别是慢性病管理上将不再频繁地前往医院，而是更多的选择在家康复。

消费端化的服务模式要求医疗机构在服务上能与病患有着更好的沟通。首先，诊疗将更为精准和有效。随着技术和服务能力的提升，医疗机构和消费者之间的互动将更为个性化。医生将不仅仅根据过往的病历来对病人进行治疗，而是更多的综合来自各种设备的数据和其他可共享的信息。病后的管理也将更有针对性，通过智能手机可以给病人提供随时的指导，而不只是简单地告知病人一些要点。其次，信息流通将更为透明。无论是产品还是服务，未来的价格都将更为透明。消费者将根据自己的需求去理性地选择服务机构和产品。这将推动服务机构在未来更多地以提升服务为核心，提高服务的附加值来吸引客户。

随着消费者对自身健康的重视，与健康相关的产品和健康管理机构将迎来发展的热潮，这类产品和服务更注重用户的体验，提升用户服务能力。健康产品娱乐化更为明显，使得疾病的治疗或病后管理不再显得那么沉重。手机医疗应用开发将成为健康产业的新方向。健康管理应用的开发将促进用户对自身健康的管理，成为健康管理新方向。

（3）技术创新成为健康产业企业发展的核心竞争力。

科技是第一生产力，技术创新是企业持续发展的根本保障。健康产业是人类追求自身生命和生活质量的重大经济行为的表现，并且总是不断汲取、集成和体现着当代最重要的技术成果。随着我国经济进入新常态，产业效率高效化促进企业不断进行技术创新提升自身竞争能力，我国健康产业企业将会把更多的精力放到产品创新与质量控制两方面，一是对专利保护意识的增强，二是对产品稳定性、均一性的要求更高，三是产学研联盟的意愿更强烈，四是技术推广将进入实效阶段，全方位与国际接轨，参与国际经济发展大循环，形成独特的竞争优势，进一步推动中国健康产业的发展。

（4）健康产业核心将从治疗型转向预防保健型领域，健康产业前端化发展趋势明显。

健康产业链前端产业主要为疾病预防和健康维持类行业，中端产业主要为疾病治疗和健康康复类行业，后端产业主要为健康促进和提升类行业。"十二五"规划提出：我国医疗卫生健康产业发展重点将从以治疗为主转为以预防为主，以传染病预防为主转变为以慢性病预防为主，整个健康产业重心前移，医疗产业核心由治疗型转向预防型。一方面教育水平的提高使得人们的健康意识得到提高，健康理念也从疾病的及时治疗转变为提前预防；另一方面，治疗成本远远高于预防成本，健康支出的节约也要求对健康的管理要从以治疗为主向预防为主转变。这将促使全球健康产业的发展重点转移，同时也扩大了医疗健康产业的市场。因此，未来医疗产业的投资重点也会相应前移，投资重点将挪至预防和保健领域。产业发展前端化，将进一步丰富健康产业内容，促进产业健康发展。

（5）健康产业趋待规范化、标准化，人才结构需要改变。

随着2009年新一轮"医改"不断推进，我国健康产业得到长足稳健的发展，也逐渐形成了独有特色的模式，以药品、保健食品、营养补充剂、医疗器械、保健用品、中医保健养生、健康体检咨询、预防康复、健康管理为理念的"大健康"产业链条已初具规模。但由于产业发展缺乏有效的监督和管理，尤其是与产业发展相匹配的国家标准、法律法规的缺失，使健康产业在一段时间处于无序发展状态。健康产业各行业的标准化、规范化有利于健康产业的有序发展，是未来健康产业的发展趋势。

目前，我国有上千万人从事与健康产业相关的工作，但是他们中的大多数学科知识不饱满，服务模式不清晰，在实际服务中力不从心或无从下手，无法满足客户的需求，影响了自身的发展，也影响了企业的发展。2014年12月在"中国移动医疗产业发展论坛"获悉，大健康产业历经10年发展，人们对健康需求逐渐个性化、全科化，健康服务产业将从"单一学科技术和概念化"服务时代上升为"全科高新技术"服务时代，2015年将成为中国大健康服务产业发展的分水岭。大健康产业发展人才需求的显著特点是：掌握饮食、运动、睡眠、心理、环境、起居、经络全科知识和相关知识应用能力的全科健康管理师。

（三）我国部分省市健康产业发展案例

在国家的大力推动下，全国多省市开始布局健康产业集群化发展战略。国内多个省市规划并建设了各具特色的健康产业发展基地，充分挖掘所在地区的资源优势，准确把握健康产业发展脉搏，重点打造特色健康产业项目，注重推动产业链整合与联动发展，致力于发展以龙头企业为核心的健康产业集群，打造出具有城市鲜明特色的健康产业品牌名片。

1. 广州市国际健康产业城

2011 年 5 月，广州市白云区政府推出《广州国际健康城发展规划》，并提出"幸福广州，健康城市"的口号。以健康产业为主导的广州国际健康产业城是广州市和白云区健康产业发展的重要引擎。健康城规划范围包括北至广从公路，西至京珠高速，南至广河高速，东至帽峰山森林公园东侧，山水田园兼备，生态环境优越，距广州中心城区 25 公里，与白云国际机场及南沙港的交通距离在 30 分钟和 60 分钟车程以内，未来还有地铁 14 号线经过，交通非常便捷。总规划面积约 20 平方公里，规划研究范围约 124 平方公里。

健康城战略定位——以中医药为主题和重点，集健康服务和健康生产于一体的健康产业城。打造中医药国际标准，重点发展健康服务，积极发展健康生产。其中健康服务重点发展健康医疗、健康管理、健康养生行业；健康生产重点发展创新药物和医疗器械行业。建设国际医疗服务中心、国家中医药产业基地、南药研发基地、珠三角养生基地，把健康城建成集健康生产、健康医疗、健康管理、健康养生于一体的世界级中医药产业集群和文化基地。构建起与国家中心城市相适应的健康产业体系，使广州成为具有较强国际影响力的集健康保健、养生康复与健康旅游于一体的城市，形成具有国际竞争力和民族医药特色的健康服务聚集地，打造具有资源和要素配置能力的"健康广州"。

——国际医疗服务中心。发挥广州地区的医疗服务优势，引进社会资本，面向国内外高端客户群体，多形式提供中西医结合的国际化、专业化和个性化的高端医疗服务，打造国内领先、国际一流的以中医为特色的健

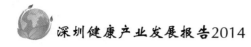

康服务基地。

——国家中医药产业基地。依托国家生物医药产业基地的优势，发掘和弘扬"广州药业"、"南派中医"的独特优势，引进中药龙头企业，培育技术领先、管理规范、品牌突出、竞争力强的中药知名企业，打造国家中医药产业基地。

——南药研发基地。发挥广州地区科研资源丰富的优势，加大中医药和创新药物的研发投入，开发出一批具有自主知识产权的现代中药和创新药物，通过国际认证进入国际药品市场，打造国家医药出口基地。

——珠三角养生基地。充分发挥帽峰山森林公园的生态优势，立足广州，面向珠三角地区，大力发展养生、旅游等养生产业，使建筑、景观、生态亲切相融，让人们在宁静中品味生命之和谐，实现"亚健康预防、治未病、促长寿"的人生理想。

2. 苏州环球国际健康产业园

苏州环球国际健康产业园位于苏州市，坐落于太湖之滨，长江南岸的入海口处。东邻上海、西抱太湖、北濒长江，与南通、靖江隔江相望，南临浙江，构成中国长三角最发达的苏锡常都市圈。

苏州环球国际健康产业园是苏州市政府城市经济转型中的核心典范。作为中国健康产业的全新势力，是目前中国唯一以健康产业链整合概念为主题的国际化行业园区，项目定位——国际健康企业进入中国的通道与窗口，中国最重要的健康产品加工与科研的基地，中国最重要的健康产品营销和物流的枢纽。

苏州环球国际健康产业园提供并协助健康企业成长所需的各方资源，产业链资源的十大服务功能是其他开发区无法为客户提供的增值服务。与此同时，健康产业园的营销集团还肩负着为入园企业和代理产品全面启动营销攻略的重任。联合国内资深学术机构和最高行业学府，启动国家级重点实验室，整合部级直属行业技术力量，打造中国提取物的核心基地，运作国际、国内金融资本，汇聚健康行业的精英团队，为客户决胜中国市场提供一站式立体服务。苏州环球国际健康产业园的设想与构思开中国健康产业集成的先河，其战略构想和产业规划是非常值得其他省市学习和借鉴的。

3. 河北燕达国际健康城项目

河北省将环首都、环渤海和冀中南经济圈建设作为带动全省经济快速发展新的增长极。在"一圈一带一中心"建设中，健康产业成为其六大基础产业基地之一被列入重点。河北将建设环绕首都的健身康复基地，依靠环首都周边市县的自然优势、资源优势、文化优势、交通优势等打造为北京不同阶层居民服务的旅游特色休闲健身康复园区，建设以天然温泉为依托的中医保健、健身康复、休闲疗养为一体的休闲疗养基地，借助独特的地理、交通优势，形成面向老龄人口的托养、医疗、护理、保健为一体的老年服务产业链，在冀中地区构建医药产业园地，在沿海地区构建旅游、健身、休闲产业区。这些都将为河北省带来更大的商机，安排更多的就业，进而实现全省经济的快速发展。

燕达国际健康城项目是河北省发展健康产业的大型项目之一，其位于廊坊市三河市北京东燕郊经济技术开发区，距天安门 30 公里，距首都国际机场 25 公里。健康城致力于打造中国高品质医疗健康与养生养老示范基地，总投资约 150 亿元人民币，共分五大版块：燕达国际医院、燕达金色年华健康养护中心、燕达国际医学研究院、燕达医护培训学院、燕达国际会议中心。燕达国际健康城秉承"提高生活质量，确保健康安全，延长寿命"的宗旨，建设国内一流、具有独创性的新型医、护、养三位一体的健康机构。以优美的环境、贴心的服务、完善的管理为导向，开创新型的医疗、养老服务模式。致力于建立一个集人性化、个体化于一体的园林式、居家式、亲情式、精品式健康示范社区。

4. 天津天狮国际健康产业园

天狮国际健康产业园位于天津市新技术产业园区武清开发区，占地 1 平方公里，总投资将达到 70 亿元人民币。它是一个集产品研发、中试孵化、生产制造、国际物流、国际营销、国际教育与培训、国际旅游与研讨、国际康复、养生保健、健康管理于一体的产学研紧密结合且可实现生产及物流分拨自动化、仓储立体化、运营现代化、管理人性化、发展环保化的多功能综合性产业园区。产业园建成后将形成两条新的产业链，即年产值达 300 亿元人民币的国际化标准的生产、物流、研发、质检产业链和以会议、会展、酒店、健康管理中心为主导的第三产业服务链。

在天狮国际健康产业园，天狮集团投建了泰济生健康管理有限公司。

该公司是一家大型的独立健康管理机构，向全球高端客户提供全面的、高端的、人性化的健康管理服务。该公司配套设备齐全，拥有世界先进的PET-CT、双源CT、核磁共振、全自动酶免生化流水线等设备。还拥有国际一流的配套设施，包括可容纳7000多人的国际会议中心、招待3000多人的国际宴会厅、拥有4600多张床位的四星级、五星级、七星级的温泉酒店，引自地下2800多米白垩纪时代的93℃富含多种珍稀矿物质及微量元素的偏硅酸盐矿泉的水疗中心、温室植物园、豪华游艇俱乐部、钓鱼戏水码头、停机坪等，是理想的养生、度假和休闲之所。

天狮集团还将投入巨资兴建一所国际化的大学，规划占地面积达3.2平方公里，建筑面积达210万平方米，拥有世界一流的教学设备、实验室、图书馆和生活配套设施；学生将达到3万人，预计设立20个学院及其相关的120个专业，从而可以为社会的发展和国家的进步培养更多的国际化人才，更好地带动周边众多行业的发展。

5. 北京小汤山健康特色旅游区

小汤山是北京昌平区的温泉古镇，西北距昌平卫星城东南10公里，南距亚运村17公里，东距首都机场16公里，总面积70.1平方公里，因小镇具有区位优势、且山丘较小，海拔仅50.1米，再加上山麓有温泉等丰富的地热资源和优美的环境优势，因为古人称热水为"汤"，故名小汤山。

小汤山拥有众多的"第一"：亚洲最大的航空博物馆、最早开发利用地热温泉的地区、北京最大的地热特菜种植基地、北京最大的鸵鸟繁育养殖基地。涵盖了名胜古迹、现代娱乐、康复疗养、休闲度假、知识博览、民俗风情、观光农业七大系列，经过开发建设，形成了"吃、住、行、游、购、娱"六大要素齐备的接待服务体系，成为远近闻名的旅游、度假、康复、观光为主的现代化小城镇格局。

6. 成都市系列健康产业发展项目

2010年4月，成都市政府发布《成都市健康产业发展规划（2010—2017）》。总体目标是到2017年，构建起与"世界现代田园城市"相适应的健康产业体系，成都成为具有较强国际影响力的集健康保健、养生康复与健康旅游于一体的城市，形成具有国际竞争力和民族医药特色的健康服务聚集地，打造具有资源和要素配置能力的"健康成都"。

整体布局：构建"一带两地三城"的健康产业发展格局。

一带——医教研健康产业带，拟引进国际医学联盟集团以沙西线为龙头发展健康医疗服务、与国际并轨的医学院校、医疗保险、医学研究、药业、医疗器械和设备为一体的"医教研健康产业带"；

两地——以都江堰、蒲江、大邑、青羊区为主体集中发展国际中医药养生康复保健、自然疗法、中药种植与观赏为一体的"中医药生态旅游目的地"；以双流口岸贸易、彭州蔬菜基地、川菜美食为主体拓展打造"健康食品研发生产基地"；

三城——以温江区为主体大力打造"成都国际医学城"、以武侯区为主体大力发展"医学美容城"；以龙泉、金堂等二三圈为主建设合理布局的集医疗、护理、安老于一体的护理安老院，形成成都"中华孝道城"等。

重点项目：按照国际化、现代化、市场化、社会化的总体要求，加快发展成都国际医学城、中医药产业、医疗康复服务、健康管理及教育、医学支持平台、健康产业信息化和展会节庆赛事等七大重点项目。

第二节　深圳健康产业总体发展情况

近年来，伴随着深圳市经济的进一步增长，人民生活水平的提高，深圳市政府在全国率先出台了一系列推动健康产业发展的政策，加大财政支持力度，扶持健康产业品牌企业，为深圳市的健康产业发展提供了良好的发展基础，推动了深圳市健康产业的快速稳定发展。

一、深圳健康产业发展现状

深圳作为全国改革开放的桥头堡，自改革开放以来经济取得快速发展，人民生活水平不断提高，政府重视健康产业发展，生物产业、电子信息产业等联动发展，为深圳市健康产业发展提供了良好的发展基础。

（一）深圳健康产业发展的基础

1. 政府重视并扶持生命健康产业发展

深圳市政府于 2013 年发布了《深圳市生命健康产业发展规划（2013—2020 年）》、《深圳国际生物谷总体发展规划（2013—2020 年）》、

《深圳市未来产业发展政策》等政策文件，2014年坪山新区政府发布了
《深圳市坪山新区生命健康产业发展规划（2014—2020年）》，这些政策文
件极大地推动了深圳生命健康产业的发展。

根据《深圳市生命健康产业发展规划（2013—2020年）》，生命健康
产业包括生命信息、高端医疗、健康管理、照护康复、养生保健、健身休
闲等六大重点领域。2014年，由深圳市发展改革委员会、深圳市经济贸易
信息委员会、深圳市科技创新委员会分别牵头发布了一系列扶持生命健康
产业等未来产业发展的政策，在抓经济发展、消费升级带来的产业新机遇
的同时，努力打造全球重要的生命健康产业基地、国际领先的生命信息服
务中心、国内知名的新型医疗和养生休闲服务中心等产业集群。

表1-5　深圳市生命健康产业发展专项资金2014年扶持计划

序号	扶持计划	内容说明	组织部门
1	高技术产业化扶持计划	支持未来产业重点发展领域、产业链关键环节自主创新成果产业化	深圳市发展改革委
2	产业创新能力建设扶持计划	围绕未来产业重点发展领域，组建或提升工程实验室（工程研究中心），促进未来产业关键共性技术创新能力和核心竞争能力提升	深圳市发展改革委
3	国家高技术产业基地公共服务平台	根据深圳国家高技术产业基地建设要求，组建或提升基地公共技术服务平台，搭建开放式、专业化共性技术服务支撑条件，促进未来产业集聚发展	深圳市发展改革委
4	重大项目扶持计划	围绕未来产业重点发展领域和产业链关键环节，积极规划布局重大项目，集聚优势资源，夯实产业基础，完善支撑条件，提升创新能力，促进产业发展	深圳市发展改革委
5	市场准入认证扶持计划	重点支持未来产业企业、技术、产品及服务申请行业国际权威认证，大力开拓国内外市场	深圳市发展改革委
6	企业技术中心扶持计划	重点支持未来产业领域内的企业技术中心建设。通过计划实施，提升企业技术创新能力，突破关键核心技术，促进未来产业跨越式发展	深圳市经贸信息委

续表

序号	扶持计划	内容说明	组织部门
7	行业公共技术服务平台和产业联盟等中介机构扶持计划	重点支持未来产业领域内的行业公共技术服务平台建设和产业联盟等中介机构健康发展。重点鼓励企业与高校、科研机构、行业协会等建立深圳市未来产业发展联盟,支持产业联盟成立产业研究中心和公共服务平台,开展联合技术攻关,组织和参与行业标准制定,提升未来产业发展水平	深圳市经贸信息委
8	产业链关键环节示范应用推广扶持计划	重点支持未来产业国内领先、具有国际竞争力的企业,聚焦重点领域,提升未来产业链关键和核心环节示范应用推广水平,培育细分行业龙头企业	深圳市经贸信息委
9	新技术、新产品、新商业模式示范应用推广扶持计划	以未来产业重点领域先导应用为引领,注重新技术、新产品和新商业模式的示范应用推广,加快形成市场化的运作机制,促进产业快速健康发展	深圳市经贸信息委
10	品牌培育扶持计划	支持未来产业自主品牌企业的品牌宣传、推广,提高企业的知名度、影响力和市场竞争力	深圳市经贸信息委
11	知识创新扶持计划	根据未来产业发展的需求,组织开展前瞻性、原理性问题的研究与探索,重点支持涉及重大产业发展的瓶颈以及与民生密切相关领域的基础研究,培育科研基础队伍,提升基础研究能力,支撑和引领未来产业产业和社会事业的可持续发展	深圳市科技创新委
12	技术创新扶持计划	重点鼓励企业开展未来产业领域重大科学工程研究、关键技术攻关,支持企业开展新技术、新产品、新工艺的研究开发	深圳市科技创新委
13	协同创新扶持计划	通过对省和国家科技计划的配套的支持,鼓励企业、大专院校、科研单位积极利用国家和省的创新资源开展科技创新活动,增强承接国家重大科技计划能力	深圳市科技创新委
14	创新环境建设扶持计划	通过支持建立重点实验室、公共技术平台、企业研发中心等科技创新平台,构建未来产业领域完善的技术创新平台体系,为企业和科研单位自主创新提供条件平台支撑	深圳市科技创新委

显而易见，深圳市政府对未来产业发展的战略定位、良好的基础、丰富的经验、扶持健康产业发展的强大决心，必将进一步推动深圳市健康产业的发展，取得瞩目的成就。

2. 经济持续增长与居民收入提高催生巨大的市场空间

随着改革开放的不断深入和推进，深圳市经济呈持续性、稳定的高速增长。

据深圳市统计局统计年鉴显示，2000 年，生产总值为 2187 亿元；2005 年，生产总值增至 4951 亿元；2010 年，生产总值增至 9582 亿元；2014 年，生产总值为 16002 亿元，居内地大中城市第四位。从 2000 年至 2014 年，深圳市国内生产总值增长超过 7 倍。从总量上看，经济规模持续扩大；从增速上看，经济增长速度趋于稳定，符合市场经济的合理调控化。

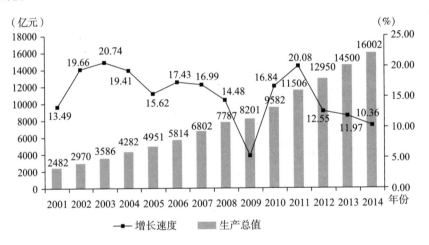

图 1-15　2001—2014 年深圳市生产总值及其增幅

2005 年，深圳市人均可支配收入为 21494 元；2010 年达 32381 元；2014 年，人均可支配收入达 43323 元，远高于 2014 年全国居民人均可支配收入的 20167 元。居民手中可支配收入越来越多，代表着其消费能力随之增加，消费水平亦会提高，人们必然会更加关注个人的身体健康和生活质量，这就为深圳市健康产业的发展提供了广阔的空间和良好的机遇。

深圳市经济总量的快速扩张、人均可支配收入的快速增加，一方面促进了政府加大对硬件环境的建设，另一方面也促进了居民素质的提高，进

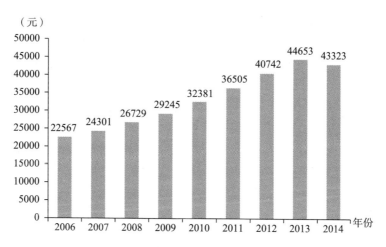

（元）

图 1-16 2006—2014 年深圳市人均收入

而使得深圳市民更易接受现代化城市的健康产业及健康文化理念，进一步对健康产品和服务提出更多需求和更高要求，使需求结构升级得以实现，对深圳市健康产业的持续性快速发展提出了更大的挑战。

3. 庞大的人口数量基数成为产业发展硬支撑

深圳市属于全国人口最多的城市之一，人口总量变化最大的特征是以人口机械性增长带来人口大规模增加，人口密度位居全国前列。深圳市统计局统计数据显示：2005 年，深圳市总人口为 827.75 万人；2010 年，深圳市总人口为 1037.20 万人，突破千万人口大关；2014 年，深圳市总人口为 1077.89 万人，其中常住人口中户籍人口为 332.21 万人，非户籍人口为 745.68 万人，非户籍人口数量超过户籍人口 2 倍。

据第六次全国人口普查数据公报显示，深圳市常住人口中，0～14 岁人口为 10.19 万人，占 9.84%；15～64 岁人口为 915.64 万人，占 88.40%；65 岁及以上人口为 18.28 万人，占 1.76%，呈现出"两头小，中间大"的"纺锤型"形态，反映了目前深圳市常住人口以劳动适龄人口为主。但同第五次全国人口普查相比，0～14 岁人口的比重上升 1.34%，15～64 岁人口的比重下降 1.99%，65 岁及以上人口的比重上升 0.65%。这表明老龄人口有明显的增长趋势，随着时间的推移，深圳市人口数量将不断扩大，迎来大规模的老龄化人口，这意味着对深圳健康产业，特别是健康服务产业的需求将急剧提升。

随着人口数量的激增，老龄化的加剧，深圳市居民对个人健康的关注程度日益增加。据深圳市统计局统计年鉴显示：2014 年，深圳全市各类卫生机构完成诊疗量 8852.63 万人次，比往年增加 2.9%；深圳市医疗卫生地方财政支出从 2009 年的 54.99 亿元增长到 2014 年的 106.93 亿元。深圳市医疗保健支出的增加表明，居民对个人医疗健康保健的追求必然会带动深圳市整个健康产业的发展。

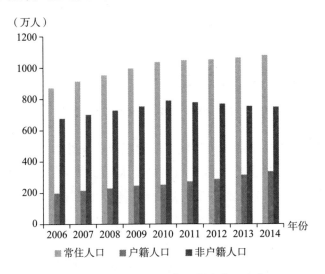

图 1-17　2006—2014 年深圳市人口变化

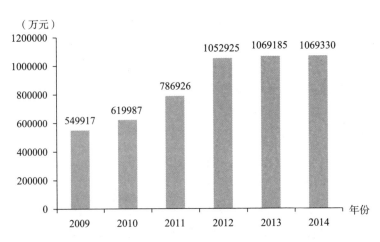

图 1-18　2009—2014 年深圳市医疗卫生地方财政支出

经济水平提升后，人们对个人健康保健的追求俨然成为居民消费支出的一个重要组成部分，成为健康产业发展的刚性支撑，这也是追求个人生活质量与幸福的必然结果，从侧面反映出我国社会的发展与进步。

4. 关联产业与优势联动产业共同发展

健康产业以人类健康为终级目标，并不是完全孤立存在的，它是生物科技、互联网信息技术、新材料新技术等多个产业发展与服务的整合。进入 21 世纪，生命科学研究、生物技术发展不断取得重大突破，将为人类健康服务提供新资源、新手段、新途径。信息网络技术拓展了健康管理服务模式，为健康产业带来巨大的发展空间。深圳市一直致力于推动多个科技产业以及战略新兴产业的发展，并取得了良好的发展基础，为深圳市健康产业的发展奠定了良好的基础。

随着深圳市自主创新体系的不断完善，技术创新能力建设的不断加强，从总体情况来看，深圳市在生物医疗、生物医药、生物农业以及生命信息等方面具备较好的创新能力，具有一定的全球竞争力，特别是华大基因申请组建的深圳市国家基因库项目的有序推进，为生命健康产业的发展提供了坚实的科研基础和技术储备。深圳市同时也是一个重要的电子信息产业基地，电子信息产业链较为完善，计算机、电子通信、电子元件等领域的优势在全国领先。

此外，基因技术与健康产业相融合，已经成为了健康产业中基因检测服务的重要内容；依托生物科学、信息技术科学等的发展，健康产业中的健康食品、药品、健康用品制造业以及健康服务业孕育催生出新品种、新技术、新模式，为健康产业的创新发展提供了良好的产业生态环境。

（二）深圳健康产业规模及结构特征

1. 健康产业规模

根据对深圳市统计局监测的符合健康产业分类的 103 家规模以上企业经济数据进行分析，结果表明，2014 年深圳市健康产业规模以上的企业产业规模达 1325.41 亿元，营业收入 1756.45 亿元，利润总额 852.49 亿元。原材料种养殖业产业规模达 31.25 亿元，营业收入 29.86 亿元，利润总额 11.51 亿元，分别占比 2.36%、1.7%、1.35%；健康制造业产业规模达 885.69 亿元，营业收入 961.84 亿元，利润总额 529.81 亿元，分别占比 66.82%、54.76%、

62.15%；健康服务业产业规模达408.47亿元，营业收入764.75亿元，利润总额311.17亿元，分别占比30.82%、43.54%、36.5%。

2. 健康产业的结构特征

按照深圳市统计局确立的健康产业统计标准制度，健康产业分为原材料种养殖业、健康制造业和健康服务业三个类别。调查数据结果显示，截至2014年底，深圳市共有健康产业类企业56683家，较2013年的39914家增加16769家。其中，原材料种养殖业企业488家，占健康产业行业企业总数的0.86%；健康制造业企业5572家，占健康产业行业企业总数的9.83%；健康服务业企业50623家，占健康产业行业企业总数的89.31%。健康服务型企业以绝对优势成为健康产业行业的主力军。

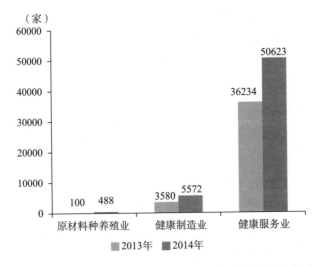

图1-19　深圳市健康产业2013年、2014年企业数量分布对比

从健康制造业的分类来看，2014年从事健康食品的企业有747家，占健康产业行业企业总数的1.32%，较2013年的547家增加200家；从事药品的企业有1887家，占健康产业行业企业总数的3.33%，较2013年的1435家增加452家；从事健康用品的企业有2938家，占健康产业行业企业总数的3.93%，较2013年的1598家增加1340家。两者相比，2014年从事健康制造产业的企业总数呈上升趋势。

从健康服务业的分类来看，2014年从事医疗卫生服务的企业有2784家，占健康产业行业企业总数的4.91%，较2013年的2228家增加556家；

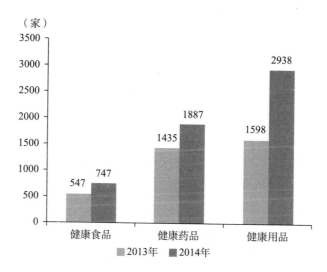

图 1-20 深圳市健康产业 2013 年、2014 年制造业企业数量分布对比

从事健康管理与促进服务的企业有 20265 家,占健康产业行业企业总数的35.75%,较 2013 年的 14937 家增加 5328 家;从事健康保险与保障服务的企业有 193 家,占健康产业行业企业总数的0.34%,较 2013 年的 152 家增加 41 家;从事其他与健康相关服务的企业有 27381 家,占健康产业行业企业总数的48.31%,较 2013 年的 18917 家增加 8464 家。就整体而言,2014年从事健康服务产业的企业总数与 2013 年相比略有增加。

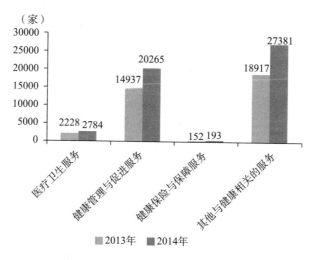

图 1-21 深圳市健康产业 2013 年、2014 年服务业企业数量分布对比

根据《深圳市生命健康产业发展规划（2013—2020 年)》所列具的六大重点发展领域标准，我们对深圳市生命健康产业企业进行了调查分析。数据显示：2014 年符合深圳市生命健康产业分类标准的企业共有 20215 家，其中生命信息领域的企业 163 家，占生命健康产业企业的 0.81%；高端医疗领域的企业 50 家，占生命健康产业企业的 0.25%；健康管理领域的企业 1678 家，占生命健康产业企业的 8.30%；照护康复领域的企业 683 家，占生命健康产业企业的 3.38%；养生保健领域的企业 16224 家，占生命健康产业企业的 80.26%；健身休闲领域的企业 1417 家，占生命健康产业企业的 7.01%。数据显示，养生保健是生命健康产业比值最大的部分。

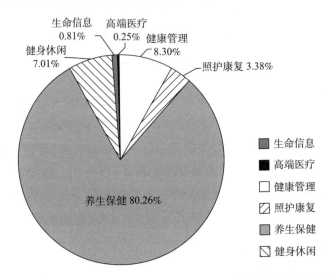

图 1-22　2014 年深圳市生命健康产业六大重点领域企业结构分布

3. 产业主体类型及成立时间

健康产业作为新兴的、高利润行业，吸引了大量的民营或私人资本。调查数据显示，2014 年深圳市健康产业企业的主体类型产业仍以民营/私营企业为主，国有/集体企业和个体工商户所占比例很低。其中民营/私营企业占企业总数的 61.12%；股份制企业占企业总数的 14.38%；外商投资企业占企业总数的 11.69%；国有/集体企业占企业总数的 4.49%；其他类型企业占企业总数的 2.7%；个体工商户占 5.62%。

从企业成立的时间长短来看，越来越多的企业随着时间的推移，自身行业发展趋于稳定，开始涉足健康产业。截至 2014 年 12 月 31 日，成立不

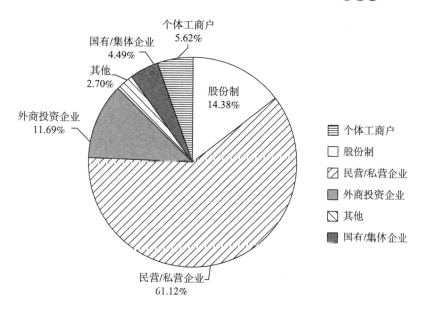

图 1－23　2014 年深圳市健康产业主体类型企业分布

满 1 年的企业占企业总数的 17.76%；成立 1 ~ 3 年的企业占企业总数的 13.08%；成立 3 ~ 5 年的企业占企业总数的 9.35%；成立 5 ~ 10 年的企业占企业总数的 24.30%；成立 10 年以上的企业占企业总数的 35.51%。分析显示，2014 年成立 5 年以上的企业占比近 60%。

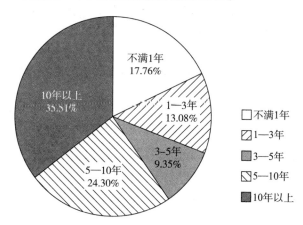

图 1－24　2014 年深圳市健康产业企业成立时间分布

4. 企业注册资本及规模

从 2014 年深圳市健康产业的企业注册资本上看，注册资本 100 万 ~

500 万的企业成为市场主体，说明企业规模相对偏弱，市场前景依然可观。截至 2014 年 12 月 31 日，注册资本 10 万以下的企业占企业总数的 1.87%；注册资本 10 万~100 万的企业占企业总数的 20.56%；注册资本 100 万~500 万的企业占企业总数的 27.10%；注册资本 500 万~1000 万的企业占企业总数的 19.63%。注册资本 1000 万以上的企业占企业总数的 30.84%，注册资本 1000 万~3000 万的企业占企业总数的 11.21%；注册资本 3000 万~8000 万的企业占企业总数的 5.61%；注册资本 8000 万的企业占企业总数的 14.02%。

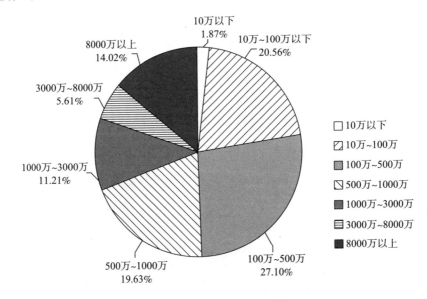

图 1-25　2014 年深圳市健康产业企业注册资本分布

在企业规模方面，由于国有/集体企业很少涉及健康产业领域，小型企业仍是市场主体。调查显示，2014 年深圳市健康产业中，小型企业比重超过 50%，占企业总数的 53.27%；中型企业占企业总数的 37.38%；大型企业比重最小，占企业总数的 9.35%。

对比 2010 年、2011 年、2012 年、2013 年和 2014 年的数据，可以看出，深圳市健康产业的大型企业在 2014 年有小幅度的增加，中型企业保持平稳增加，小型企业缓慢减少，这说明市场对健康企业越来越具有规范性和制约性，健康产业整体发展环境趋向平稳与成熟。

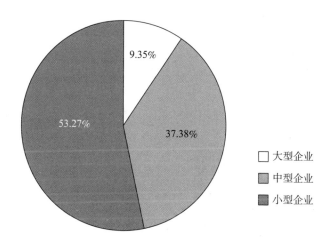

图 1-26 2014 年深圳市健康产业企业规模分布

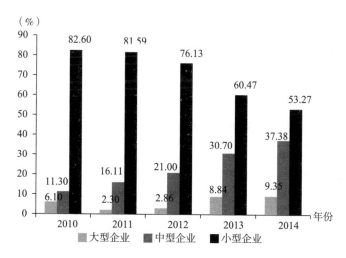

图 1-27 2010 年—2014 年深圳市健康产业企业规模

(三) 企业运营情况

深圳健康产业企业在经营方面主要以国内市场为主,超过六成企业的销售区域为国内市场。半数以上的企业为了开拓更多的市场,有计划且需要投入新的项目用来提升企业的盈利;大多数企业利用自身服务技术和质量优势来提升业绩;在解决经营方面的问题上,超半数企业选择优化服务或产品结构、提高自主创新能力。

1. 企业销售市场

从深圳市健康产业企业主要销售区域来看，65.42%的企业主要销售区域为国内市场，3.74%的企业主要销售区域为国外市场，30.84%的企业主要销售区域为国内外混合市场。健康产业企业的市场主要集中在国内，国际市场的开拓不够，健康产业的国际竞争力有待提高。

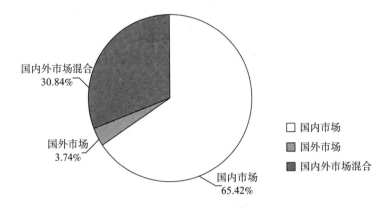

图 1-28　2014 年深圳市健康产业企业销售区域分布

2. 企业项目投资

为了开拓更多的市场，企业需要投入新的项目，用来提升企业的盈利能力。从健康产业企业新项目投资情况来看，64.49%的企业有新项目投资计划，而 21.50%的企业没有新项目投资计划。

企业针对新项目的投资大多数是为提升技术和更新设备。在有新项目投资计划的企业之中，其中 38.32%的企业新项目为提升技术和更新设备，28.04%的企业为增加新的服务项目，14.95%的企业选择延伸扩展上下游产业链，3.74%的企业有发展其他项目的意愿，6.54%的企业有横向收购/并购计划，3.74%的企业有其他新项目。

3. 企业所提供的新服务

从近三年深圳市健康产业企业提供新服务的数量来看，超过半数的企业提供的服务数量集中在 1~5 种。2014 年调查数据显示：提供 1~5 种新服务的企业占 57.94%；提供 6~15 种新服务的企业占 22.43%；提供 16~30 种新服务的企业占 2.80%；提供 31~50 种新服务的企业占 1.87%；提供 100 种以上新服务的企业占 0.93%。和 2012 年、2013 年相比，企业在 2014 年提供新服务的比例有所变化，呈现出多元化发展的趋势。

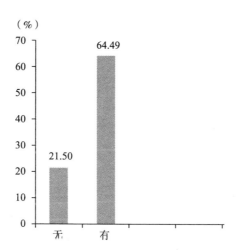

图 1-29 2014 年深圳市健康产业企业新项目投资计划

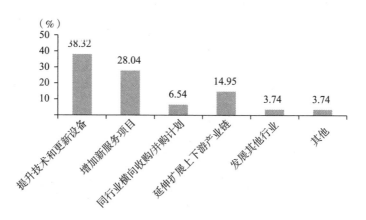

图 1-30 2014 年深圳市健康产业企业新项目投资方向

4. 企业业绩提升方式

2014 年，健康产业企业倾向于利用服务技术、质量优势提升公司经营业绩。根据调研数据显示：77.57% 的企业选择了服务技术、质量优势来提升企业业绩，57.94% 的企业选择了营销渠道、服务优势，37.38% 的企业选择了降低生产/服务成本和价格优势，42.06% 的企业选择了品牌优势，7.48% 的企业选择了公关优势。与 2013 年同期相比，健康产业企业在各种优势选择上存有一定差异，但总体上看，企业更看重服务技术、营销渠道、质量等优势。

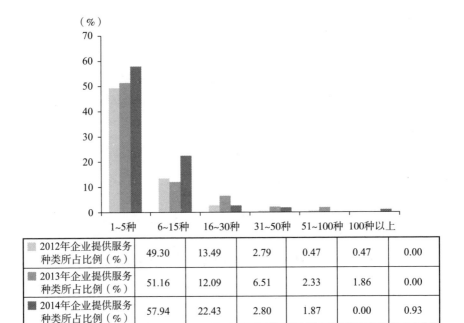

	1~5种	6~15种	16~30种	31~50种	51~100种	100种以上
2012年企业提供服务种类所占比例（%）	49.30	13.49	2.79	0.47	0.47	0.00
2013年企业提供服务种类所占比例（%）	51.16	12.09	6.51	2.33	1.86	0.00
2014年企业提供服务种类所占比例（%）	57.94	22.43	2.80	1.87	0.00	0.93

图1-31 深圳市健康产业企业近三年提供新服务的数量情况

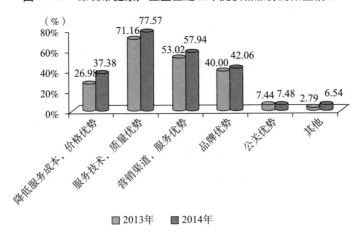

图1-32 深圳市健康产业企业提升业绩的方式

5. 企业解决经营问题的方式

2014年，企业在面对经营问题时，把优化服务或产品结构作为解决问题的首要选择。根据调研数据显示，其中66.36%的企业选择了优化服务或产品结构来解决经营问题，64.49%的企业选择了提高自主创新能力，

45.79%的企业选择了加强品牌推广建设，36.45%的企业选择了加强市场推广活动，33.64%的企业选择了加强内部控制，14.95%的企业选择了增加营销人员，1.87%的企业选择了增加广告投入，这表明深圳市健康产业企业相当重视服务和产品与自主创新能力。

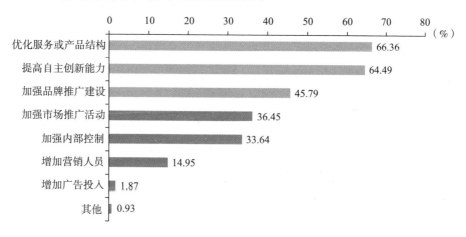

图1-33　深圳市健康产业企业解决经营问题的方式

（四）企业的人力资源情况

从企业的人力资源及管理情况分析，深圳市健康产业六成企业的员工数在100人以下；高级技术研发人员、市场销售管理人员以及高端市场策划人员是健康产业企业目前较为紧缺的职位，招聘难度大；整体发展环境、人才培养和就业环境是影响职位紧缺的重要因素；在任职资格方面，高级管理人员的任职资格没有统一标准；入职培训、岗位培训和业务知识培训等三个方面是企业培训的重点。

1. 企业员工数量

从深圳市健康产业企业员工总数的分布来看，逾六成健康产业企业员工人数在100人以下，以小规模为主。其中，28.04%的企业员工总数为10人以下，40.19%的企业员工总数为10~100人，26.17%的企业员工总数为101~500人，仅5.61%的企业员工总数为500人以上。

2. 企业人才需求

从深圳市健康产业企业对人才的需求情况看，44.86%的企业表示很需要高级技术人才，25.23%的企业表示很需要中级技术人员，28.04%的企

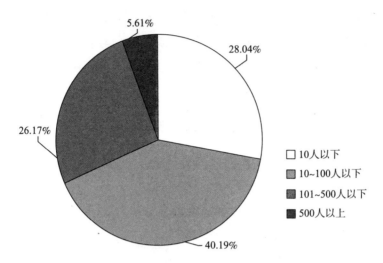

图1-34 深圳市健康产业企业员工总数分布

业表示很需要高级管理人员。同时，45.68%的企业认为高级技术人员很难招聘。可见，随着健康产业的发展，企业对高层人才的需求变得强烈，市场应在健康产业领域多补充高级技术研发和管理人才。

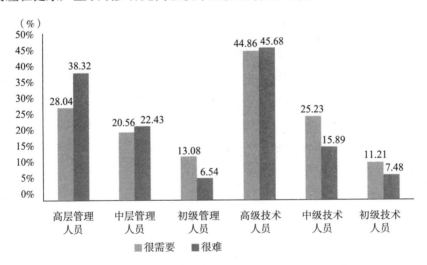

图1-35 深圳市健康产业企业人才需求情况

高级技术研发人员、市场销售管理人员及高端市场策划人员是健康产业企业目前较为紧缺的岗位。从健康产业企业紧缺职位的分布情况来看，57.94%的企业目前紧缺高级技术研发人员，43.93%的企业目前紧缺市场销售管理人员，47.66%的企业目前紧缺高端市场策划人员，这说明健康产业企业对技术和市场方面的人才需求相对迫切。

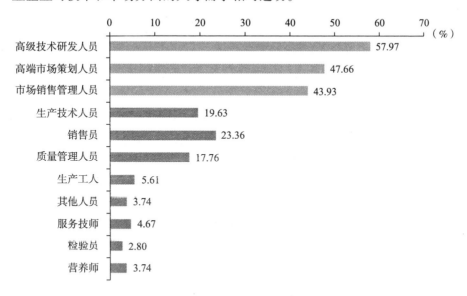

图1-36 深圳市健康产业企业紧缺职位分布情况

对职位紧缺的原因进行调查分析，行业整体发展环境、人才培养和就业环境是影响职位紧缺的主要因素。调查显示，42.99%的企业认为是行业整体发展环境不好，42.99%的企业认为是国家对该类人才缺乏培养，35.51%的企业认为是深圳市缺乏该类人员良好的就业环境。

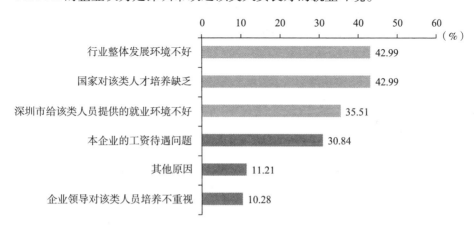

图1-37 深圳市健康产业企业职位紧缺的原因

3. 企业高管任职资格

从企业高级管理人员任职资格来看，53.27%的企业高管任职资格为医学或中医药专业，33.64%的企业高管任职资格为中医养生相关专业，20.56%的企业高管任职资格为营养师，44.86%的企业高管任职资格为其他。深圳市整体健康产业对高级管理人员的任职资格没有统一标准，这对健康产业的发展造成了一定的影响。

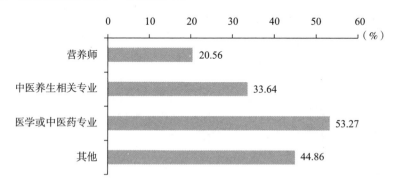

图1-38　深圳市健康产业企业高管任职资格

4. 企业员工培训

入职培训、岗位培训和业务知识培训是企业员工培训的重点。从2014年深圳市健康产业企业的员工培训情况来看，73.83%的企业员工参加了入职培训，70.09%的企业员工参加了岗位培训，59.81%的企业员工参加了业务知识培训。这表明健康产业的专业性相对较强，企业在对员工进行入职培训、岗位培训和业务知识培训方面很重视。

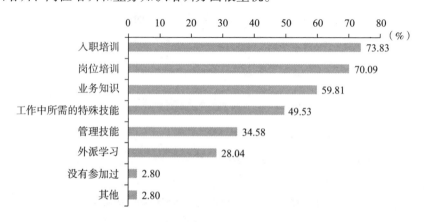

图1-39　深圳市健康产业企业员工培训情况

（五）企业技术创新情况

从对深圳市健康产业企业的技术创新调查可以看出，深圳市健康产业企业的科技创新能力还是比较突出，过半数的企业开展了科研活动；有六成以上企业的技术研发创新由企业自身完成，与国家结合的产学研合作的力量也发挥了较大作用。但是，目前企业的标准化程度比较低，国家标准与行业标准匮乏，多数的企业是采用自己制定的标准；企业在技术创新过程中面临的最主要的问题是缺乏资金、合作伙伴和人才。

1. 企业科研活动

深圳市健康产业企业开展科研活动十分积极，55.14%的企业表示有开展过科研活动，44.86%的企业表示未曾开展过科研活动。

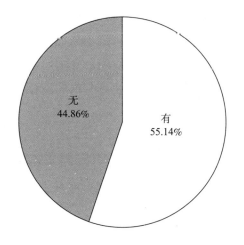

图1-40　深圳市健康产业企业开展科研活动情况

2. 企业标准化建设

在健康产业企业目前拥有标准情况的调查中，17.76%的企业没有任何标准，31.78%的企业有其自身的标准，16.82%的企业有行业标准，14.95%的企业有国家标准，5.61%的企业有其他标准。由此可见，健康产业企业的标准比较混乱，整体还没有形成统一的标准，极大地影响了健康产业的品牌形象，影响行业的公信力，亟须规范化管理。

3. 企业技术创新

得益于发达的市场经济环境，并经过多年的积累和发展，企业自主研发已成为深圳市健康产业企业的创新主体。在深圳市健康产业企业技术研

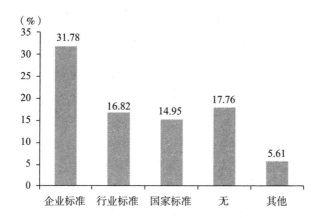

图1-41 深圳市健康产业企业拥有标准的情况

发创新主要方式的调查中，64.49%的企业是自身研究并开发，24.30%的企业是与国家的产学研项目合作研发，10.28%的企业是在购买国内技术的基础上，本企业进行开发。这说明，深圳市健康产业企业的研发大多数是依靠自身的力量，健康产业的研发资源没有得到充分整合，企业相互之间缺乏有效的合作。

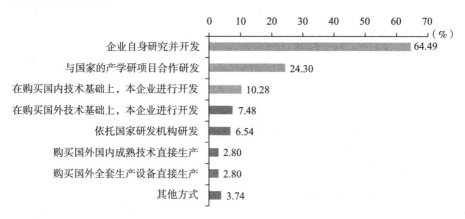

图1-42 深圳市健康产业企业技术研发的创新方式

4. 企业科技创新面临的问题

在深圳市健康产业企业技术创新过程中所面临问题的调查中，缺乏资金、战略合作伙伴和人才三个方面是企业在技术创新过程中面临的主要问题。其中44.86%的企业为资金紧张、融资困难，32.71%的企业为缺乏战略合作伙伴，27.10%的企业为缺乏研究人员、研发能力不强。

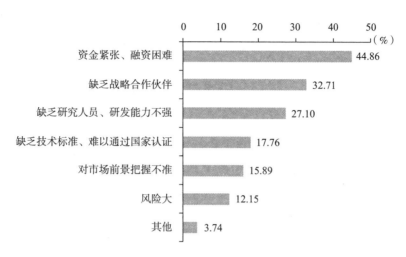

图 1 – 43 深圳市健康产业企业科技创新面临的问题

（六）政府对企业的扶持

1. 企业了解政策的渠道

调查显示，企业了解政策信息的主要途径为网站、电子邮件和公告。64.49%的企业是通过政府及协会网站所了解；33.64%的企业通过电子邮件；26.40%的企业则是通过政府公告；通过报刊、电视、广播及其他途径了解政策的企业分别占 14.02%、13.08%、7.48%、2.80%。

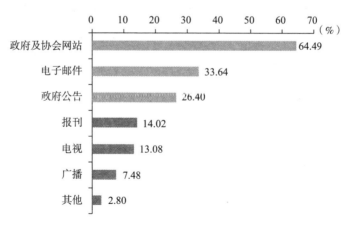

图 1 – 44 深圳市健康产业企业了解信息的途径

2. 企业享受政府扶持的情况

在深圳市健康产业企业是否享受了政府相关优惠扶持政策的调查中，

58.88%的企业表示没有享受过政府相关优惠扶持政策，41.12%的企业表示享受过政府相关优惠扶持政策。

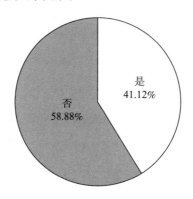

图1-45　深圳市健康产业企业是否享受优惠政策

在享受过政府相关优惠扶持政策企业的调查中，企业享受过的政府优惠扶持政策主要为财政资金直接扶持、税收减免和贴息支持。其中23.36%的企业享受过财政资金直接扶持政策，18.69%的企业享受过税收减免政策，11.21%的企业享受过政府贴息支持，10.28%的企业享受过技术改造或创新政策，4.67%的企业享受过市场开拓、人才培训或引进、融资政策，2.8%的企业享受过公共服务支持、减免行政性费用、产业规划引导政策，1.87%的企业享受过土地政策，0.93%的企业享受过其他政策。

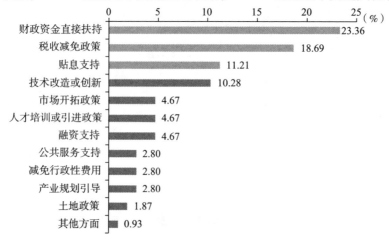

图1-46　深圳市健康产业企业享受优惠政策的情况

在没有享受政府相关优惠扶持政策原因的调查中，企业没有享受政府优惠扶持政策的主要原因为申报成功率低、不了解政策信息及不知如何申报。其中，26.17%的企业是因为手续烦琐、申报成功率低，19.63%的企业是因为不了解政策信息，14.02%的企业是因为不清楚如何申报。

3. 企业希望得到的政府支持

在健康产业企业希望政府提供支持哪些方面的调查中，47.66%的企业希望享受财政资金直接扶持政策，29.91%的企业希望享受人才培训与引进政策，28.04%的企业希望享受融资支持。

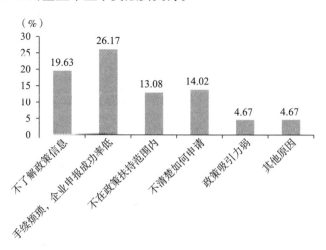

图1-47 深圳市健康产业企业没有享受优惠政策的原因

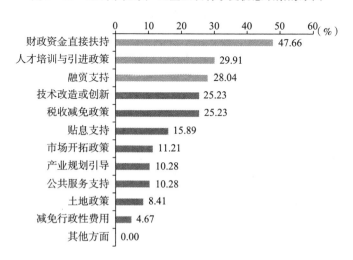

图1-48 深圳市健康产业企业希望政府提供的支持

（七）行业协会对企业的支持

行业协会是政府与企业之间沟通的桥梁和纽带，企业也期望通过行业协会来进一步加强与政府之间的沟通协调，促进自身发展，推动健康产业的发展。

1. 企业希望行业协会开展的服务

针对行业协会开展服务的调查，企业主要希望获得行业协会在人才引进、融资引导和市场开拓等三个方面的支持。43.93%的企业希望获得人才引进帮助，42.99%的企业希望获得融资引导帮助，36.45%的企业希望获得市场开拓的帮助，28.04%的企业希望获得培训支持，24.30%的企业希望获得信息服务，23.36%的企业希望获得技术研发的帮助，19.63%的企业希望获得展会服务，18.69%的企业希望获得宣传拓展的帮助，13.08%的企业希望获得规划引导，12.15%的企业希望获得管理咨询，0.93%的企业希望获得其他帮助。

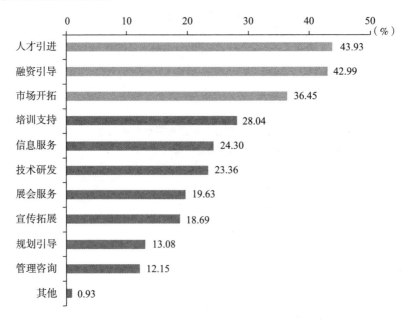

图1-49 深圳市健康产业企业希望行业协会提供的支持

2. 政策与人才方面的服务

关于政策，企业希望行业协会提供新政策法规的解读培训、政策法规调整、对企业调研了解等活动，加强政策宣贯，强化信息沟通与交流。64.49%的企业希望行业协会提供新政策、法律法规解读培训工作，46.73%的企业希望行业协会在新政策法律法规进行调整时及时予以通知，31.78%的企业希望行业协会能够深入调研了解企业对政策、法律法规的需求。

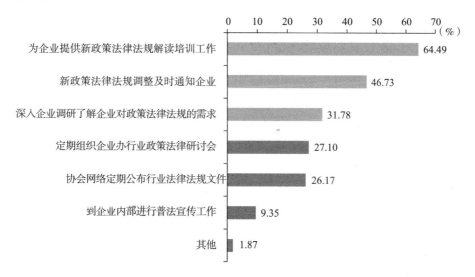

图1-50 深圳市健康产业企业希望行业协会在政策方面提供的服务

而在人才服务方面，企业希望行业协会提供人才学习、技能培训、供求信息、招工途径等服务。50.47%的企业希望行业协会能够多开展免费的学习班，49.53%的企业希望行业协会提供专业技术服务人才的技能培训工作，42.06%的企业希望行业协会能够建立人才供需信息发布平台。

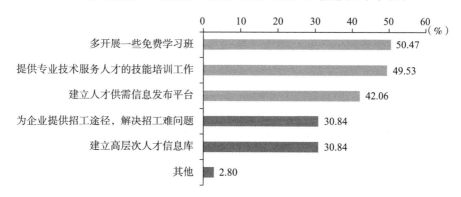

图1-51 深圳市健康产业企业希望行业协会在人才方面提供的服务

二、深圳健康产业发展评价

随着人们对健康产业的需求不断增加，整个健康产业具备了巨大的发展潜力，市场的高利润将会吸引大量企业进入。面临即将到来的竞争，深圳市健康产业企业既感受到压力，又充满信心，期望与政府、行业协会携手，共同推进深圳市健康产业的发展。

（一）企业发展环境评价

在深圳市从事健康产业的企业发展中，人才环境、社会环境、区域环境和融资环境成为影响企业经营发展的主要环境因素。根据调研数据显示，其中61.68%的企业认为人才环境是企业发展的主要环境因素，51.40%的企业选择了社会环境，35.51%的企业选择了区域环境、35.51%的企业选择了融资环境。

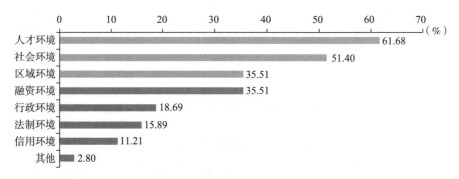

图1-52 深圳市健康产业企业发展的主要环境

（二）企业面临的市场竞争

随着健康产业的发展，健康产业企业所面临的市场竞争压力将越来越大。企业家们逐渐意识到企业的核心竞争力是企业生存和发展的关键。

1. 企业面临竞争压力的程度

健康产业企业面临竞争压力情况的调查中，多数企业称面临竞争感觉有一定压力。根据调研数据显示，其中18.69%的企业感觉压力非常明显，44.86%的企业感到有明显压力，23.36%的企业感觉一般，13.08%的企业感觉压力不明显。

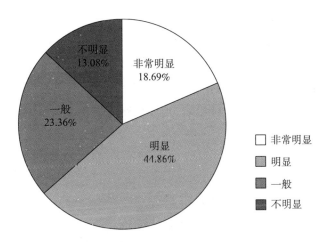

图1-53 深圳市健康产业企业所面临的市场竞争力

2. 市场竞争力来源

在企业面临压力来源方面的调查中，普遍认为其他企业强大的品牌优势、雄厚的资本、先进的营销理念、方法以及营销渠道是企业面临竞争压力的主要来源。其中42.99%的企业认为竞争压力的主要来源是其他企业强大的品牌优势，34.58%的企业认为竞争压力的主要来源是其他企业雄厚的资本，29.91%的企业认为竞争压力的主要来源是其他企业先进的营销理念和方法，29.91%的企业认为竞争压力的主要来源是其他企业新型的营销渠道模式。

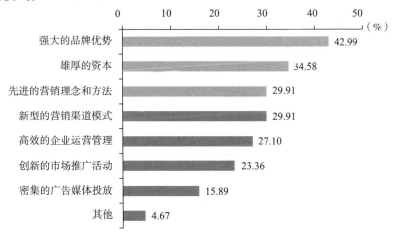

图1-54 深圳市健康产业企业市场竞争力的来源

3. 影响市场竞争力的因素

深圳市健康产业企业普遍认为企业的产品质量、品牌影响力和生产成本是影响健康产业市场竞争力的主要因素。在健康产业企业市场竞争力影响因素的调查中，48.60%的企业选择了产品的质量，40.19%的企业认为市场竞争力的主要因素是品牌影响力，37.38%的企业则认为是生产成本。

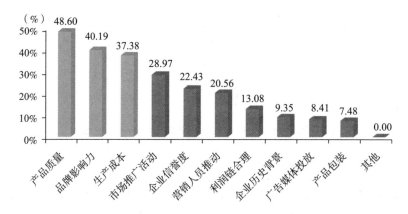

图1-55 深圳市健康产业企业影响市场竞争力的因素

（三）健康产业发展预测

1. 企业对未来三年销售额的预计

在健康产业企业预计未来三年销售额增长情况的调查中，半数以上企业预计未来三年销售额增长会加快。调研数据显示，85.98%的企业预计销售额增长速度将加快，4.67%的企业预计销售额增长速度不变，9.35%的企业预计销售额增长速度变慢。

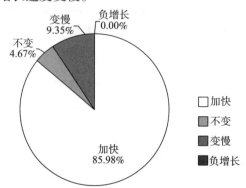

图1-56 深圳市健康产业企业预计未来三年销售额变动情况

2. 企业对未来三年利润额的预计

在健康产业企业预计未来三年利润额增长情况的调查中，超过半数的企业认为未来三年利润会加速增长，出现利润负增长的企业占比很小，健康产业未来存在巨大的利润空间。调研数据显示，其中82.24%的企业预计增长速度加快，5.61%的企业预计增长速度不变，9.35%的企业预计增长速度变慢，2.80%的企业预计出现负增长。

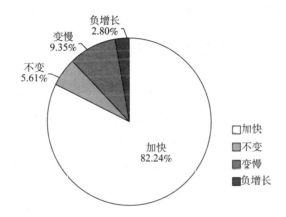

图1-57 深圳市健康产业企业预计未来三年利润额变动情况

3. 企业对未来三年市场竞争力的预计

在健康产业企业预计未来三年市场竞争力排名情况的调查中，绝大部分企业都认为健康产业竞争力会上升。数据显示，其中80.37%的企业预计市场竞争力排名上升，10.28%的企业表示不清楚，7.48%的企业预计市场竞争力排名持平，1.87%的企业预计市场竞争力排名下降。

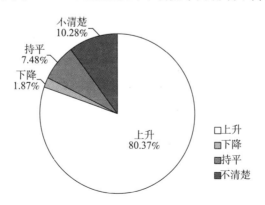

图1-58 深圳市健康产业企业预计未来三年市场竞争力变动情况

第三节　深圳健康产业存在的问题与发展建议

深圳市的健康产业具有较好的发展基础和科研创新能力，但也面临意识观念尚需提升、监管力度加强、急需制定标准、市场有待开拓、人才吸引力有待增强等突出问题，需要加快形成产业集群效应，将健康产业发展成为一个带动经济产值、服务民生、绿色生活、促进和谐的新产业。

一、深圳健康产业发展存在的问题

（一）观念滞后，阻碍发展

由于历史发展的局限性，不少人的意识还停留在过去的传统观念中，对健康的认识还停留在初级阶段。如认为"健康"是相对于"患病"而言，局限在医疗服务，对健康管理服务的了解尚不充分，意识观念相对滞后。人们对治病很重视，而忽略"治未病"，既没有从整体上分析健康管理可以降低医疗成本的客观本质，也没有形成健康管理可以提升生命质量的整体认识，反而将健康管理服务"奢侈品"化、边缘化。再如，在健康管理本身方面，还有不少人认为健康管理是专为经济富裕者提供的高层次的医疗保健项目，对于经济条件一般者是一种负担。其实，根据美国研究健康管理20多年的经验显示，健康管理对于任何企业和个人都有一个90%和10%的关系，即90%的企业和个人通过健康管理后，医疗费用降到原来的10%；10%的企业和个人没有进行健康管理，医疗费用比原来提升了90%。实际上，健康管理对于整个社会、企业和个人都是必要的，通过健康管理可以准确了解自身的健康状况和潜在隐患；积极主动参与健康管理，能够极大程度地改善健康状态，促进群体健康水平的提高；不仅可以有效降低患病风险，还节约了医疗费用，提高了生命质量。

（二）领域广泛，亟须标准

从产业分类的角度来看，健康产业涵盖了健康产品原材料种养殖业、健康制造业、健康服务业三大行业，涉及医药产品、医疗器械、保健用品、营养食品、休闲健身、健康管理、健康咨询等多个与人类健康紧密相关的生产和服务领域。由于健康产业属于新兴产业，尚未纳入国家统计目录，行业数据至今仍然是空白。从健康产业的服务内容与对象上看，健康产业是与医药卫生相关度较高的行业，但是与生老病死这种状态相比，预防与"治未病"似乎显得并不重要与紧急，所以并没有成为医疗卫生行业的重点，再加上健康产业涉及生产、服务等环节及行业的特殊性与专业性，健康产业企业目前很难纳入医药卫生统一并管理，而其专业性也很难被经济贸易或科技创新等某一主管部门纳入管理。另一方面，由于发展迅速，很多健康用品的质量良莠不齐，健康服务业更是缺乏统一的行业标准，服务水平的优劣难以评判，经常导致产品质量和服务纠纷事件的发生。目前，健康产业迫切需要制定规范的标准，建立健全健康产品在功能评价、安全评价、检测方法等方面的标准体系，加强对健康产品功效成分的检测和评价技术的研究，健全完善国家健康产品安全标准和标准体系，统一、规范健康产品认证认可体系，完善健康产品安全检测和监控系统体系，在加强部门协调的基础上，优化监管，保证健康产品的安全。

（三）规模偏小，能动性弱

深圳市的健康产业在全国居于领先地位，拥有一部分全国知名龙头健康企业，但整个健康产业仍以中小型私营企业为主体，企业普遍面临缺乏资金、难觅战略合作伙伴、高级专业技术人才和管理人才匮乏等三个较大方面的问题，整个行业中大多数企业同质性严重，品牌优势不突出，营销理念和方法落后，不善开拓营销渠道，大多数企业与政府、行业协会之间没有形成良好的互动，无法形成集群效应，离现代化、标准化、集约化、规模化和品牌化的发展有一定的差距，与深圳市日益增长的健康服务需求有不小的差距。

调查中发现，深圳市健康产业企业在市场拓展中，尚有近三成的企业不曾设立专门从事市场调研、分析、规划和策划的工作部门，对一家企业而言，缺少市场调研、分析规划和策划的工作部门，犹如又瞎又聋，使企业很难把握市场的动向，阻碍了企业的市场拓展。

在参加主题展会情况的调查中发现，深圳市企业对参加主题展会方面表现得不甚积极，说明其在市场拓展机会中不够积极与主动。调查表明，参加过深圳本地展会的企业最多，国内其他城市次之，参加过国外展会的企业最少。42.06%的企业参加过在深圳举办的展会，22.43%的企业参加过在国内其他城市举办的展会，14.02%的企业参加过在广州举办的展会，8.41%的企业参加过在国外举办的展会。

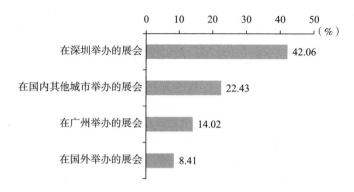

图1-59 2014年深圳市健康产业企业参展情况

在参加主题展会的意愿方面，大多数企业表示愿意参加深圳展会，部分企业表示了解展会相关情况之后才能决定。在企业是否考虑参加深圳举办的健康（保健）类主题展会调查中，47.66%的企业表示会参加；43.93%的企业表示不了解，不能确定；4.67%的企业表示不会参加；3.74%的企业表示不参加展会，但可以参加外围的健康活动，包括在自己的单位和服务场所配合开展健康主题宣传、健康讲座等。

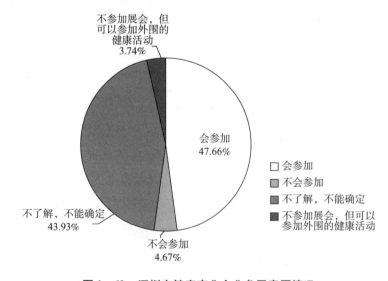

图1-60 深圳市健康产业企业参展意愿情况

（四）人才匮乏，制约发展

政策环境、生活成本、职业规划、人才培养不够重视等原因，导致了深圳市健康产业企业人才匮乏，尚未对人才形成足够的吸引力，人才流失率较高。

健康产业企业近三年员工流失率较高，其中，40.19%的企业员工流失率为1%～10%，27.10%的企业员工流失率为10%～20%，17.76%的企业员工流失率为20%～30%，8.41%的企业员工流失率为30%～40%，1.87%的企业员工流失率为40%～50%，4.67%的企业员工流失率达到50%以上。员工流失率超过20%的企业数量超过一半，说明深圳市健康产业企业存在很高的员工流失率。

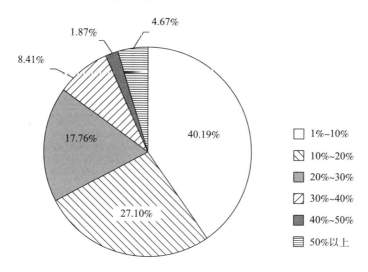

图 1-61 深圳市健康产业企业员工流失情况

从深圳市健康产业企业近三年员工的离职原因来看，个人职业规划和薪酬待遇是员工离职的主要原因。60.75%的企业员工离职原因为个人职业规划，24.30%的企业员工离职原因为薪酬待遇，5.61%的员工离职原因为违反公司相关规定，9.35%的企业员工离职为其他。

在企业经营方面所面临的主要困难调查中，企业普遍认为人才、资金问题和市场需求萎缩是企业经营方面的主要困难。53.97%的企业认为人力成本较大是企业经营存在的最大困难，42.06%的企业认为是人才缺乏，40.19%的企业认为是资金短缺，37.97%的企业认为是市场需求呈萎缩态势。

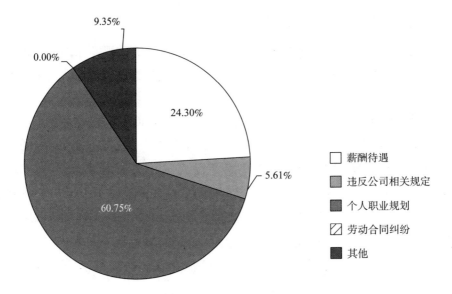

图1-62 深圳市健康产业企业员工离职原因

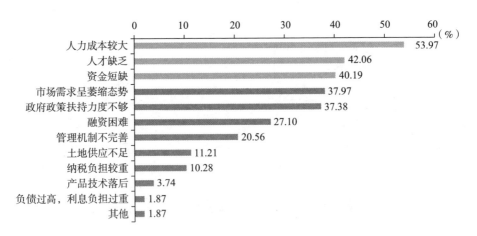

图1-63 深圳市健康产业企业经营所面临的困难

　　根据调查数据显示，目前健康产业企业由于人才供给不足、收入偏低和企业文化缺乏吸引力，导致企业存在招聘困难的现象。其中，55.14%的企业是因为所需人才供给不足引起企业招聘困难，28.97%的企业是因为人员收入偏低，20.56%的企业是因为公司文化吸引力弱。

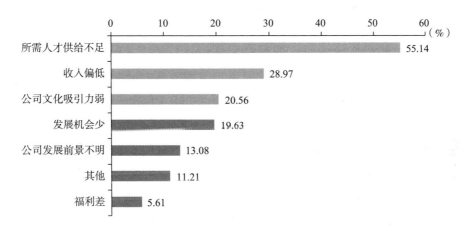

图1-64 深圳市健康产业企业招聘困难的原因

（五）各自为阵，缺乏协作

健康产业覆盖了第一产业、第二产业、第三产业，由于覆盖范围广，大多数细分行业发展并不成熟，各行业之间、产学研用之间以及企业与企业之间的协作能力不强，横向经济联合发展不够充分，高校及科学研究机构的科技成果找不到可以合作的生产与服务企业，拥有资金，但不擅研发的企业也找不到心仪的投资项目，一些企业有优良的产品，但与本土的服务业合作并不紧密，从而错失开拓市场的良机。

健康产业中，第三产业的服务业占据了健康产业的大部分，但目前健康服务业与医疗机构、旅游业、保险业、教育业、信息和通信技术产业等相关行业还缺乏互动合作与资源共享。例如，国际经验表明，高端健康服务的发展需要商业健康保险的支持，但在我国，保险公司和健康管理机构之间还没有建立起好的合作机制，开展专业健康管理的保险公司为数甚少，业务总体发展水平与居民的需求还相差甚远。总而言之，由于体制和机制的原因，以及健康行业的产业深度挖掘意识不强，缺乏统一规划和通盘考虑，健康产业的链条没有很好地拓展开来，应有的产业关联和产业波及效应没有很好的释放，对企业发展不利，对行业发展也不利。

二、深圳健康产业发展建议

（一）加紧战略推动，加强产业扶持

健康产业作为一个新兴产业，其发展战略的确定对于产业的发展方向以及产业政策扶持体系的制定是极其重要的。由于健康产业尚处于起步阶段，市场成熟度不高，政府应着重发展舆论引导、政策引导、资金引导、政策机制法律法规的配套等方面。政府相关管理部门要会同有关单位，制定一些具有引导性的健康产业发展规划或建议方案；积极开展企业统计摸底工作，建立健康产业企业信息库、重点企业库，组织实施企业培育计划，分类扶持培育企业；引导相关媒体加大宣传力度；设立健康产业发展引导资金，为需要贷款的中小企业和需要更大发展空间的大型企业提供优惠政策；出台相关法律和配套的行业标准，使健康产业在不断利好的政策下有序的、规范化、法制化发展。加大健康产业相关投入力度，改善医疗卫生设施和设备条件，进一步扩大健康服务供给，缩小居民享受健康服务的差距，尽快实现基本公共医疗服务均衡化；加强生命科学、生物技术以及临床医学领域的研发，以科技集群推动健康产业的发展；实施基本医疗健康服务和高端健康服务发展并举，促进高端健康服务市场化、国际化、规模化、品牌化经营，创设健康产业法制化发展环境；以一批重大项目和倾斜政策建设"高增值、强辐射、广就业"的健康产业体系，在改革开放和国际竞争中抢占商机和市场高地，使深圳市成为我国，乃至亚洲健康服务中心，甚至是全球及全球华人的健康服务中心，将健康产业培育为支柱性产业。

（二）发挥行会职能，促进行业发展

在现代市场经济中，行业协会作为第三方组织，在协助政府制定行业发展规范、监督本行业的企业经营行为和质量、维护消费者权益、促进企业规范等方面发挥了积极的桥梁和沟通渠道作用。

从深圳市健康产业发展的历程来看，健康行业协会等第三方组织在推动产业健康发展中的作用日益凸显。目前，深圳市健康产业企业以中小企业为主，行业协会的作用显得尤为重要，发挥的空间也比较大。因此，健康行业协会的发展需要政府部门一定的扶持，才能充分发挥和强化健康行

业协会的重要功能。在健康行业发展的初期，授权健康行业协会协助健康产业行业统计、收集、分析、发布行业信息；支持行业协会搭建健康产业公共服务网络平台和为全民服务的科学化、系统化、持续化、普及化的健康教育平台；支持鼓励健康行业协会牵头完成行业标准和规范的制定工作，组织贯彻实施并进行监督；授权健康行业协会对健康产业的从业人员资格进行审查和评定；鼓励和扶持健康行业协会积极参与到健康产业管理体制中来，承担起相应的职能，推动健康产业的创新发展。

深圳市健康产业市场将不断发展与完善，健康行业协会应加强产业发展及行业发展专项研究能力建设，开展生命健康产业及各细分领域相关专项研究工作，掌握行业发展动向，为产业发展提出解决建议和意见，帮助健康产业企业了解国家政策及行业发展趋势、市场发展情况，制定清晰的发展规划，确保健康产业企业的顺利发展。随着时间的推移，健康行业协会将在管制与规范、促进科技进步、保护消费者权益、调整产业和产品结构、保证安全性、宣传教育等方面发挥更加重要的作用。

（三）提升健康意识，建立行业标准

由于科技的迅速发展，各种以健康服务为目的的理念与产品层出不穷，居民对健康的认同感成为健康产业发展的重要基础。虽然深圳市对本市居民的健康教育取得了一定的成效，但相对于日益增加的人口，健康教育还应进一步加强。政府应该把公众健康教育的重任积极担负起来，加大财政支持，强化媒体宣传，提升居民健康素养，促进形成良好的健康生活方式，促进社会与家庭和谐，保障深圳市健康产业有序发展。

行业服务标准的制定既是指要有大一统的服务规范，又是指提供针对性的个性化服务。因此，政府应该出台相应的标准，加强执法监督，保障服务质量，深圳市健康产业亦亟须尽快制定相关行业标准及规范。发达国家对健康产业有全面系统化的产业政策和布局规划，并有完善的质量安全、技术认证等产业制度规范市场行为。虽然我国健康产业发展势头良好，但是目前还没有完善的法律体系和行业标准来规范健康产业的市场主体，导致鱼龙混杂，发展无序，在国际竞争中缺乏优势。目前，我国健康产业还没有纳入国家发改委产业结构目录，所以各项发展数据没有统一的统计口径，这给健康产业的跟踪、判断、规范工作增加了不小的难度。此

外，我国健康产业缺乏公认的市场准入标准和行业规章制度，各个企业对于健康产业的概念认识不统一，内涵理解不一样。健康产业是一个新兴产业，需要国家在宏观层面上进行政策扶持，各级政府也要以前瞻性、全局性的眼光重视健康产业，促使健康产业内部的优胜劣汰，最终逐步规范市场行为，产生行业标准。

深圳市可以依托良好的健康产业基础与行业协会，在我国健康产业尚未有明确、独立的发展措施的情况下，发挥深圳市"敢干能干"的优良传统，率先探索制定与完善健康产业各重点行业的标准和服务规范，并使之与国际接轨，以法律的形式明确深圳市健康产业的定位、政府主管部门职责、社会对民众健康权利的保护，规范健康产业企业的产品生产、加工、销售、宣传、教育及服务的准则，给优质的、技术含量高的产品创造一个优良的市场环境，保障健康行业产业化在起步之初就有一个健康完善的法制环境。

（四）优化产业环境，发展产业集群

产业环境是产业发展的重要基础。要通过人才引进、项目扶持、贷款贴息等方式引导社会资金流向健康产业，同时支持企业利用资本市场融资，积极拓宽健康产业融资渠道。要扩大健康产品和服务覆盖范围，规范健康产品市场秩序，有效治理制假造假、商业欺诈等行为。加强知识产权的保护和执行力度，完善技术知识产权保护机制，加强技术知识产权执法力度，依法保障知识产权所有者的权益。加大政府采购力度，争取举办各类健康产业大会，搭建学术交流平台，鼓励健康产业协会等第三方机构参与健康产业的发展工作，逐步优化健康产业发展的宏观环境，促进深圳市健康产业发展有新突破。

产业集群是产业发展的重要载体。健康产业的发展与生命科学、信息技术、医学等众多学科和技术的发展紧密相关，是众多相关领域科学研究和技术创新的价值体现，其技术和产品是多学科交叉、融合渗透的产物，非常需要产业的集群化。健康产业集群化发展有利于相关领域新的研究成果可以迅速转化为生产力，而且，产业集群化对健康产业来说，有利于避免各种基础设施的重复建设，节约投资成本，全面推进具有实际产能的健康产业园区建设，进行产业规模化引导，在一片区域内形成一条健康产业

链。同时，在周边发展其他产业，带动区域经济的良性发展。健康产品和健康服务的提供不仅关系到人群的健康状况，更是与社会稳定和经济可持续发展息息相关，具有显著的经济效益和社会效益。

（五）加强人才保障，提升人才素质

人才是产业发展的主导力量，人才的缺乏将直接制约健康产业的发展与科技创新能力。相对于传统的劳动密集型产业来说，健康产业所需的人才需要具备医学、药学、服务管理等多方面的专业技术背景。发展健康产业，必须完善人才使用机制，加大向关键岗位和优秀人才收入分配倾斜力度；加大健康管理、生命科学等学科专业建设力度，加强硕士、博士等高级专业人才的培养，鼓励科研机构、企业与高校联合建立技术人才培养基地，加强创新型人才和高级实用型人才培养；鼓励高职类院校加快健康产业发展急需的技能型人才的培养；积极引进海外人才，鼓励海外优秀人才来深圳自主创业、从事科研教育工作，增强健康产业企业的技术创新能力。同时，应加快高等院校与研究所的建设，加强科研后备人才的培养，形成高层次人才领头、中青年专家为骨干、广大科研型毕业生为基础的科研人才支撑体系。要在坚持"培养与培训相结合"、"走出去与走进来相结合"的原则上多途径、多层次造就人才队伍；专业培养既要培养从事理论研究和研发的高级人才，又要培养能在一线进行专业化服务的实操人员；岗位培训即对人员进行专业知识与理论、专业技能和服务礼仪等方面的定期培训。要开展职业认证制度，继续坚持和推行行业从业人员职业培训资格证书的制度，逐步规范市场准则和从业人员的资质管理，鼓励企业建立健全健康产业从业人员继续教育制度与培训制度，不断提高从业人员的技能与素养。

第二章　行业篇

　　根据深圳市统计局发布的《深圳市健康产业统计标准备选目录》，健康产业分为健康产品原材料种植养殖业、健康制造业和健康服务业三大行业。健康制造业又可分为健康食品制造业、药品制造业和健康用品制造业。健康服务业分为医疗卫生服务、健康管理与促进服务、健康保险和保障服务以及其他与健康相关的服务。

　　到 2014 年，深圳城镇化率已达 100%，原材料种植养殖业所占比例非常小。深圳市市场监督管理局登记注册信息显示，2014 年深圳经营与健康产业相关的原材料种植养殖业的企业仅占到深圳整个健康产业企业总数的0.85%，因此，本报告不对原材料种植养殖业做深入分析，而是重点分析国内外以及深圳健康食品制造业、药品制造业、健康用品制造业以及健康服务业的发展情况。

第一节　健康食品与药品行业

　　食品药品与民生息息相关，其安全性和有效性备受关注。为加强对食品药品的监管，克服既有重复监管、又有监管"盲点"的管理弊端，2013年，原国家药品监督管理局加挂了"食品"牌子，将食品与药品的行政管理职能进行了合并。2014 年 3 月，深圳市食品药品监督管理局和深圳市市场监督管理局正式合并，组建深圳市市场和质量监督管理委员会，将深圳市市场监督管理局承担的工商行政管理、质量技术监督、知识产权、食品安全监管、价格监督检查等职责和深圳市食品药品监督管理局承担的药品、医疗器械、保健食品、化妆品监管等职责划入，理顺了食品、药品、保健等分设多个部门交叉管理的关系。本节着力于健康食品、药品制造业，将按照保健食品行业和营养强化剂食品行业、药品行业、有机食品行业等分析行业的发展情况。

一、保健食品和食品营养强化剂

（一）概述

1. 保健食品

在我国，保健食品是指声称具有特定保健功能或者以补充维生素、矿物质为目的的食品，即适宜于特定人群食用，具有调节机体功能，不以治疗疾病为目的，并且对人体不产生任何急性、亚急性或者慢性危害的食品。保健食品具有一般食品的共性，能调节人体的机能，适于特定人群食用，但不能替代药品，不能治疗疾病。

在我国，凡声称具有保健功能的食品必须经国家相关部门审批，地方政府部门没有审批保健食品的权限。保健食品原由国家卫生部审批，自2003 年 6 月 12 日起，转由国家食品药品监督管理局审查批准。经国家批准生产与销售的正规保健食品，会在产品的外包装盒上标出天蓝色的，形如"蓝帽子"的保健食品专用标志，下方会标注出该保健食品的批准文号，或者是"国食健字 G4 位年号 +4 位顺序号"，或者是"卫食健字（4位年号）＋第×××号"。其中"国"、"卫"表示由国家食品药品监督管理部门或由卫生部批准。进口保健食品的管理与国产保健食品相同，即凡是在经正规进口手续在国内销售的声称具有保健功能的食品，都需要申请相关批文。进口保健食品批准文号格式为：国食健字 J＋4 位年号 +4 位顺序号或卫进食健字（4 位年号）＋第×××号。

根据《卫生部关于印发〈保健食品检验与评价技术规范〉（2003 年版）的通知》规范，保健食品的功能分为 27 种：增强免疫力功能、辅助降血脂功能、辅助降血糖功能、抗氧化功能、辅助改善记忆功能、缓解视疲劳功能、促进排铅功能、清咽功能、辅助降血压功能、改善睡眠功能、促进泌乳功能、缓解体力疲劳功能、提高缺氧耐受力功能、对辐射危害有辅助保护功能、减肥功能、改善生长发育功能、增加骨密度功能、改善营养性贫血功能、对化学性肝损伤有辅助保护功能、祛痤疮功能、祛黄褐斑功能、改善皮肤水分功能、改善皮肤油分功能、调节肠道菌群功能、促进消化功能、通便功能、对胃黏膜有辅助保护功能。

可用于保健食品的物品也有严格规定。根据《卫生部关于进一步规范保健食品原料管理的通知》（卫法监发〔2002〕51号）等文件规定，可用于保健食品的物品有：人参、人参叶、人参果、三七、土茯苓、大蓟、女贞子、山茱萸、川牛膝、川贝母、川芎、马鹿胎、马鹿茸、马鹿骨、丹参、五加皮、五味子、升麻、天门冬、天麻、太子参、巴戟天、木香、木贼、牛蒡子、牛蒡根、车前子、车前草、北沙参、平贝母、玄参、生地黄、生何首乌、白及、白术、白芍、白豆蔻、石决明、石斛（需提供可使用证明）、地骨皮、当归、竹茹、红花、红景天、西洋参、吴茱萸、怀牛膝、杜仲、杜仲叶、沙苑子、牡丹皮、芦荟、苍术、补骨脂、诃子、赤芍、远志、麦门冬、龟甲、佩兰、侧柏叶、制大黄、制何首乌、刺五加、刺玫果、泽兰、泽泻、玫瑰花、玫瑰茄、知母、罗布麻、苦丁茶、金荞麦、金樱子、青皮、厚朴、厚朴花、姜黄、枳壳、枳实、柏子仁、珍珠、绞股蓝、胡芦巴、茜草、荜茇、韭菜子、首乌藤、香附、骨碎补、党参、桑白皮、桑枝、浙贝母、益母草、积雪草、淫羊藿、菟丝子、野菊花、银杏叶、黄芪、湖北贝母、番泻叶、蛤蚧、越橘、槐实、蒲黄、蒺藜、蜂胶、酸角、墨旱莲、熟大黄、熟地黄、鳖甲。有些物品禁用于保健食品，包括：八角莲、八里麻、千金子、土青木香、山莨菪、川乌、广防己、马桑叶、马钱子、六角莲、天仙子、巴豆、水银、长春花、甘遂、生天南星、生半夏、生白附子、生狼毒、白降丹、石蒜、关木通、农吉痢、夹竹桃、朱砂、米壳（罂粟壳）、红升丹、红豆杉、红茴香、红粉、羊角拗、羊踯躅、丽江山慈姑、京大戟、昆明山海棠、河豚、闹羊花、青娘虫、鱼藤、洋地黄、洋金花、牵牛子、砒石（白砒、红砒、砒霜）、草乌、香加皮（杠柳皮）、骆驼蓬、鬼臼、莽草、铁棒槌、铃兰、雪上一枝蒿、黄花夹竹桃、斑蝥、硫黄、雄黄、雷公藤、颠茄、藜芦、蟾酥等。

保健食品生产企业，必须严格按照国家相关要求，只能使用可用于保健食品的物品生产保健食品，并需要取得批准文号后才能以保健食品的名义销售与宣传，宣传过程中必须按照批准范围进行宣传，宣传未经批准的所谓功效或超范围宣传功效都视为违规宣传，将受到监督管理部门处罚。使用禁用物品或添加只能作为药品的物品生产保健食品，均为违法。

2. 食品营养强化剂

食品营养强化剂是为增强营养成分（价值）而加入食品中的天然的或

人工合成的属于天然营养素范围的食品添加剂。我国《GB13432-1992 特殊营养食品标签》3.1 条中明确规定了食品营养强化剂是指"通过改变食品的天然营养素的成分和含量比例,以适应某些特殊人群营养需要的食品"。其中的营养素指具有特定生理作用,能维持机体生长、发育、活动、繁殖以及正常代谢所需的物质,包括蛋白质、脂肪、碳水化合物、矿物质、维生素等;其他营养成分指除营养素以外的具有营养和(或)生理功能的其他食物成分。

含有营养素和其他营养成分等营养强化剂的食品以及特殊膳食用食品属于营养强化食品。按照国家相关规定,我国营养强化剂常规分为三大类:一是维生素类:维生素 A、β-胡萝卜素、维生素 D、维生素 K、维生素 B_1、维生素 B_2、维生素 B_6、维生素 B_{12}、维生素 C、烟酸(尼克酸)、叶酸、泛酸、牛物素、胆碱、肌醇等。二是矿物质类:铁、钙、锌、硒、镁、铜、锰、钾、磷等。三是其他类:包括:L-赖氨酸、牛磺酸、左旋肉碱(L-肉碱)、γ-亚麻酸、叶黄素、低聚果糖、1,3-二油酸二棕榈酸甘油三酯、花生四烯酸(AA 或 ARA)、二十二碳六烯酸(DHA)、乳铁蛋白、酪蛋白钙肽、酪蛋白磷酸肽。

将食品营养强化剂添加到食品中,必须按照中华人民共和国国家标准《食品营养强化剂使用标准》(GB-14880-2012)执行,在来源、使用品种、作用范围及使用量上按规定执行。

一般来说,在食品中添加营养强化剂有以下几种方法。一是在原料或必要的食物中添加:如面粉、谷类、米、饮用水、食盐等,这种强化剂都有一定程度的损失。二是在食品加工过程中添加:这是食品强化剂最普遍采用的方法,各类牛奶、糖果、糕点、焙烤食品、婴儿食品、饮料罐头等都采用这种方法,采用这种方法时要注意制定适宜的工艺,以保证强化剂的稳定。三是在成品中加入:为了减少强化剂在加工前原料的处理过程及加工中的破坏损失,可采取在成品的最后工序中加入的方法,奶粉类、各种冲调食品类、压缩食品类及一些军用食品都采用这种方法。四是用生物学方法添加:先使强化剂被生物吸收利用,使其成为生物有机体,然后再将这类含有强化剂的生物有机体加工成产品或者是直接食用,如碘蛋、乳、富硒食品等,也可以用发酵等方法获取,如维生素发酵制品。五是用物理化学方法添加:如用紫外线照射牛乳使其中的麦角甾醇变成维生素 D。

添加方式有：干式混合；制成溶液、乳剂或分散悬浮液后添加；加入饮食器具中或加入供食用的动植物生长环境条件中等。

特殊膳食用食品是指为满足某些特殊的身体或生理状况和（或）满足疾病、紊乱等状态下的特殊膳食需求，专门加工或配方的食品。这类食品的营养素和（或）其他营养成分的含量与可类比的普通食品有显著不同。国家对"允许用于特殊膳食用食品的营养强化剂及化合物来源"和"仅允许用于部分特殊膳食用食品的其他营养成分及使用量"都有明确规定［见中华人民共和国国家标准《食品营养强化剂使用标准》（GB－14880－2012）］，须遵照执行。

伴随着人口老龄化程度加剧，老年人数量持续增高，现代社会生活方式的急剧改变，使得保健食品和食品营养强化剂在婴幼儿和老年人群体中的渗透率继续加大。政府也相继出台了《营养与保健食品"十二五"发展规划》《食品营养标签管理规范》以规范营养保健食品行业，致力于提高国民健康，推动建设"健康中国"，保障促进我国健康食品行业的良性发展。

（二）国内外保健食品行业发展概况

1. 国际功能性食品发展概况

食品营养属于基础营养，是健康生活的重要保证。食品营养强化的优点在于，既能覆盖较大范围的人群，又能在短时间内收效，而且花费不多，是经济、便捷的营养改善方式，在世界范围内广泛应用。

国际上历来重视通过加强食品营养增进人类健康，但却没有关于保健食品的统一定义，甚至连称呼也不统一。欧美称为"营养食品"或"健康食品"，德国称"改良食品"等，通常也没有特别的监管。只有少数国家如日本，将功能性食品称为"特定保健用食品"，并纳入"特定营养食品"范畴，需要取得相关部门的批准，监管相对严格。

表2-1　世界卫生组织对保健食品的分类

类型	产品举例	对身体的作用及应具备的条件
营养型	蜂王浆	增强营养，改善体质
强化型	高钙素	对身体是缺什么补什么，但不能防止流失
机能型	鱼油、甲壳素	对身体某个器官有调节作用
机能因子型	食用菌	复方搭配，对身体的各个器官有保健及治疗作用，应符合世界粮农组织对保健食品的规定

　　世界各国对保健食品的开发都非常重视,新功能、新产品、新造型和新的食用方法不断涌现。近年来,保健食品产业在全球大规模兴起,产业规模不断扩大。全球保健食品市场容量2000亿美元,保健食品占整个食品销售的5%,其消费主要分布在经济较为发达的国家和地区,2014年,北美占全球消费额份额的29.4%,欧洲地区为19.6%,人口数量最多的亚太地区份额为43.1%。美国营养保健期刊(*Nutrition Business Journal*,*NBJ*)研究表明,由膳食补充剂、功能性食品饮料、天然有机食品三大类构成的保健食品市场,其中前两者占据了整个份额的85%左右,而各个国家因国力、民俗等因素又有所不同。

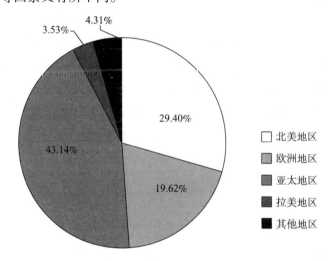

图2-1　2014年保健食品销售额全球占比

　　西方国家功能性食品发展较早,非常重视功能性食品的研究与开发。近年来,功能食品产业在全球大规模兴起,产业规模不断扩大。其中,发展最快的国家和地区主要有美国、欧洲和日本。

　　美国是世界上最大的功能性食品市场,同时也拥有多家著名的保健食品公司。早在20世纪八十年代末,美国的功能性食品就开始引领国际市场。从2007年到2014年,美国保健品市场稳步发展,其目前最大的销售渠道为人员直销,同时根据最新数据显示,保健品份额也从原先社会消费品零售总额的21.4%(2007年)上升到30.1%(2014年)。

　　美国最受欢迎的保健品品牌有:普瑞登(Puritans Pride),它是美国垂直整合的营养食品生产商、特许经营商、分销商的航母企业,从事维生素、矿物质、草药及有关健康、美容、减肥等健康食品的开发、研制、生产，销售超过1000种的营养品，全部通过美国FDA认证。健安喜（GNC），知名维生素品牌，连续十四年被著名杂志 *Entrepreneur Magazine* 评为美国维生素及营养食品特许经营商第一位，在全球40多个国家拥有超过5000家连锁专卖店，是全世界最大的健康与营养食品连锁专卖店之一。纽曼斯（Martek），知名DHA保健品牌，是目前唯一通过美国食品和药品管理局（FDA）的食品最高级别安全认证（GRAS）的植物型纯天然绿色DHA营养食品。自然之宝（Natures Bounty），知名膳食补充剂品牌。自然制造（Nature Made），所有产品均经过美国食品与药品管理局的优良制造认证（GMP）。Y. S. Organic，是历史最悠久的蜂产品制造商，其产品主要有蜂蜜、蜂花粉、蜂胶和蜂王浆等。维他命世界（Vitamin World），在全美拥有550多家保健品连锁店，销售额在美国营养保健品行业中稳居前三位。润泊莱（Rainbow Light），基于食物链的保健食品，提供超强消化酶和能量。福士得（Fore Most），现有600多个品种，在美国通过家庭医生走进千家万户。安利（Amway），全球知名直销保健品牌，公司所生产及销售的产品达400多项，种类齐全、多样化，包括厨卫清洁、个人护理、营养保健等。

欧洲国家功能食品的开发相对成熟，产品主要分为食品补充剂、新食品原料、特殊营养用途食品和强化食品等，功能食品关注的领域集中在骨关节、保护心脏、改善睡眠、运动饮料、保持苗条、精力恢复、老年健康、孕期营养等方面，剂型以胶囊、片剂、饼干、饮料、粉剂、口服液为主。欧洲市场使用频率较高的原料为银杏、浆果类（如蓝莓、蔓越莓、沙棘）、蜂胶、鱼油、氨基葡萄糖、硫酸软骨素、沙棘、紫锥菊、芦荟、维生素K_2、螺旋藻、月见草油等，市场比较关注的保健功效包括改善免疫力下降、压力、不孕、视力退化、过度工作、高/低血压、记忆衰退、高胆固醇、糖尿病、抑郁等。

在新西兰，保健食品已成为重要产业，并在世界保健食品行业中占据重要地位。新西兰的海洋类保健品和乳酪工程，成为独树一帜的国家特色。新西兰牧场众多，且均为无丝毫工业污染的有机牧场，由此而生产出来的牛乳钙、牛初乳、奶粉、奶酪等有机产品营养保健价值极高，是世界最大的乳制品产地之一。目前，整个新西兰的农牧营养产品出口额占全国总值的一半以上，像鹿茸这样的珍贵药食两用产品占到了世界总产量的

30%，为全球之最。

日本是功能性食品的发源地，也是唯一界定功能食品的国家。1991年，日本政府厚生劳动省制定形成功能食品审批制度，目的在于推动食品制造业发展，通过有针对性的食品设计控制，缓解一些诸如对膳食纤维和钙摄入量不足而引发的健康问题。功能性食品在日本兴起后发展十分迅速。日本对功能性食品的消费不亚于美国，1997年日本功能性食品市场规模为13亿美元，2007年市场规模达到57亿美元，2014年市场规模突破百亿美元，日本国民对保健品的接受程度很高，全日本有三分之二的消费者有服用保健品的习惯。数据显示，截至2014年，日本功能性食品市场上，有益肠道健康的功能性食品占比最高为15%，主要产品为酸奶和乳酸菌饮料；营养补充类产品占比12%，排名第二，主要产品为软饮料；其他占比较高的功效类型依次是疾病预防（11%）、美肤（11%）、骨骼健康（8%）、体重控制（7%）、均衡营养（5%）、绿色保健（5%）、肝功能保健（4%）、眼保健（3%）、提高免疫力（2%）。

随着社会的进步和发展，人们对自身健康的关注日益增加。自20世纪90年代以来，全球居民的健康消费逐年攀升，对保健食品的需求十分旺盛。在按国际标准划分的15类国际化产业中，医药保健是世界贸易增长最快的五个行业之一，保健食品的销售额在全球以每年13%的速度增长。

各国保健食品市场起步的时间不同、消费者的教育程度和需求不同、市场成熟度也各不相同，但在市场发展的驱动力方面却有很多共同点。如经济增长、可支配收入增加、医疗费用增加、人口老龄化、对食品安全性的关心等。目前，国际保健食品的发展趋势有以下特点：①国际化趋势。随着国际化大企业不断进入保健行业，保健食品将迅猛发展，最终实现全球社会化和全球贸易化。②产品趋向于天然和以植物为主。"素食"及植物性保健食品所占比重逐渐增大，低脂肪、低热量、低胆固醇的保健食品品种增多，销售量最大，并将主导市场。维生素、矿物质类保健食品所占比例稳定。小麦胚油、深海鱼油、卵磷脂、鲨鱼软骨、鱼鲨烯等软胶囊制剂类新产品销量增加，并有扩大海外市场之势。保健茶、中草药保健食品继续风行市场，深受广大消费者欢迎。③信息透明化。与传统营养和功能都比较单一的保健食品相比，消费者希望得到涵盖营养范围更为广泛、但其成分和功效有更为明确的保健食品。全球各大跨国公司、行业巨头亦将提供具有更为广泛的营养、更为专门和又明确有效成分的保健食品。

综观国际龙头保健食品市场，国际企业比较重视科研，重视市场营销，重视终端市场引导，主动对消费者进行引导和教育，以实现终端销售目标。由于政府、企业均较重视教育与宣传，西方发达国家国民一般都掌握功能性食品常识，因此，消费者对产品的功效比较了解，选择的差别仅仅是选择的品牌不同或价格不同，这成为市场有序竞争与发展的重要基础。

2. 我国保健食品发展情况

我国保健食品深受我国传统饮食文化的影响，有悠久的历史渊源。近年来，随着经济发展以及科学的进步，我国保健食品行业正步入快速发展时期。国家食品药品监督管理局数据显示，2014 年我国保健食品消费市场规模为 1858.29 亿元，较上年同比增长 18%，保健食品生产企业共有 2587 家，较 2013 年的企业数量略有下降。

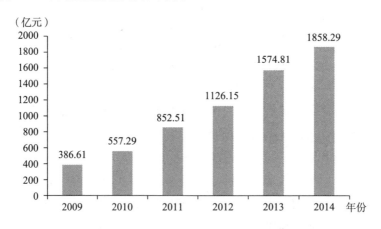

图 2-2　2009—2014 年中国保健食品市场规模

相关数据显示，2014 年我国保健食品出口额达到 2.7 亿美元，同比增长 8.9%，但出口主要是以鱼油、卵磷脂、蜂王浆等保健食品原料为主，缺乏高附加值的保健成品。2014 年我国保健食品出口数量同比增长 51.21%，出口价格同比下降 27.98%。2014 年我国保健食品出口企业达到 371 家，民营企业是推动出口的主力军，出口数量为 284 家，出口金额 1.61 亿美元，同比增长 65.57%，占比高达 59.76%；"三资"企业出口数量为 37 家，出口额为 0.91 亿美元，出口金额占比 33.77%；国营企业出

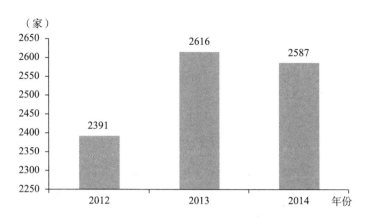

图 2-3   近三年中国保健食品企业数量

口数量为 50 家，出口金额 0.17 亿美元，占比 6.47%。

中国是全球营养健康产业最活跃的地区，也是最重要的地区。一方面，中国是全球营养健康原料最主要的供应地，同时也是全球营养保健产业发展潜力最大、增速最快的消费市场。从进口数据来看，2014 年我国营养保健食品进口额达到 11.79 亿美元，自 2008 年以来，年均复合增长率达到了 19.3%。主要的进口国家和地区前三位来自美国、荷兰、泰国，分别占据 24.1%、10.1%、8.3%。

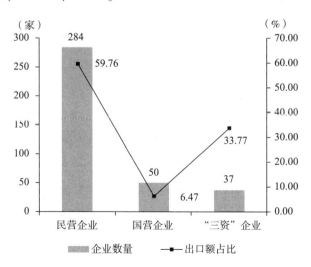

图 2-4   2014 年中国保健食品出口企业数量与出口额占比

目前，我国市场上比较热门的保健食品保健功能主要集中在免疫调

单位：百万美元

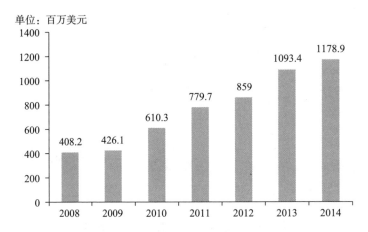

图2－5 2008—2014年中国保健食品进口额变化

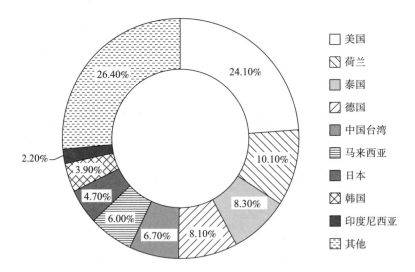

美国
荷兰
泰国
德国
中国台湾
马来西亚
日本
韩国
印度尼西亚
其他

图2－6 2014年中国保健食品进口市场分布

节、降血脂、抗疲劳、补充维生素等方面，利润空间很大。我国的保健食品市场发展呈波浪式态势，但从消费市场情况看，消费者的消费观念日趋成熟和理性，人们对保健食品的消费需求并未减弱，消费市场已由原来的单一型向多元型转变：消费目的由过去的"治已病"着眼于"治未病"；消费对象从过去的老人、儿童为主，扩大到中青年和妇女；消费选择由过去着眼于病后康复，转向季节性和常年性消费；消费方式从防病治病延伸到抗衰老、美容护肤、健身益智等。

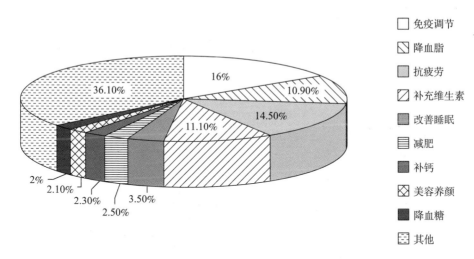

图例：
- 免疫调节
- 降血脂
- 抗疲劳
- 补充维生素
- 改善睡眠
- 减肥
- 补钙
- 美容养颜
- 降血糖
- 其他

图 2-7 2014 年中国保健食品功能结构

近几年来，国际保健品巨头企业纷纷凭借自身的优势进入中国市场，企业规模随着行业的发展而壮大，集中度呈上升趋势，新产品数量增长较快，市场需求潜力大。这一方面源于近年来肥胖、亚健康、老年病发病率升高，以及生活节奏和工作压力的增大使得人们的健康状况增多，人们对健康饮食的诉求不断加强；另一方面，随着科技进步，越来越多对人体健康有益的食品成分，以及各种疾病的发生与膳食间的关系被确定，使得通过改善饮食和发挥食品本身生理调节功能而达到健康的目的成为可能。

从市场竞争的角度来看，2014 年位居中国保健食品品牌排名前十位的企业依次是安利（中国）日用品有限公司、汤臣倍健公司、哈药集团三精制药股份有限公司、健康元药业集团股份有限公司、上海交大昂立股份有限公司、山东东阿阿胶股份有限公司、天狮集团、上海黄金搭档生物科技有限公司、南京中脉科技发展有限公司、海南椰岛（集团）股份有限公司。这些树立起来的大中型企业的主要品牌仍将是中国营养与保健食品市场上最突出的市场参与者。

表2-2 2014年中国营养与保健食品企业排名

排名	企业名称	企业类型	主要产品
1	安利（中国）	外资企业	深海鲑鱼油胶囊、纽崔莱倍立健片、纽崔莱蛋白质粉等
2	汤臣倍健	民营企业	蛋白粉、软骨素钙片、多种维生素等
3	三精制药	国有企业	葡萄糖酸锌口服液、葡萄糖酸钙口服液等
4	健康元药业	民营企业	太太美容口服液、静心口服液、鹰牌花旗参等
5	交大昂立	三资企业	昂立一号、昂立舒脑、昂立心邦等
6	东阿阿胶	国有企业	复方阿胶浆、桃花姬阿胶糕等
7	天狮集团	民营企业	减肥茶、降脂茶、活力康胶囊、卵磷脂高钙片等
8	黄金搭档	外资企业	脑白金、黄金酒、黄金血康等
9	中脉科技	国有企业	巴马养生水、中脉有乐系列、颐萃系列等
10	海南椰岛集团	国有企业	椰岛鹿龟酒、椰岛海王酒等

从增长空间上看，目前我国人均保健食品消费支出仅为美国的1/20，日本的1/15，这显示出保健食品市场的巨大成长空间和发展潜力。我国经济发展和居民收入水平在近五年一直保持8%左右的高速增长，预计在未来10年内还将增长，保健食品消费水平与居民可支配收入具有很强的相关性，按目前国民生产总值（GDP）和人均可支配收入的发展趋势，可以估计保健食品在未来10年内亦将持续增长。保健食品市场潜力巨大，这种潜力不仅在于市场，更大程度在于群众对生命健康的需求和渴望，因此，我们迫切需要保证保健食品市场的科学规范，为消费者营造安全的购买环境，为群众的健康保驾护航。

虽然中国营养保健食品行业发展迅速，但是仍然存在一些因素阻碍了该行业的进一步发展：一是假冒产品严重，随意添加违禁药物，不标明副作用。中国保健协会通过对全国（港、澳、台除外）300多个地区的调查和分析显示，有超过总量1/4的保健食品为假冒伪劣产品，很多商家在产品中添加副作用极大的违禁药物，造成极大的安全隐患，对消费者构成了潜在的危险。二是评价体系不完善。由于保健食品是多种成分的混合物，仅凭动物实验和人体试食往往无法达到产品的预期疗效，而是需要从生物学、遗传学、分子细胞学等不同角度研究其功效。同时，应考虑成分的直接毒理效应和不适当摄入某种成分的后果。三是虚假广告现象严重。此类广告对保健食品的功效夸大宣传，误导消费者购买，造成了盲目消费。四是审批门槛低，监管力度不够。目前对保健食品的监管重点是在于对配方的审批，确保无毒、功能真实有效。五是低水平重复现象严重。市场上大部分是第二代功能性食品，对食品中功能性成分的研究较少。此外，传统的加工工艺使得有效成分的利用率大大降低，降低了产品质量。

从细分产品的用途来看，保健食品行业未来创新发展的领域有：

（1）儿童青少年食品

减少疾病风险，促进大脑发育，强健骨骼和增强免疫力是现阶段父母最希望孩子从饮食中获得的首要益处。主要包括：一是俗称"脑黄金"的DHA。由于对胎婴儿智力和视力发育至关重要，一直以来，多数人都通过给宝宝或孕妇补充DHA（二十二碳六烯酸）让宝宝更聪明。现在市场上DHA产品提取的方法有三种：深海鱼油、藻类和蛋黄。二是乳钙，它是乳清无机盐浓缩物，是营养价值最好的无机盐源且易消化吸收。乳钙是直接从牛初乳中提取出来的纯天然活性高乳蛋白钙，富含牛初乳中丰富的矿物质，如磷、镁、乳糖和蛋白质等，这些成分的优势在于不仅提供平衡的营养组成，还能促进钙的吸收利用。

（2）女士营养保健品

随着中国女性地位的提高，现代女性的保健美容意识也在不断觉醒。健体、美容、减肥、排毒、抗衰老等需求将是未来女士保健的主要内容，消费者对通过口服保健品而获得保健效果和美容功效的认知也越来越高，女士也将成为保健品市场的消费主流之一。其中包括：一是美容养颜抗衰老类产品，养颜护肤类产品在女性美容产品中占有很大的市场份额，此类保健品通常具有改善皮肤特性，保持皮肤水分活力的功效。二是共轭亚油酸（Conjugated linoleic acid），它是普遍存在于人和动物体内的营养物质。它作为一种新发现的营养素，目前在欧美的健康食品界，几乎已经成了预防现代文明病的"万灵丹"，从抗癌到预防心血管疾病、糖尿病、控制体重，几乎是生活在21世纪现代人不可或缺的健康食品。三是壳聚糖，主要存在于海洋甲壳类动物的甲壳中，采用贝尔特公司具有自主知识产权的生物发酵技术（专利号：ZL200710115507.1）从动物甲壳中提取而来，壳聚糖作为一种天然萃取的碱性多糖，是目前自然界中发现的唯一一种带阳离子的天然高分子膳食纤维，因而具有众多独特的生物活性，表现为减肥调脂、美容护肤、强化免疫、抑制肿瘤、保护肝脏、防治高血压、促进人体内重金属排出等功效。

（3）老年人的健康食品

伴随着人口老龄化率的不断上升，将有越来越多的人不断地寻找各种方法尽可能地保持自身健康。老年保健食品行业中未来发展的主要细分产品有：一是"膝盖救星"硫酸软骨素，它是共价连接在蛋白质上形成蛋白聚糖的一类糖胺聚糖。硫酸软骨素在作为终端产品推向市场之前已经作为原料在医药、食品等方面发挥着重要的生理作用。长期的临床应用发现，硫酸软骨素用于治疗神经痛、神经性偏头痛、关节痛、关节炎以及肩胛关节痛、腹腔手术后疼痛等，对慢性肾炎、慢性肝炎、角膜炎以及角膜溃疡等有辅助治疗作用，鲨鱼软骨中的软骨素有抗肿瘤的作用。另外，通过增加硫酸软骨素的供应，机体自身调节机制得到抑制，骨骼硬化减少，紧实柔韧的骨骼比脆弱的骨骼体积减少10%，强度大大增强。尤其是面部轮廓，不易于变形或者扩张加剧，组织黏附力提高。轮廓骨骼呈缩减趋势，恢复年轻状态。二是岩藻聚糖（Fucosan），是一种独特的结合有硫酸基团的水溶性多糖，也称褐藻多糖硫酸酯、褐藻糖胶，主要存在于褐藻和一些海洋无脊椎动物中。低分子量岩藻聚糖具有抗凝血、抗病毒、抗血栓、抗肿瘤、增强免疫力等活性。大量科学研究证明，岩藻聚糖具有双向调节免疫力、清除自由基、抗衰老、抗凝血和抗血栓、抗肿瘤和HIV病毒、消除胃肠系统紊乱、抗过敏、增强肝功能、降低高血脂和高血压、稳定血糖水平、具有促进肌肤再生、皮肤保湿等超过20项以上的生理功效。三是酶解动物软骨蛋白粉（EHAP），是以优质动物软骨组织中的胶原蛋白为原料，采用国家专利保护的清洁化联产技术，以生物活性酶酶解制备而成。营养价值高，富含骨胶原、胶原质钙、磷蛋白、磷脂、铁和氨基酸等成分，必需氨基酸种类齐全，比例合理，还含有人体所必需的部分金属微量元素。

（三）深圳保健食品行业发展概况

深圳市保健食品行业发展较早，市场发展较为成熟。除拥有地理方面的优势外，还依托香港率先汲取国际保健食品方面的先进理念、技术和消费方式。深圳市出台了相关政策措施以推动深圳市健康产业的发展之后，保健食品行业的巨大市场空间，吸引了深圳市一批著名制药企业纷纷加大对保健食品行业的投入，出现了一批集产品研发、生产于一体的企业，如海王集团股份有限公司、健康元药业集团股份有限公司等，保健食品行业成为深圳市健康产业中的重要组成部分。

相对来说，保健食品行业的企业规模远大于健康产业内的其他行业。调查显示，深圳市保健食品生产企业注册资本 10 万元以下的占 15.48%，10 万 ~ 100 万元的企业占到 56.19%，100 万 ~ 500 万元的企业占到 10.00%，500 万 ~1000 万元的企业占到 7.38%，1000 万 ~3000 万元的企业占到 8.10%，大于 3000 万元的企业占 2.86%，整个保健食品行业中小企业占据大多数，表明保健食品行业投入成本低，大中型企业呈经营范围广、多元化发展的势头。

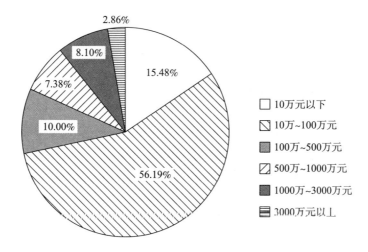

图 2 - 8　深圳市保健食品行业生产企业注册资本

从保健食品行业企业的性质上看，民营/私营企业数量占据绝大部分，占比为 66.67%，充分显示出民营资本在保健食品行业的活力。另外，个体工商户占比较大，为 28.34%，外商投资企业为 4.99%，说明保健食品行业对民营/私营企业有不错的吸引力，有吸引投资的潜力。

从企业的成立时间上看，深圳保健食品行业的企业具有一定的品牌沉淀效应。与健康产业中的其他行业情况不同，保健食品行业中成立 3 ~5 年

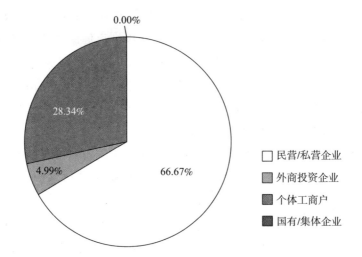

图 2 - 9　深圳市保健食品行业企业性质

的企业占 7.48%，成立 5～10 年的企业占 16.78%，成立 10 年以上的企业占到 15.65%，新成立的企业相对较少，其中成立不满 1 年的企业仅占 12.24%，成立 1～3 年的企业占 47.85%，表明保健食品行业的准入门槛较低，从事保健食品行业的新生代企业能够迅速占领市场，老牌企业若不求思变，则其市场占有率将呈现萎缩态势。

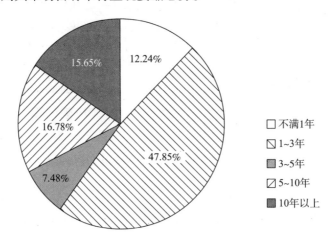

图 2 - 10　深圳市保健食品行业企业成立时间

从企业人才管理的角度看，保健食品行业的高级管理人员具有很强的专业背景，33.96% 的人员来自医学或中医药专业，22.64% 的人员来自中医养生相关专业，24.53%的人员具备营养师资格，说明深圳市保健食品行业企业的管理人员具备较高的文化素养和专业技能。

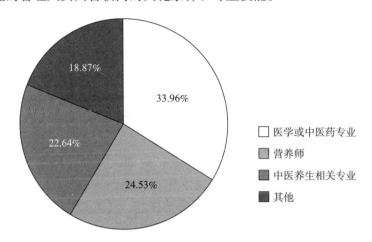

图 2 – 11 深圳市保健食品行业高级管理人员任职资格

总体来看，深圳市的保健食品行业发展具有以下特点：

一是中小企业所占比例较高。从企业规模来看，健康食品药品行业中小型企业比例相对较高，大企业的比例相对较小。根据调研数据显示，企业注册资本 100 万元（含 100 万元）以下的占 71.67%，500 万～3000 万元的企业占到 15.48%，3000 万元以上的企业占 2.86%。

二是深圳市的保健食品行业企业已具有一定的品牌效应。戈宝绿业（深圳）有限公司是一家集戈宝麻（罗布麻）种植、研发、生产、销售于一体的产业化经营模式。截至 2014 年，国内做罗布麻保健食品的只有 5 家合格生产厂；7 个国家健字号产品，其中戈宝绿业（深圳）就拥有 3 个，可以说是从事罗布麻行业的龙头企业，是我国拥有罗布麻野生资源及人工种植最大的厂家。公司拥有由 8 名院士领衔的戈宝麻高级专家顾问团，组建了由国内 7 大科研院所参加的阿勒泰戈宝麻工作站。目前公司已完成 GMP 生产线的建设，是我国唯一专业化、规范化、产业化生产戈宝麻保健食品的企业，为产品走向高端市场奠定了基础。深圳万基集团现已发展成为以健康产业为核心业务，汇集药品、传统滋补品、现代营养素、功能食品、高端参茸滋补品和健康饮品六大业务板块，结合研发、生产、物流、营销四大产业链条的大型集团化公司。并在全国保健食品领域取得了卓越的成绩：洋参系列产品连续多年被国内贸易部评为"市场占有率"及"综合竞争力"排名第一位；连续数年荣获"深圳市工业百强"及"中国保健食品行业百强企业"称号。此外，在深圳市诞生的海王集团股份有限公司、荣格科技集团等一批保健食品相关企业，在保健品市场不断发展，正向全国乃至世界展示保健品领域的"深圳制造"与"深圳质量"优势，取得了良好的品牌影响力和品牌忠诚度。

三是企业转型化发展。随着保健食品市场受到的关注越来越多，竞争也随之越来越激烈。保健食品行业面临的竞争压力，便是来自不少生物、医药企业向保健食品行业"跨界"发展。自2012年起，数十家中药上市公司不约而同地宣布布局大健康产业，有的推出含胶原蛋白的饮料，有的做健康饮用水，有的涉足美容美发、沐浴用品，甚至推出了卫生巾等个人卫生用品。深圳玛莎国际健康管理集团、深圳海王集团股份有限公司、深圳健康元药业集团股份有限公司、金活医药集团等一批前瞻性、有能力的医药企业，都开始由医药行业向保健食品行业转型发展，大大提升了深圳市保健食品的研发、生产、营销能力，成为未来深圳市保健食品行业中的新生中坚力量。据相关研究报告显示，未来十年将是中国保健食品行业的发展黄金期，随着居民生活质量与消费水平的提升，人们将由传统健康文化的"治已病"逐渐回归到"治未病"的核心理念上，保健食品的消费将会高速发展，预计到2020年市场容量可突破4500亿元。

四是行业监管和发展扶持并举。一方面深圳市市场和质量监督管理委员会对保健食品的监管不遗余力。按照国家行业管理规范加强对保健食品市场的监督管理，组织开展打击保健食品"四非"专项行动，对深圳市市面销售的保健食品违法行为进行了查处。另一方面，深圳市政府对保健食品行业的发展非常重视。《深圳市生命健康产业发展规划（2013—2020年)》明确将保健食品纳入生命健康产业发展规划，充分发挥岭南特有动植物资源、深圳市先进生物和现代农业技术等综合优势，建设一批技术创新和产业化平台，积极推广先进的生产管理规范，完善国际认证体系，大力推进新型保健品研发和应用，优化产品结构，引导行业集聚，促进新型保健品行业规范化、品质化发展，推动保健品行业实现转型升级等等。可以预见，在政府的高度重视和大力支持下，深圳保健食品行业必将迎来更大的发展机遇。

二、药品

药品行业被称为"永不衰落的朝阳产业"。药品按照性质分类包括中药材、中药饮片、中成药、中西成药，化学原料药及其制剂、抗生素、生化药品、放射性药品、血清、疫苗、血液制品和诊断药品等。而药品制造行业则分为化学药品原料药制造、化学药品制剂制造、生物药品制造、中药饮片加工。

随着世界经济的发展、生活环境的变化、人们健康观念的变化以及人口老龄化进程的加快，与人类生活质量密切相关的药品行业近年来一直保持着持续增长的趋势。

（一）国际药品行业发展概况

尽管各国政府均在控制医药费用的增长，但由于新药开发、人口结构变化及人们对健康预期的提高，药品市场的增长仍快于经济增长的速度。根据全球最大的医药市场咨询公司 IMS Health 的统计报告，2014 年全球医药市场销售额超过 1 万亿美元（约合 9240 亿欧元），市场增幅达 8.8%，受新兴国家需求的拉动，预计 2015—2018 年销售额年增长率为 4%～7%，而"金砖四国"可能会增长 10%～11%，反映出全球医药市场强劲的整体增长趋势。

从药品行业细分领域来看，在药品研发方面，2001～2014 年全球在研新药数量继续保持稳定增长态势，研发费用支出相应增加。2014 年，全球研发费用总计 1416 亿美元，较上年上涨 3.1%，平均每个新分子实体研发费用达 27 亿美元。新增药物数量项目 993 个，较 2013 年新增项目数量的 828 个多出 165 个。新药数量增幅高达 7.9%，超过 2013 年度的 6.6%。

生物技术药物在药品行业占据着越来越重要的位置。自 2010 年以来，世界药物销售额前三十名中有 1/3 是生物技术药物，生物技术药物的销售额占世界医药市场的比重约为 17%。免疫类药物、肿瘤类药物中生物技术药物的比重最大，全球免疫类药物销售总额的 79%、肿瘤类药物销售总额的 35% 都是生物技术药物。欧洲生物医药技术产业表现出色，2014 年税收上涨 15%（除去公司首次公开募股则为 14%），较 2013 年增加 3%。

表2-3 2014年全球销售额最高药物排名

排名	药名	适应症	公司	2014年销售额（亿美元）	2020年预测销售额（亿美元）
1	Humira	自身免疫疾病	艾伯维	1255.43	147.8
2	Sovaldi	丙肝	吉利德	102.83	166.21
3	Remicade	自身免疫疾病	强生/默沙东	92.4	76.01
4	Enbrel	自身免疫疾病	安进/辉瑞	85.38	77.54
5	Lantus	糖尿病	赛诺菲	84.33	54.97
6	Rituxan	白血病/淋巴瘤	罗氏	75.5	54.86
7	Avastin	癌症	罗氏	70.21	64.8
8	Advair	哮喘/慢阻肺	葛兰素史克	69.71	25.82
9	Herceptin	HER2阳性乳腺癌	罗氏	68.66	45.73
10	Januvia	糖尿病	默沙东	60.02	91.87

表2-4 2014年全球药品公司销售额排名　　　　单位：亿美元

名次	企业	年销售额	净利润	研发投入
1	诺华	579.96	102.80	99.43
2	罗氏	512.57	190.67	96.55
3	辉瑞	496.00	91.35	71.53
4	默沙东	422.37	119.20	65.00
5	赛诺菲	382.11	77.46	54.57
6	葛兰素史克	351.18	53.74	41.38
7	强生	323.13	163.23	84.94
8	阿斯利康	260.95	69.37	55.79
9	安进	200.63	84.75	41.21
10	艾伯维	199.60	17.74	32.97

表2-5 2014年排名前十位制药跨国巨头的表现

排名	企业	全球市场增速（%）	中国市场增速（%）	样本医院市场增速（%）
1	诺华	-0.3	15	18
2	辉瑞	-0.5	18	19
3	赛诺菲	2.2	9	9
4	罗氏	2.4	4	7

排名	企业	全球市场增速（%）	中国市场增速（%）	样本医院市场增速（%）
5	默沙东	− 3.7	13	14
6	强生	14.9	15	12
7	葛兰素史克	− 10.5	− 7	− 20
8	阿斯利康	1.5	22	18
9	吉利德	126.6	—	—
10	拜耳	5.8	15	9

资料来源：全球市场和中国市场增速表现均为年报数据；样本医院表现源于药学会样本医院数据库。

2014 年，诺华制药有限公司（Novartis）样本医院市场销售额为 38.12 亿元，同比增长 17.9%。从治疗领域来看，其主要市场分布在抗肿瘤、免疫调节、内分泌代谢、心血管、神经和感觉六大领域，除心血管领域外，其他领域都保持了高速增长。免疫相关领域和内分泌代谢领域是诺华增速最快的两大领域，2014 年销售额同比增幅都超过了 23%，神经领域销售额同比增长 22%。另一个增速较快的领域是抗肿瘤，2014 年抗肿瘤用药样本医院市场销售额为 7.68 亿元，同比增长 17.5%。

辉瑞制药有限公司（Pfizer）是中国最大的跨国医药企业，2014 年样本医院市场销售额为 60.55 亿元，同比增长 18.9%。从治疗领域来看，辉瑞最重要的两个领域抗感染和心血管均表现平稳，样本医院市场销售额分别为 22.5 亿元和 17.5 亿元，同比分别增长 23% 和 12%。第三大领域精神领域则增长乏力。抗肿瘤领域是 2014 年辉瑞中国市场的巨大惊喜，样本医院市场接近 50% 的增速主要来源于海正辉瑞的优良业绩，以及克唑替尼（赛可瑞）进入中国。

赛诺菲—安万特（Sanofi - Aventis）在中国拥有多个独立运作的企业，如赛诺菲、安万特、巴斯德、民生、贝林、健赞和太阳石等。2014 年赛诺菲样本医院市场销售额为 42.79 亿元，同比增长 9.2%。赛诺菲在中国市场的优势领域包括血液造血、心血管、肿瘤和神经。血液造血领域赛诺菲的王牌品种氯吡格雷（波立维）受到了仿制药的激烈竞争，增速放缓到 10% 以下，但销售规模依然达到 9.84 亿元。心血管领域则表现不佳，在样本医院市场销售额为 3.58 亿元，同比仅增长 1%。

罗氏制药（Roche）2014 年样本医院市场销售额为 38.11 亿元，同比增长 6.8%。罗氏的核心领域是抗肿瘤，此外在抗感染和免疫调节领域也拥有巨大市场。2014 年，抗肿瘤药物市场达 23.65 亿元，同比增长 9%，高于其他领域的表现水平。不过，有多个品种出现了负增长。抗感染领域主要依赖聚乙二醇干扰素 α-2a（派罗欣）和头孢曲松（罗氏芬），2014 年样本医院市场销售额为 3.58 亿元，继续小幅增长，但三代头孢罗氏芬受制于产品老化和限抗，出现了 20% 的降幅。在免疫相关领域，罗氏依赖的是吗替麦考酚酯（骁悉），该药 2014 年样本医院市场销售额达到 4.51 亿元，增长 3%。

默沙东（默克 Merck；美国与加拿大以外的地区称为"默沙东" MSD）在全球的销售额已经连降多年，但在中国，默沙东依然保持着较快的发展速度。根据样本医院数据库显示，2014 年样本医院市场销售额为 26.58 亿元，同比增长 13.9%。默沙东的主要领域为抗感染和心血管两大领域。抗感染领域增长迅速，在限抗的大背景下依然增长 20%，样本医院销售额达到 5.38 亿元。心血管领域表现平平，主要品种氯沙坦（科素亚）、氯沙坦氢氯噻嗪（海捷亚）、辛伐他汀（舒降之）都增长乏力，新机理的降脂药依折麦布（益适纯）及其复方制剂始终未得到市场的认同。

强生（Johnson & Johnson）是一个多元化的企业，强生医院市场的规模远低于另外几家巨头，2014 年样本医院销售额为 11.41 亿元，同比增长 11.8%。强生在中国主要的领域包括精神、抗肿瘤等领域。在精神领域，强生主要包括 4 个品种，分别是西酞普兰（喜普妙）、艾司西酞普兰（来士普）、利培酮（维斯通、恒德）和帕利哌酮（芮达、善思达）。其中，2 个新产品艾司西酞普兰和帕利哌酮增长较快，样本医院销售额分别为 1.42 亿元和 0.66 亿元，同比分别增长 37% 和 29%。抗肿瘤领域主要依靠硼替佐米（万珂），该药是强生最畅销的药物，样本医院年销售额为 1.82 亿元，同比增长 42%。

葛兰素史克（GSK）从数据来看，依然没有走出困境，2014 年样本医院产品销售额为 14.69 亿元，同比大幅下降 19.6%，这很可能是因为反商业贿赂对医院市场的影响更为严重。葛兰素史克较为强大的 OTC 领域受到影响较小，这在一定程度上降低了事件对业绩的影响。抗感染和呼吸是葛兰素史克的两大传统优势领域，2014 年两个领域样本医院销售额分别为 7.12 亿元和 2.96 亿元，分别降低 8% 和 22%。

阿斯利康（Astra Zeneca，AZ）在中国是仅次于辉瑞的第二大跨国制药企业，而且它非常重视中国市场，阿斯利康（中国）连续两年实现了20%的增长。而根据样本医院数据库，2014年阿斯利康销售额为42.62亿元，同比增长18.4%。阿斯利康的优势领域包括消化、心血管、抗肿瘤和麻醉。在消化领域阿斯利康拥有奥美拉唑（洛赛克）和埃索美拉唑（耐信）两大品牌，2014年样本医院销售额分别为2.52亿元和8.63亿元。在心血管领域，阿斯利康拥有端舒伐他汀（可定）、美托洛尔（倍他乐克）和非洛地平（波依定）。可定依然保持高速增长，样本医院销售额5.54亿元，同比增长36%；倍他乐克样本医院销售额3.20亿元，同比增长18%；波依定则有所下降。肿瘤领域阿斯利康拥有吉非替尼（易瑞沙）、戈舍瑞林（诺雷得）、比卡鲁胺（康士得）和阿那曲唑（瑞宁得）等产品。2014年样本医院销售额为3.24亿元，同比增长6%。诺雷得、康士得和瑞宁得3个品种2014年样本医院销售额分别为3.35亿元、1.89亿元和1.69亿元，同比增长均超过10%。在麻醉领域，阿斯利康拥有经典的全麻药丙泊酚（得普利麻），该药是临床首选的全麻用药，样本医院销售额为4.93亿元，同比增长9%。此外，阿斯利康在呼吸领域的复方布地奈德福莫特罗（信必可都保），该药样本医院销售额为1.93亿元，同比增长61%。

拜耳（Bayer）是一家非常重视中国市场的跨国企业，在OTC和消费领域拥有巨大的市场，在医院市场同样增长较快。根据样本医院数据库显示，拜耳销售额为28.78亿元，同比增长9.1%。主要领域为心血管、糖尿病、抗肿瘤、抗感染等，拥有包括硝苯地平（拜新同）、尼莫地平（尼膜同）、阿卡波糖（拜唐苹）、阿司匹林（拜阿司匹灵）和莫西沙星（拜复乐）等一系列经典品种，但这些品种上市时间较长，缺乏新的卖点。在新品方面，拜耳主要有索拉非尼（多吉美）和利伐沙班（拜瑞妥）。2014年样本医院销售额分别为1.65亿元和1.40亿元，同比增长13%和36%。

跨国企业在全球市场和中国市场的竞争状态并不相同。在中国市场，多是合作与竞争共存。这些制药巨头成立的研制开发制药企业协会（RD-PAC）可以说是最专业的制药行业协会，在其指导协调下，跨国药企一直以来不管是服务还是药物，都顶着"优品"的光环。另一方面，跨国企业以往的主要市场为中心城市医院，因为已经较为饱和，进一步扩大的难度不小，而且药价放开，控费压力也挑战着跨国企业的现有模式。为此，不少跨国巨头都在积极主动寻求变化，以期进一步开拓市场。

（二）中国药品行业发展概况

药品行业是我国国民经济的重要组成部分。2014 年整个中国药品市场（不含药材）总规模达 12802 亿元，较 2013 年增长 13.3%，2009 年至 2014 年复合年均增长率达 19%。

目前，我国有超过 100 家的企业涉足抗体药，有数十家药企在开发抗肿瘤药物。截至 2014 年底，无菌药品生产企业 GMP 认证通过率为 70%，非无菌药品生产企业通过率为 60%，在时间不延长、标准不降低的前提下，无菌药品生产质量标准的升级实现了平稳过渡。此外，我国有 400 多个化学原料药通过了美国 FDA 检查或获得了欧盟 COS 证书，通过美国 FDA、欧盟或世界卫生组织的 GMP 认证的制药企业达到 40 家以上。

截至 2014 年，我国共有药品经营企业 45 万余家，有药品批发企业约 1.5 万家，药品零售连锁企业近 4000 家，零售药店门店总数达 43 万余家。但是因为基数增大，增长率下降明显。

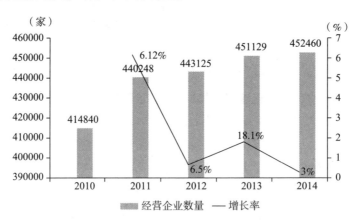

图 2－12　2010—2014 年中国药品经营企业情况统计

资料来源：国家食品药品监督管理总局。

在医药制造方面，2014 年我国医药制造业在全国工业的比重增长到 2.8%，主营业务收入 23325.61 亿元，同比增长 13.3%；2014 年医药制造业利润总额 2322.20 亿元，同比增长 12.1%，2010—2014 年利润总额持续增长；2014 年医药制造业毛利率 40.12%，2010—2014 年我国医药制造业毛利率增长较平稳，起伏波动较小。其中：医药主营业务收入居前三位的地区分别是山东、江苏、河南，合计占到全行业主营业务收入的36.58%，集中度略高于上年。利润总额居前三位的地区分别是山东、江苏、广东，合计占到全行业利润的37.64%。出口交货值居前三位的地区是江苏、浙江、山东，合计占到全行业的50.38%。按照区域划分，中西部地区的医药工业主营业务收入增速快于东部地区2.9个百分点。2010—2014年，我国医药制造业主营业务收入整体上升、增长稳定。

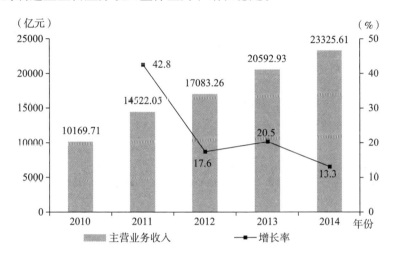

图2－13 2010—2014年我国医药制造业主营业务收入情况统计
资料来源：国家食品药品监督管理总局。

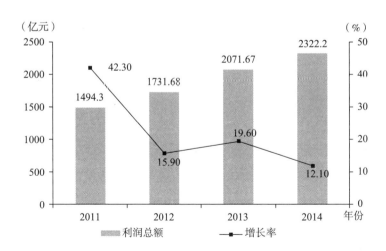

图2－14 2011—2014年医药制造业利润统计
资料来源：国家食品药品监督管理总局。

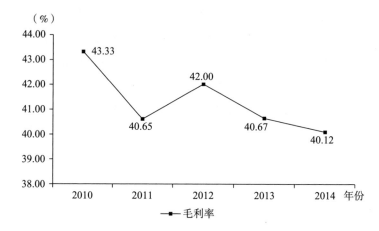

图 2-15 2010—2014 年医药制造业毛利润统计

资料来源：国家食品药品监督管理总局。

在药品流通方面，药品流通上市公司数量增加，截至2014年底达到17家，市值总值为2593亿元，平均市值为152.54亿元。市值100亿元以上的企业有8家，分别是国药控股、上海医药、九州通、国药一致、华东医药、中国医药、国药股份和一心堂，其中国药控股和上海医药市值均超过400亿元。

截至2014年底，我国共有药品批发企业1.33万家，较2013年减少0.16万家，但药品零售连锁企业达到4266家、下辖门店17.14万家，零售单体药店26.34万家，数量持续增加。

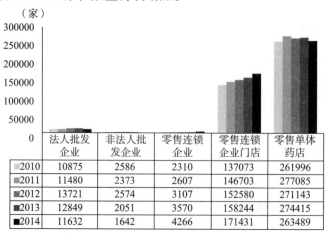

	法人批发企业	非法人批发企业	零售连锁企业	零售连锁企业门店	零售单体药店
2010	10875	2586	2310	137073	261996
2011	11480	2373	2607	146703	277085
2012	13721	2574	3107	152580	271143
2013	12849	2051	3570	158244	274415
2014	11632	1642	4266	171431	263489

图 2-16 2010—2014 年我国药品流通经营企业统计

资料来源：国家食品药品监督管理局。

在医药零售方面，我国药品行业销售在医药行业中一直居于主导地位，2014 年药品销售额 2206 亿元，占医药行业（包括药品、医疗器械、保健品等）总体市场的 78.31%，同比增长 9.15%。零售非药品销售规模达 611 亿元，占总体市场 21.69%，同比增长 11.08%。其中器械类规模达 152 亿元，年均增长 17.86%。由于非药品增长仍然快于药品，与 2013 年相比，药品的份额有轻微下降。

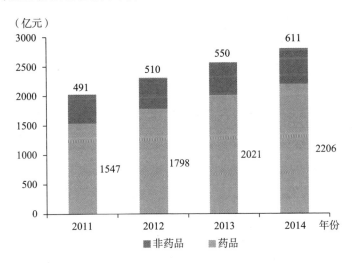

图 2-17　2011—2014 年零售药品/非药品规模

资料来源：商务部发布的《2014 年药品流通行业运行统计分析报告》。

表 2-6　2011—2014 年零售非药细分品类规模　　　　单位：亿元

品类	2011 年	2012 年	2013 年	2014 年	GR
保健品	278	287	279	302	8.19%
器械类	95	103	129	152	17.86%
食品	37	48	61	70	15.05%
化妆品	38	26	27	28	4.56%
日用品	31	34	41	44	7.07%
消字号产品	12	12	13	15	13.44%
总计	491	510	550	611	11.08%

资料来源：商务部发布的《2014 年药品流通行业运行统计分析报告》。

按药品销售品类分类，2014 年化学药依然是中国药零售市场最大的一类商品，零售规模达 1057 亿元，占我国医药销售额的 43.79%。中成药次之，零售规模达 966 亿元，占我国医药销售额的 43.79%，占整个市场规模的 35.27%。中成药中，阿胶、感冒灵颗粒、蜜炼川贝枇杷膏、六味地黄丸、健胃消食片、双黄连口服液等占据零售市场份额前列。

表 2-7　2011—2014 年零售化学药／中成药规模　　　　单位：亿元

品类	2011 年	2012 年	2013 年	2014 年	GR
化学药	779	893	972	1057	8.87%
中成药	673	770	890	966	8.58%
药材类	95	127	159	182	14.59%
总计	1547	1799	2021	2206	9.15%

资料来源：商务部发布的《2014 年药品流通行业运行统计分析报告》。

表 2-8　2014 年中国药品零售市场中成药 TOP20　　　　单位：百万

排序	品种	销售额	独家品种
1	阿胶	5585	否
2	感冒灵颗粒	1927	否
3	蜜炼川贝枇杷膏	1499	否
4	六味地黄丸	1322	否
5	健胃消食片	1173	否
6	双黄连口服液	1000	否
7	鸿茅药酒	903	否
8	安宫牛黄丸	875	否
9	复方丹参片	853	否
10	蒲地蓝消炎口服液	808	是
11	蒲地蓝消炎片	796	否
12	薏辛除湿止痛胶囊	777	是
13	复方丹参滴丸	746	是
14	肾宝片	738	是
15	舒经健腰丸	712	是
16	复方板蓝根颗粒	701	否
17	云南白药气雾剂	696	是
18	小儿感冒颗粒	683	否
19	藿香正气口服液	666	否
20	脑心通胶囊	626	是

资料来源：中商情报网。

在药品销售市场中，非处方药（OTC）的销售规模为 1208 亿元，占销售额的 54.76%，同比上涨 8.79%；处方药（Rx）销售规模 816 亿元，占销售额的 36.99%，同比上涨 8.53%；药材类的销售规模为 182 亿元，占销售额的 8.25%，同比上涨 14.59%。OTC 和处方药增速相当，但药材类的增幅接近 15%。药材类的增长驱动力可能来自两个方面：一是居民保健养生的需求增长，二是贵细药材类价格增高，拉动了销售规模增长。

表 2-9　2011—2014 年零售药品 OTC/Rx 规模　　　　　单位：亿元

品类	2011 年	2012 年	2013 年	2014 年	GR
OTC	872	996	1110	1208	8.79%
Rx	579	677	752	816	8.53%
药材类	95	127	159	182	14.59%
总计	1547	1799	2021	2206	9.15%

资料来源：商务部发布的《2014 年药品流通行业运行统计分析报告》。

非处方药中，感冒药是最大的品类。2014 年，感冒药销售额达 211.11 亿元。此外，胃肠道用药和止咳、化痰药的规模分别达 114.60 亿元和 100.33 亿元。OTC 药品类增长速度最快的补益养生类，规模达 81.32 亿元，增速相对较高。其中，增长较快的品类有补益养生类和泌尿补肾类。

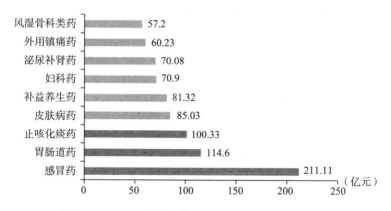

图 2-18　2014 年中国药品零售市场 OTC 药品 TOP9

处方药市场规模最高的品类是心脑血管类，市场规模达 151.86 亿元，占市场份额的 18.61%。其次是降血压药，市场规模 143.04 亿元，占市场份额的 13.75%。第三大处方药品类是抗感染药物,市场规模 112.22 亿元,占市场份额的 13.75%。第四大处方药为糖尿病用药,市场规模达 86.41 亿元,占市场份额的 10.59%。由此可以看出,近年来我国心脑血管疾病发病率高,对这类药品的需求量较大。

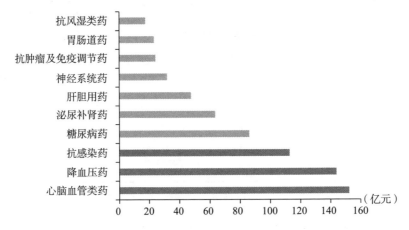

图 2-19 2014 年中国药品零售市场 RxTOP10 品类市场规模

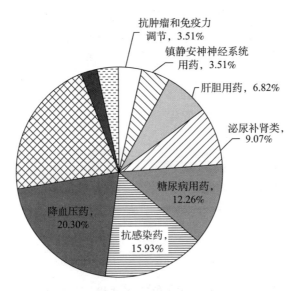

2-20 2014 年中国药品零售市场处方药 TOP10 细分品类分布

2014 年,医药品进出口额达 980 亿美元,同比增长 9.26%。其中,出口 550 亿美元,增长 7.38%,增速较上年提高 0.54 个百分点。化学原料药出口额为258.6亿美元，同比增长9.57%，增速较上年提高6.93个百分点，植物提取物出口额为17.77亿美元，同比增长25.88%，持续领跑中药类产品出口；进口430亿美元，增长11.77%，中药类进口10.38亿美元，同比下降3.84%，属首次发生情况，西药类进口62.37亿美元，同比增长16.83%；对外贸易顺差119亿美元，同比下降近6%。在全球经济缓慢复苏的大环境下，短期内实现大幅度贸易增长的可能性不大，但依靠我国长期所处的国际医药价值链地位，以及众多区域固定的企业合作关系，中国医药外贸正逐渐步入中低速增长期。

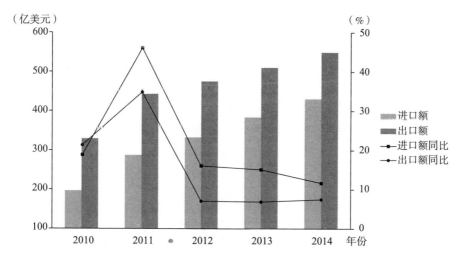

图2-21 2010—2014年中国医药进出口情况

资料来源：海关出口数据。

市场上的药品主要分为三类：第一类是专利药，即在全球最先提出申请，并获得专利保护的药品，一般有20年的保护期，其他企业不得仿制；第二类是原研药，即过了专利期的、由原生产商生产的药；第三类是仿制药，即专利药过了保护期，其他企业均可仿制。目前，我国高端药物市场基本被外资企业占据，在生物制药上只能走仿制的道路，还难以在技术上与欧美等国家抗衡。从目前我国药品市场的发展来看，我国医药产业存在一定的问题。一是医药企业多、小、散、乱的问题突出，缺乏大型龙头企业。多数企业专业化程度不高，缺乏自身的品牌和特色品种。大多数企业不仅规模小、生产条件差、工艺落后、装备陈旧、管理水平低，而且布局分散，企业的生产集中度远远低于先进国家的水平。

二是以企业为中心的技术创新体系尚未形成。新药创新基础薄弱，医药技术创新和科技成果迅速产业化的机制尚未完全形成，医药科技投入不足，缺少具有我国自主知识产权的新产品，产品更新慢，重复严重。三是医药流通体系尚不健全。在三级批发格局基本打破以后，新的有效的医药流通体系尚未完全形成，加上生产领域多年来的低水平重复建设，致使多数品种严重供大于求，流通秩序混乱。四是制剂品种与原料药品种不相匹配。我国已是国际上原料药生产大国，但对药物制剂技术开发研究不够，制剂水平低、技术落后，大多数制剂产品质量不高、稳定性差，难以进入国际市场。五是医药产品进出口结构不合理。国际市场开发力度不够，信息渠道不畅，对国际市场信息反应迟缓，特别是缺乏联合开拓国际市场的意识与机制。

随着经济的发展和人民生活水平的提高，对生物医药产品的需求日益增加，我国医药行业规模效益逐渐显现，具有潜力巨大、健康、快速发展的特性。传统化学制药增长速度将逐步放慢，天然中药和生物药品将成为行业主要增长点，化学药物、天然中药和生物药品将三分天下，形成21世纪药业的三大新兴市场。同时，药品互联网化的发展需求日趋明显。各大药品流通企业普遍正在构建或整合集分销、物流、电子商务集成服务模式以及数据处理的现代化智能化服务平台，打造推动药品流通增值服务的新载体，从而推动我国医药产业的蓬勃发展。

（三）深圳药品行业发展概况

近年来，深圳市大力推动生命健康产业发展，医药行业保持稳健增长，生物医药是其重点发展领域，以国药集团一致药业股份有限公司、深圳海王集团、深圳华润九新药业有限公司、深圳信立泰药业股份有限公司等为代表的企业发展速度迅猛，发挥引领示范的作用，带动了深圳市整个医药行业的健康发展。

截至2014年末，从事药品经营企业的数量有1887家，占深圳市健康产业企业数量的3.3%。2014年度调研数据显示，深圳市医药行业实现营业收入约565亿元，同比增长16.45%，比2013年上升了约2个百分点。

表2-10　2014年深圳市医药行业营业收入前十位企业

序号	企业名称	营业收入（亿元）
1	国药集团一致药业股份有限公司	240
2	康美药业股份有限公司	159
3	深圳市海王生物工程股份有限公司	98
4	深圳信立泰药业股份有限公司	27
5	深圳市康哲药业有限公司	27
6	健康元药业集团股份有限公司	21
7	华润三九医药股份有限公司	19
8	深圳致君制药有限公司	14
9	深圳市海普瑞药业股份有限公司	12
10	深圳赛诺菲巴斯德生物制品有限公司	10

在药品流通领域，深圳药品零售流通企业近400家，零售药店近6000家，年销售份额约50亿元。

深圳市医药、医疗仪器及器械产品出口全球近200个国家和地区。医药品出口总量达874729吨，金额达1337.91亿元；中药材及中式成药出口总量达203227吨，金额达152.75亿元；医疗仪器及器械出口金额达829.56亿元。

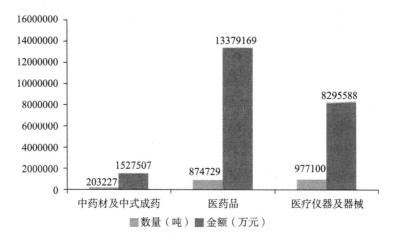

图2-22　2014年深圳市健康产业流通领域产品出口情况

资料来源：中国海关总署。

中药材及中式成药出口中，动植物药材达 187 吨，金额达 2.1 亿元；植物性药材达 189694 吨，金额达 125.57 亿元；矿物性药材达 357 吨，金额达 0.33 亿元。

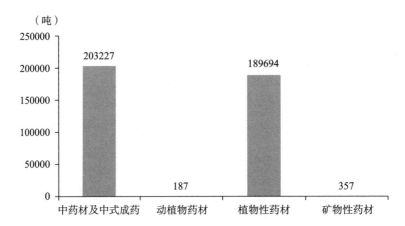

图 2－23　2014 年深圳市中药材及中式成药出口数量情况

资料来源：中国海关总署。

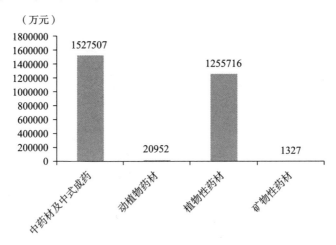

图 2－24　2014 年深圳市中药材及中式成药出口总额情况

资料来源：中国海关总署。

医药品出口中，主要为维生素 C、抗菌素、中式成药及医用敷料等。维生素出口金额达 46.14 亿元，抗菌素（除制剂外）出口金额达 318.18 亿元，中式成药达 24.95 亿元，医用敷料达 139.54 亿元，口腔及牙齿清洁剂出口金额达 22.11 亿元，美容化妆品及护肤品出口金额达 87.74 亿元。

医药品进口中，主要为抗菌素产品，其中抗菌素制剂达 74.54 亿元，抗菌素（除制剂外）进口金额达 31.96 亿元，美容化妆品及护肤品进口金额达 206.86 亿元。

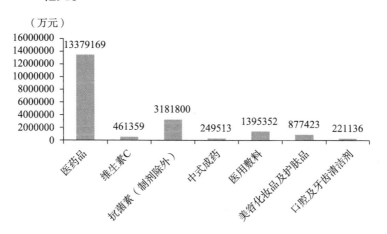

图 2－25 2014 年深圳市健康产业流通领域医药品出口情况

资料来源：中国海关总署。

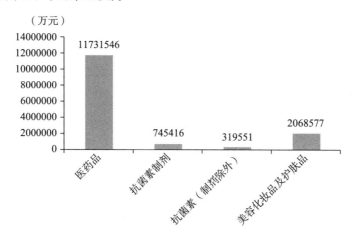

图 2－26 2014 年深圳市健康产业流通领域产品进口情况

资料来源：中国海关总署。

在研发创新上，深圳市以创新药物研发和产业化、药品制剂出口和医药研发外包体系为核心的产业体系发展较快，技术研发优势突出。依托华大基因研究院组建了中国首个、全球第四个国家基因库，还建设了中国科学院生物医学信息与健康工程学重点实验室、北京大学深圳研究

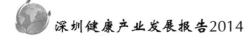

生院化学基因组学国家重点实验室等众多研发平台，涌现出一批以创新
药物为主导的制药企业，如北科生物、微芯生物、瀚宇药业、先健科技
等，在多肽、疫苗、干细胞、新药创制等领域具有明显优势。虽然目前
深圳市医药研发水平与上海、北京两大研发中心的差距较大，尤其是高
端人才比较缺乏，但是，随着中国国家基因库的建立，深圳市生命科学
研究及生物信息安全领域的研发水平将得到极大的提高，并将成为中国
基因技术、生命信息科学专项领域的研发中心。到"十二五"末期，深
圳市将成为世界领先的基因治疗药物研发与产业化基地，亚洲最大的疫
苗生产中心、中国领先的创新药物研发与产业化和药品制剂出口基地，
深圳市作为我国南方医药产业核心城市的地位将进一步稳固，有望成为
我国医药制造业新的增长极。

在药品生产监管方面，深圳力推药品生产企业实施 GMP 认证取得了良
好成效。从 2011 年起，《药品生产质量管理规范（2010 年修订）》（以下
简称新修订 GMP）正式颁布实施，成为控制药品生产环节质量的有力手
段。目前，深圳通过新修订 GMP 的企业数、生产线数和通过率均位居全省
前列。目前，深圳共有药品生产企业近百家，呈现出企业数量多、品类
多、风险程度较高的特点，高风险企业数量约占全省的 50%。为此，深圳
全面加强药品生产环节监管，近三年评价性抽验结果显示，抽验合格率为
100%，全市药品生产环节质量可靠。

三、有机食品

近年来，随着经济的发展及对环境的破坏，食品的安全备受关注，有
机食品备受亲睐。根据国家环境保护总局发布的《有机食品技术规范》中
对有机食品进行的规范，有机食品是指来自有机农业生产体系，根据有机
农业生产的规范生产加工，并经独立的认证机构认证的农产品及其加工产
品等。有机食品的主要特点来自于生态良好的有机农业生产体系，生产和
加工中不使用化学农药、化肥、化学防腐剂等合成物质，也不用基因工程
生物及其产物，是一类真正来自于自然、富营养、高品质和安全环保的生
态食品，包括一般的有机农产品（如有机杂粮、有机水果、有机蔬菜等）、
有机茶产品、有机食用菌产品、有机畜禽产品、有机水产品、有机蜂产
品、有机奶粉、采集的野生产品以及以上述产品为原料的加工产品等。

据瑞士有机农业研究所（FIBL）与国际有机农业运动联盟（IFOAM）联合发布的报告，目前，全球有 170 个国家或地区具有有机认证数据，世界各地约有 4310 万公顷土地专门用于有机农业种植，相比 1999 年翻了近四倍，但种植有机农业的土地只占全球耕地面积的 0.98%。2014 年，全球从事有机产品生产的人员数量超过 200 万，主要来自发展中国家，其中印度 65 万，占 32.5%；乌干达 19 万，占 9.5%；墨西哥 17 万，占 8.5%。

在销售额方面，有统计显示，2013 年全球有机食品（含饮料）的销售额达 720 亿美元，较 1999 年已翻了五倍。其中，欧洲和美国市场占据全球销售额九成。

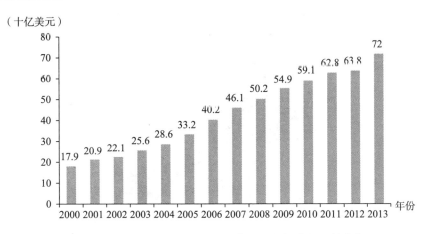

图 2 - 27　2000—2013 年全球有机食品（包括饮料）销售额

2012 年，全球有机食品销售额位列前 10 位的国家分别是美国、德国、法国、加拿大、英国、意大利、瑞士、澳大利亚、日本、西班牙。美国、德国和法国作为全球最大的有机产品市场，销售额依次为 225.90 亿欧元、70.40 亿欧元和 40.04 亿欧元。2013 年，美国继续领先全球有机农产品销售市场，销售额将近 270 亿美元。德国以 83 亿美元排行第 2。

欧洲市场中，德国拥有欧洲最大的有机食品市场，约占据欧洲市场的 31%（65.9 亿欧元或 92 亿美元）。法国位居第 2，约占据欧洲市场的 18%。英国与意大利紧跟其后，分别占据欧洲市场的 8%。

从流通现状来看，欧洲国家有机食品国内市场主要由国内供给，特别是奶制品、蔬菜、水果和肉类。法国、西班牙、意大利、葡萄牙和荷兰都是有机食品的净出口国，而德国、英国和丹麦都有较大的贸易逆差，进口

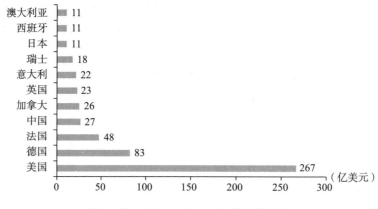

图 2 – 28　2013 年有机产品零售销售额

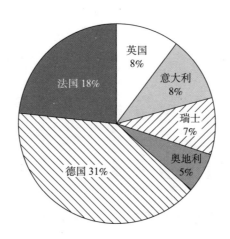

图 2 – 29　2012 年欧洲有机食品销售额的区域分布情况

需求很大，阿根廷是欧洲有机食品的主要进口国，其进口量占欧洲进口总量的 70% 以上。

有机食品的流通渠道在不同国家也不同。一般而言，有机食品销售有以下模式：一是农户直销，二是专卖店销售，三是传统店设专柜、专区销售，四是连锁店。比利时、德国、希腊、法国、意大利、荷兰、西班牙等利用直销和自然食品的专门店销售，而丹麦、芬兰、瑞典、英国、匈牙利等有机食品的 60% 在超市和量贩店等流通销售。在德国，有机食品被贴上专门标志进行销售。由于有机食品产量较常规产品低，因而市场价格是常规农产品的 2 ~ 3 倍。在中国，政府在大力推进食品安全的同时，也给有机食品创造了巨大的市场空间。我国有机食品产业的发展增速较快，具有巨大的发展空间。

国家农业部数据显示，我国有机和有机转换产品已有约 50 大类，400～500 个品种，包括蔬菜、豆类、杂粮、水产品、野生采集产品。截至 2014 年底全国绿色有机食品企业总数达到 8700 家，产品总数达到 21153 个，分别比 2013 年增长 13.05% 和 10.89%。绿色有机食品产品质量年度抽检合格率超过 90%，产品质量稳定可靠。

2014 年全年我国新认证的获得绿色食品标志的企业有 3830 家，产品总数 8826 个，同比分别增长了 18.61% 和 14.68%。全国已创建 635 个大型绿色有机食品原料标准化生产基地，种植面积 16005.5 万亩，总产量 10118.2 万吨，同比分别增长了 24.27%、23.57% 和 28.61%。

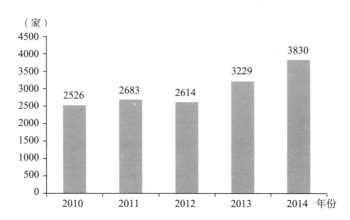

图 2－30 2010—2014 年中国绿色有机食品认证企业数量

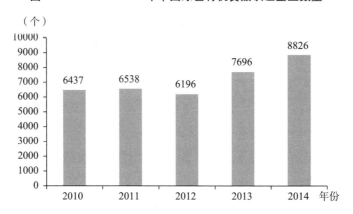

图 2－31 2010—2014 年中国绿色有机食品认证产品数量

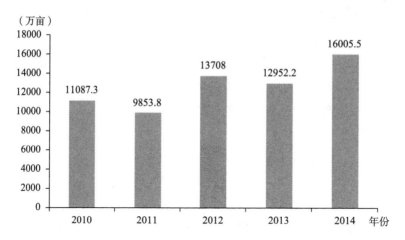

图 2 - 32　2010—2014 年中国绿色有机食品原料种植面积

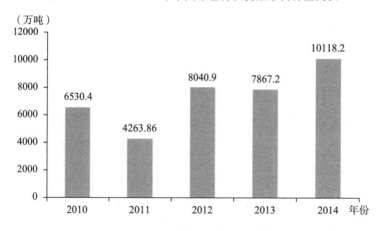

图 2 - 33　2010—2014 年中国绿色有机食品原料产量

　　2014 年，绿色有机食品产地环境监测面积扩大到 3.4 亿亩，比 2013 年扩大了 30.77%。绿色有机食品国内年销售额 5480.5 亿元，同比增加了 51.18%，出口额 24.8 亿美元，同比下降 4.8%，数据表明，国内绿色有机食品的销售额逐年攀升，群众对绿色有机食品的需求依然强大，但国际上对绿色有机食品的管理准入制度趋于严格。

　　从区域分布来看，由于我国东部沿海地区经济发达，健康意识较强，在这些地区有机食品行业发展较迅速。从城市分布来看，北京、广东、上海等地的关注度最高。在深圳，由于农业资源限制，有机食品制造企业数量在健康产业企业数量中仅占很少部分，但城市居民对有机食品的关注度

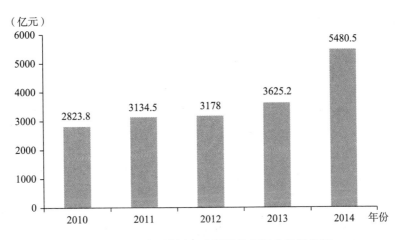

图 2 - 34 2010—2014 年中国绿色有机食品销售额

非常高。

从下游的渠道来看，现阶段中国大型超市还没有大举进入有机食品市场，都是在母超市旗下发展高端超市品牌，以进口食品为主，搭配部分有机食品销售。中国的高端超市一般都在市中心最繁华的高档商场、地铁口等地方开连锁店，抢占最佳地盘，培养最佳的目标消费人群。从目前来看，大部分大型高端超市还没有自己经营的供应农场，几乎全靠本地或附近的有机农场供应。

目前，我国有机食品行业发展迅速，但也存在不少问题。如标准缺乏，品质无保证，市场上不乏假冒伪劣产品。因此，随着有机食品行业的快速发展，我国有机食品还应进一步加强监管，使有机食品更加规范化，持续提高有机食品的品质，建立健全监管系统，包括可查询、生产跟踪、成品检验、认证、销售等全过程。

第二节　健康用品行业

健康用品是以产品的使用方式来进行分类的，包括医疗器械、保健用品、健身器械等多种以促进健康为目的的使用品。随着人们对健康的重视以及健康用品种类的丰富和普及，健康用品正逐渐成为社区和家庭的日常必备用品。

一、医疗器械

医疗器械是指直接或者间接用于人体的仪器、设备、器具、体外诊断试剂及校准物、材料以及其他类似或者相关的物品，包括所需要的计算机软件。效用主要通过物理等方式获得，不是通过药理学、免疫学或者代谢的方式获得，或者虽然有这些方式参与但是只起辅助作用。医疗器械行业涉及医药、机械、电子、信息、塑料等多个行业，是一个多学科交叉、知识密集、资金密集的高技术产业，也是当今世界经济中发展最快、国际贸易往来最为活跃的市场之一。

（一）国际医疗器械行业发展概况

近年来，无论全球经济如何波动，医疗器械都一直保持高增长态势。根据欧盟医疗器械委员会的数据，全球医疗器械市场销售总额已从 2002 年的 2100 亿美元迅速上升至 2013 年的 4690 亿美元，国际贸易额每年以 25% 的速度在增长，销售利润率达 15% ~ 25%，产品附加值高，高于同期药品市场增长率。

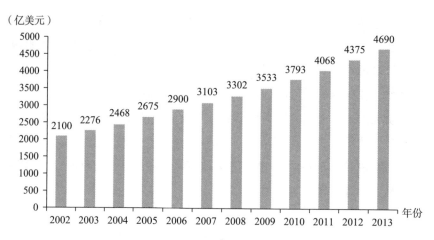

图 2 - 35　2002—2013 年全球医疗器械销售额统计

资料来源：欧盟医疗器械委员会。

从全球区域格局来看，在全球医疗器械市场中，美国、欧盟、日本等发达国家占据主导地位。

美、欧等发达国家和地区的医疗器械产业发展时间早，国内居民生活水平高，对医疗器械产品的技术水平和质量要求较高，市场需求以最新产品的升级换代为主，市场规模庞大，需求增长稳定。据统计，美国、欧洲、日本共同占据着超过80%的全球医疗器械市场，处于绝对领先地位。美国是世界上最大的医疗器械生产国和消费国，其消费量占世界市场的39%。在欧盟，德国拥有全球仅次于美国的医疗器械产业规模，约有170多家医疗器械生产商，其中绝大部分为中小规模公司。德国是欧洲最大的医疗器械生产国和出口国，也是世界上排名前列的医疗器械出口国。在过去的几年里，德国医疗器械产品出口额已超越日本居世界第2位，目前德国公司生产的医疗器械产品中大约有2/3用于出口。法国是仅次于德国的欧洲第二大医疗器械生产国，也是欧洲主要医疗器械出口国。法国拥有相对发达的医疗器械产业，进口医疗器械产品与出口医疗器械产品价值相当。进口产品主要集中在MRI、PET、螺旋CT等先进电子诊断成像仪等产品以及植入式医疗器械产品（如起搏器和血管支架等产品）上。英国的医疗器械市场规模大致与法国相当，其医疗器械产品进口额远高于出口，进口主要来自美国、德国、法国、西班牙等欧洲发达国家。西班牙的医疗器械市场也是以进口为主的市场，进口占市场90%的份额，其中美国医疗器械产品占西班牙进口医疗器械产品的1/3，其他进口医疗器械产品主要来自欧盟国家及亚洲等。意大利的医疗器械市场销售额高达80多亿欧元，略低于法、英等西欧国家，在欧盟居第4位。意大利拥有相对完备的医疗器械产业，其出口额大大高于进口额。年出口额约有40亿欧元，意大利与德国并列为欧洲两大医疗器械出口国。

日本是仅次于美国排名第2的医疗器械市场，但主要也是依赖进口。日本已进入高度老龄化社会，60岁以上老人占全国总人口的比例达20.5%，日本医疗器械市场比较火热。然而，日本相关法律中关于医疗器械的生产有极其严格的规定，国内企业一般很难达到要求，导致日本医疗器械主要依靠进口。日本进口的医疗器械产品主要有：生命支持器械类产品、各种临床用器械、眼科器械及相关产品、成像诊断设备（CT、PET、MRI设备等）、治疗和手术器械、不锈钢制及其他合金制医疗器械、生理数据测定和生命监测类产品、牙科器械、家用医疗器械、体外诊断器械、其他类（棉制卫生材料、轮椅、按摩器械等）。外国医疗器械进入日本时，也需要经过一系列的手续。近两年来，为了促进日本国内更多企业加入医

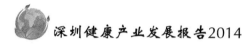

疗器械产业，日本政府放宽了医疗机械生产限制，并在此基础上着手对药事法进行修改。

亚洲、拉美以及东欧等地区正在成为最具发展潜力的市场。中国、印度、巴西和墨西哥等拉美国家以及俄罗斯等东欧国家，正在成为国际医疗器械市场上的"后起之秀"。这些地区过去的医疗电子设备市场处于初级市场，产品功能单一，设备普及率低，目前医疗电子设备市场发展较快，设备普及和升级换代的需求同时大量存在，常规医疗电子设备普及率逐步快速提升，高端医疗电子设备产品市场需求量亦保持快速增长。

2014年，世界排名前10位的医疗器械企业分别是强生、通用电气医疗集团、百特国际、泰科、美敦力、雅培、飞利浦医疗、西门子医疗器械有限公司（上海）、碧迪医疗、费森尤斯医疗。从2014年的市值增长率情况看，Edwards Lifesciences公司（Edwards）以96%的增长率，143亿美元的市值位居前列，公司的"拳头"产品——用于经导管主动脉瓣置换术的Sapien在美国的销售额达1.26亿美元，预计年销售额将增长15%以上。对于总部位于爱尔兰的柯惠医疗（Covidien）来说，2014年是其转型之年，上半年收入同比增长超过3%，并与美国美敦力公司合并。德国西诺德公司（Sirona）是一家提供口腔器械的公司，其产品不仅包括数字成像的软件，也包括成像系统、口腔椅，甚至是口腔科使用的激光设备，2014年销售收入为11亿美元。美国碧迪公司（Becton, Dickinson and Company）是世界上最大的研发、生产和销售医疗设备、医疗系统和试剂的医疗技术公司之一，2014年以122亿美元收购了CareFusion公司，销售额为85亿美元，同比增长4.9%。

表2-11　2014年全球医疗器械企业前十强

排名	公司	国家	主营业务
1	Johnson & Johnson（强生）	美国	外科缝合线、微创外科系列产品、心血管介入产品、消毒灭菌产品、骨科产品等
2	GE（通用电气）	美国	CT、MRI、PET、B超等各种医学影像设备及病人监护产品等
3	Baxter（百特）	美国	血细胞分离技术与产品系统、全自动血浆采集系统、输液系列产品、腹膜及血液透析产品等

续表

排名	公司	国家	主营业务
4	Tyco（泰科）	美国	缝线和腹腔镜、外科器械和装置、诊断成像产品、注射针和注射器等
5	Medtronic（美敦力）	美国	世界上最大的心律调节器生产商、心血管支持产品、药物传输系统、电疗产品等
6	Abbott Laboratories（雅培）	美国	药物注射及传输系统、各类诊断设备等
7	Philips medical systems（飞利浦）	荷兰	CT、MRI、PET、B超等各种医学影像设备及病人监护产品等
8	Siemens medical（西门子）	德国	CT等医疗影像设备及病人监护系统等
9	Becton Dickinson（碧迪）	美国	自毁型注射器、眼科手术器械、输液产品、细菌鉴定仪等
10	Fresenius medical care（费森尤斯医疗）	德国	透析系列产品等

（二）中国医疗器械行业发展概况

我国医疗器械需在国家食品药品监督管理部门进行备案或注册，有关部门依照法定程序，对拟上市销售的医疗器械的安全性、有效性研究及其结果进行系统评价后予以决定是否同意其申请。国家对医疗器械按照风险程度实行分类管理：第一类是风险程度低，实行常规管理可以保证其安全、有效的医疗器械；第二类是具有中度风险，需要严格控制管理以保证其安全、有效的医疗器械；第三类是具有较高风险，需要采取特别措施严格控制管理以保证其安全、有效的医疗器械。

目前，我国医疗器械行业进入了快速发展的时代，无论是产业规模，还是科技研发水平，都在全力追赶不断攀升的市场需求，医疗器械产业已初步建成了专业门类齐全、产业链条完善、产业基础雄厚的产业体系，同时也成为我国国民经济的基础产业和先导产业。

2014年以来，中国医疗器械市场销售规模达到2556亿元，比上年度的2120亿元增长了436亿元，增长率为20.06%。中国本土医疗器械企业中，迈瑞医疗、鱼跃医疗、威尔科技、九安医疗、东软股份、乐普医疗、威高股份、微创医疗、阳普医疗、长峰股份、威达医用、新华医疗、万杰高科、中国医疗、上海医疗等是相对领先的企业品牌。

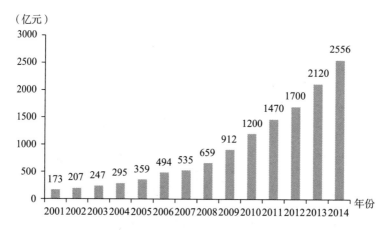

图2-36 2001—2014年中国医疗器械市场销售规模统计

资料来源：中国医药物资协会医疗器械分会统计数据。

中国医疗器械产业呈现出"多、小、高、弱"的特点。第一是生产企业多。2014年我国医疗器械经营企业数量（Ⅱ类、Ⅲ类医疗器械）达189833家，比上年增加6024家，较2013年增长3.28%。其中，医疗器械生产企业数量达16169家，较上年增加471家，增长3%；生产企业中，一类医疗器械生产企业数量达3966家，二类医疗器械生产企业数量达9355家，三类医疗器械生产企业数量达2848家，占据大部分的是二类医疗器械经营企业。第二是企业规模小。2014年医疗器械产业市场总产值为2256亿元，平均每个企业产值约1188万元。第三是产品集中度高，医疗器械产品种类达3500多种，平均每种产品有十多个注册证。

在市场集中度方面，国内的医疗器械市场不管在生产还是在销售领域，集中度相对都比较低，国外品牌仍占据着行业市场较大份额。2014年，20家上市公司全年销售收入约为372亿元，占到行业总销售的14.55%。数据还显示，中国约80%的CT市场、90%的超声波仪器、85%的检验仪器、90%的是磁共振设备、90%的心电图机、80%的中高档监视仪、90%的高档生理记录仪以及60%的睡眠图仪市场均被跨国品牌所占据，西门子、GE和飞利浦三大外资公司几乎占据了中国高端医疗器械超过七成的市场份额，一线城市的大型医院成为这些国际大品牌锁定的目标市场。

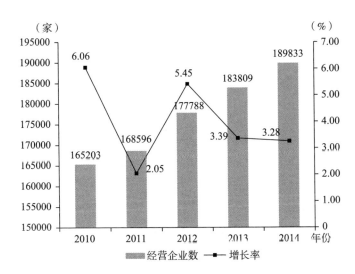

图 2-37　2010—2014 中国医疗器械经营企业情况（Ⅱ类、Ⅲ类医疗器械）

资料来源：国家食品药品监督管理总局。

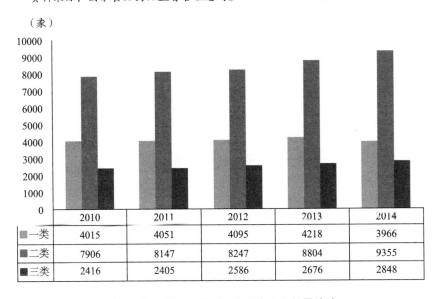

	2010	2011	2012	2013	2014
一类	4015	4051	4095	4218	3966
二类	7906	8147	8247	8804	9355
三类	2416	2405	2586	2676	2848

图 2-38　2014 年我国医疗生产企业数量统计

资料来源：国家食品药品监督管理总局。

从地域分布来看，我国医疗器械行业的地域集中度较高。我国医疗器械行业集中在东、南部沿海地区。以上海、江苏为代表的长三角地区和以北京为代表的渤海湾地区依托已形成的优势产业集群。市场占有率居前 6

位的省市市场份额占到全国市场的80%。长三角地区以一次性注射和输液器等产品在全国占绝对优势；北京地区以 GE 公司为代表的 CT 机占绝对优势；深圳的医疗器械产业从无到有，在短短的10余年内，已发展成为我国高端医疗器械产业重要的制造加工基地，如医用影像、血液分析仪、病人监护仪等产品在国际市场上也占有一席之地，发展势头强劲。

在医疗器械终端销售渠道方面，国内销售医疗器械销售的主要渠道是医院、药店及专业的医疗器械店。2014年，在我国医疗器械市场销售规模中，医院市场约为1944亿元，占76.09%；零售市场约为612亿元，占23.91%。在零售市场中，传统零售业销售额约为454亿元，占74.18%；电商渠道销售约为158亿元，占25.82%。

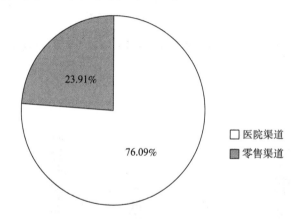

图2-39 2014年我国医疗器械销售渠道统计

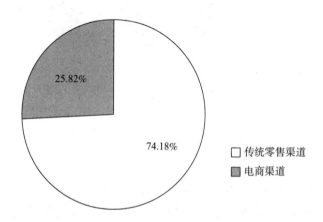

图2-40 2014年我国医疗器械行业零售渠道统计

　　在国内销售医疗器械的主要渠道是医院、药店及专业的医疗器械店。2014年我国的医疗器械终端销售渠道中，零售销售渠道分散的情况出现了很大的转变。从血糖监测市场来看，在2014年出现了首个血糖监测产品单品类销售额过亿的企业——"康复之家"，其销售业绩为其后三个渠道的总和，打破了医疗器械零售终端区域性强，销售过于分散的特点，成为国内首家实现全国性医疗器械零售商全国性的渠道布局。

　　从市场结构来看，目前中国市场上的医疗器械，尤其是高端的大型医疗器械，相当程度上还在依赖进口。目前，医疗器械已经成为医药保健品类商品中第二大进出口商品。

　　从发展趋势来看，目前我国医疗器械仅占医药市场总规模的14%，与国外42%的比率相差甚远，这无疑将为国内企业实现突破式增长和国际品牌开拓中国市场提供巨大商机。未来国内医疗器械企业的发展还是离不开创新，应该向技术创新、产业升级的方向发展，从低端传统制造走向中高端科技创新，以技术的换代升级取得产品市场优势。

　　展望未来，我国医疗器械行业应注意以下发展趋势：一是加强行业规范发展。2014年，是中国医疗器械领域真正的"政策大年"，全年不但完成了行业母法《医疗器械监督管理条例》的重新修订，还完成了5部部门规章的发布，以及几十个规范性文件。政策文件将力促行业规范发展，保护遵纪守法的企业公民，虽然可能带来短暂的行业阵痛，但从长远来看，无疑是对行业的极大推动。二是家用医疗器械市场需求巨大，智能化成为必然。我国正处在老龄化进程加速阶段，到2020年，60岁以上老年人的数量将突破2.4亿，成为全球老年人比重最高、绝对数最大的国家，家用医疗保健器械的使用率将大幅提高。家用医疗保健器械产品实际上是一种普及化的小型医疗保健器械，具有一定的预防、诊断、保健、治疗、辅助治疗、康复等作用，这些简单的家用医疗器械操作方便简单、安全可控、方便实用，激发了我国家用医疗器械市场又一个发展广阔的空间。三是互联网、智能化的蓬勃兴起，远程照顾、远程医疗、远程看护、远程病人监测、远程健康、智慧家庭等医疗器械越来越广泛地被医院采用，由此引发了互联网、物联网等信息化医疗器械的创新发展。与此同时，互联网还将成为医疗器械的重要销售渠道。移动互联网时代的来临，将使更多的家用医疗器械通过互联网进行销售，电商渠道销售的比例将不断增加。

（三）深圳医疗器械行业发展概况

深圳是我国医疗器械行业的一个重要产业聚集地区，也被业界视为中国医疗器械行业的"领头羊"。近几年，深圳市已经逐渐成为我国大型精密医疗器械和医用电子仪器的重要生产基地，生产产品种类比较齐全，几乎覆盖了临床医学的所有领域，其中主要集中在高技术医学影像诊断类产品（如彩超、核磁共振等）、医用电子仪器类产品（如各类病人监护仪、胎儿监护仪等）、介入治疗类产品（如各种导管、支架等）、放射治疗类产品（如伽马刀、医用直线加速器等）。深圳市医疗器械优势产品有：彩色B超、多参数监护仪、核磁共振成像系统、伽马刀、医用直线加速器、介入导管及支架、体外冲击波碎石机等高档医疗器械，以及低频理疗设备、电子血压计、电子体温计等常规医疗器械。深圳市医疗器械产业以高新技术产品多、产品技术含量高、市场占有率大、自主开发能力强为突出特点，形成了深圳市的鲜明特色，"制造于深圳"已经成为医疗器械质量的重要保证。

截至2014年底，深圳市共有医疗器械生产企业734家，其中上市企业7家，医疗器械总产值为239亿元，同比增长11.19%，有近2000家经营性企业，拥有专利超过7000项，其中发明专利超过1000项。深圳市医疗器械企业凭借先进的技术和高质量的产品，全力拓展海内外市场，整个产业保持高速发展。近几年，深圳市医疗器械产业年产值保持着20%以上的平均增长幅度，涌现出迈瑞（Mindray）、理邦仪器、先健科技、开立医疗等优秀企业，其中近40家企业进入"亿元俱乐部"。

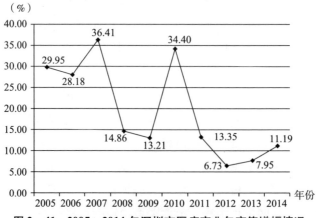

图2-41　2005—2014年深圳市医疗产业年产值增幅情况

120

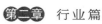

深圳市医疗器械行业的一个重要特征就是其高科技特征显著，创新引领着产业的发展。深圳市医疗器械行业七成以上的产品都拥有自主知识产权，不少主流产品的核心技术已达到或接近国际先进水平，部分指标甚至高于国际先进水平，具有较强的市场竞争力。2014年，深圳市医疗器械行业中迈瑞、西门子等龙头企业发展状况良好，整个行业加快转型升级步伐，不断向产业高端环节发展。同时，深圳医疗器械企业重视研发，一直以来都保持着较高的企业研发投入。2014年该行业的平均研发投入占销售额比例达到9.49%，是深圳市当年全社会研发投入比4.02%的两倍以上，部分规模企业的研发投入比超过10%。目前，深圳的医疗器械企业拥有自主专利数量7532项，部分主流产品的核心技术已达到或接近甚至超越国际先进水平。

表2-12　2014年深圳市医疗器械生产企业前十强

序号	企业名称	主要生产种类	2014年产值（万元）	2013年产值（万元）
1	迈瑞生物医疗电子股份有限公司	监护仪、B超、血液细胞分析仪、生化分析仪、X光机、麻醉机等	592155	573786
2	西门子（深圳）磁共振有限公司	磁共振成像系统	180113	163832
3	伟创力实业（深圳）有限公司	血糖测试系统、胰岛素泵	149781	128834
4	稳健实业（深圳）有限公司	医用卫生材料及敷料	93957	91239
5	深圳市开立科技有限公司	B型超声诊断仪	81500	72100
6	新产业生物医学工程股份有限公司	临床检验分析仪器及体外诊断试剂	54528	38500
7	伟康医疗产品（深圳）有限公司	面罩	52636	49640
8	深圳市理邦精密仪器股份有限公司	监护仪、血流分析仪、心电图机	50941	46462
9	鸿邦电子（深圳）有限公司	电子血压计类	46946	52551
10	先健科技（深圳）有限公司	介入器材	33893	31043

在研发方式上，企业更多的是靠自身研究开发以及与国家技术产学研项目合作开发。据调查，自主开发企业占到64.49%，与国家产学研项目合作开发占24.3%。

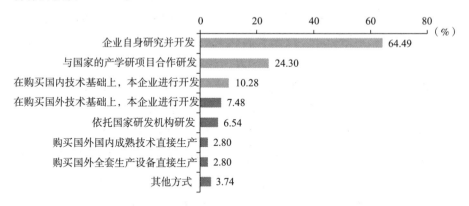

图2-42 深圳市企业研发及创新的主要方式

外销市场是深圳医疗器械产品的主攻方向，深圳已成为我国医疗器械的主要出口基地之一。深圳医疗器械出口额占总产值的50%，出口额占全国出口额的10%。在迈瑞、蓝韵、开立、理邦等龙头企业的带领下，自主品牌与贴牌加工"双渠道"进军欧美、东盟、拉美、非洲等国际市场。其中深圳生产的监护仪、核磁共振、彩色超声、B型超声和心电仪五类产品的出口额均位列全国同类产品出口第一。医用电子仪器、临床检验仪器、诊断试剂、医学影像等子产业已形成规模化和链条化发展，具备集群发展的特点。

虽然，深圳医疗器械行业创新在研发上成绩显著，但由于资金不足、人才缺乏等因素的阻碍，目前，深圳医疗器械行业在自主创新方面仍不足，品牌影响力不够，这也是我国医疗企业行业普遍存在的问题。

展望未来，深圳医疗器械行业正迎来有利的发展机遇。深圳市现有的产业优势，使得深圳市对于企业、科研团队落户深圳具有较强的吸引力，创造了招商引资、招揽人才、吸引项目团队的良机。我国医疗体制的改革以及国际医疗器械产业的发展趋势，也为深圳市医疗器械产业提供了发展良机。近几年产品研发的主流方向与产业发展趋势基本相符，这些新产品的逐渐上市，也将对深圳市医疗器械产业的发展带来较大的提升。新技术多学科的融合将催生更多的医疗器械产业的新兴技术和技术整合产品，推

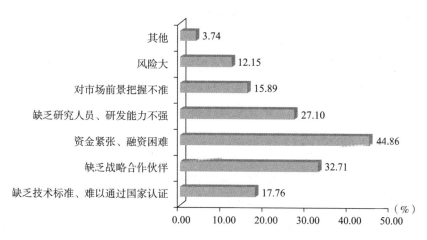

图 2-43 深圳市医疗器械行业发展阻碍因素分析

动更多的医疗器械产品的发展。随着全球医疗产业持续稳定的发展和增长态势，国际老龄化和中国人口老龄化带来的新产品、新的医疗模式和医疗器械模式，使得医疗设备和医疗诊断更多地朝方便于使用者和患者的方向发展，朝着设备整合和信息整合的方向发展，朝着更多信息交流的方向发展，必将推动和拉动医疗器械产业的发展。

二、保健用品

保健用品系指表明具有特定保健功能的用品，即适宜于特定人群使用，具有调节机体功能，不以治疗疾病为目的的用品，包括按摩器械、健身器材、体育运动器材以及性保健器具等，具有日常生活用品的性质，正成为人们健康生活的重要工具。

（一）按摩器械

按摩器具行业起源于日本，随"亚洲四小龙"崛起而进入东亚和东南亚市场，伴随全球一体化逐步被北美和欧洲市场接受。就整体而言，日本按摩器具行业起步早、成熟度高，北美、欧洲、东南亚等其他地区的按摩器具消费市场兴起较晚，正处于成长阶段。东亚和东南亚市场对按摩保健文化拥有较高的认同度，特别是日本人口老龄化问题日益突出，人口年龄结构的快速变化对日本的社会经济发展和按摩器具行业，尤其是按摩器具电器的成长带来了深远影响。

随着北美经济的复苏，以及经过近几年的发展，北美按摩器具市场逐步趋近完善，欧洲按摩器具行业目前也处于市场快速发展阶段。据估算，目前北美按摩器具市场容量逾10亿美元，其中按摩小电器超过7亿美元。因欧洲本身地域和文化的不同，竞争性的按摩器具品牌商较多，市场竞争格局相对较为分散，形成了依托各自区域文化及市场的不同品牌，并以按摩小电器消费为主。

　　中国是全球按摩保健产品市场需求增长最快的地区之一。受益于居民收入水平提高，对按摩保健器具特别是花费较高的按摩椅的消费观念逐渐发生变化，国内按摩器具的市场规模在逐年上升，2013年国内按摩器具的市场规模已达77亿元，同比增长约18.46%。

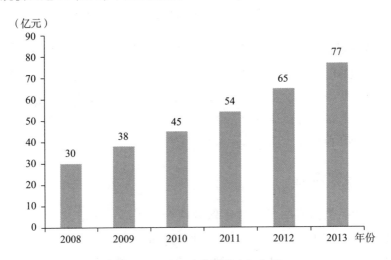

图2-44　我国按摩器具市场规模

资料来源：中国医药保健品进出口商会。

　　按摩器具的技术进步是促进产业发展的主要动力，目前已形成以全功能按摩椅为代表的按摩居室电器和按摩小电器两个发展分支。在我国按摩器具产品市场中，由于按摩椅的单价要远高于小型按摩保健器产品，其占行业销售额的比重最高；小型按摩保健器产品中，脚部按摩保健器相关产品所占份额最大，其次是肩部按摩器和按摩靠垫。产品智能化、功能复合化将是未来按摩居室电器的发展趋势，按摩小电器则会更贴近消费者需求，不断追求更便携的尺寸、更时尚的外观以及更优越的功效。

　　按摩是中医学的精华，其理论、方法和手段都是中华民族原创性智慧

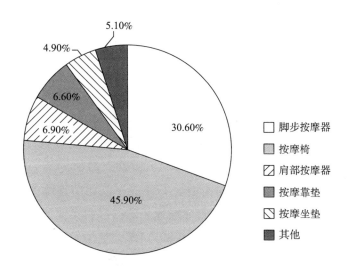

5.10%
4.90%
6.60%
6.90%
30.60%
45.90%

□ 脚步按摩器
▨ 按摩椅
▧ 肩部按摩器
▨ 按摩靠垫
▨ 按摩坐垫
▨ 其他

图 2 - 45 2013 年我国按摩器具细分产品市场份额
资料来源：中国医药保健品进出口商会。

的结晶。先进的技术设备，普及和推广中医传统，是我国按摩器具产业的重要特色和发展基础。目前，我国已成为全球按摩器具的研发与制造中心，已形成集设计、生产、销售、服务于一体的庞大产业链，部分优势企业的产品性能已达到世界领先水平。按摩器具已成为我国医疗器械及设备行业出口金额最大的细分产品，行业整体供给较为充足，除满足国内市场消费外，产品还出口到全球其他消费市场。行业内企业主要分布于广东、福建、江苏、上海、浙江等东南沿海地区，主要为日资和本土企业。美国、日本和韩国是我国按摩器具产品的前三大出口目的地，2013 年我国向上述地区的出口金额分别占同期按摩器具出口总额的 20.43%、19.18%、7.66%。凭借东部、南部沿海地区的供应链优势，我国按摩器具制造商业已成为全球按摩器具品牌商的主要供应商，也使中国成为全球按摩器具产业链中的制造中心。基于中医按摩理论的按摩小电器、按摩椅等各种具备家庭保健功能的健康器械，正成为人们日常家居健康生活的重要工具。

（二）体育用品及健身器材

健康与运动密切相关，运动健身器材也越来越受到人们的追捧。健康、健身、美丽的巨大需求推动了体育用品行业的发展。

2014 年，我国体育用品行业增加值达到 2418 亿元，同比增长

15.89%，连续 8 年保持行业规模持续扩大，自 2011 年后首次实现两位数增长，占 GDP 的比重为 0.38%，与上年同期相比有所提升。2014 年中国体育用品行业进出口总额首次突破 200 亿美元大关，达到 200.85 亿美元，实现贸易顺差 178.59 亿美元。其中，进口额为 11.13 亿美元，同比增长 1.81%；出口额为 189.72 亿美元，同比增长 8.29%。

体育用品各主要门类的销售数据显示，2014 年运动鞋服行业主要上市公司累计实现运动服销售收入 132.54 亿元，同比增长 11%，累计实现运动鞋销售收入 131.77 亿元，同比增长 17%，一改此前连续 3 年销售收入下滑的颓势，双双实现两位数的行业增速。球类行业实现销售收入 174.35 亿元，同比增长 9.86%，行业产销率 99.74%，整体发展态势良好，预计接下来 5 年内增速均在 10% 以上。2014 年运动健身器材制造行业实现销售收入为 324.34 亿元，较上年同期增加 14.85%，产销率为 90.67%，未来 5 年中有望保持在 5% 以上的增速。个人运动防护用品市场销售收入达到 129.73 亿元，同比增长 47.07%，产销率为 95.72%，未来 5 年仍然保持在 5% 以上的增长。户外用品市场发展增速有所下降，由粗放转向精细、深化阶段，正在往健康调整的方向积极发展，2014 年户外销售额达到 200.8 亿元，零售额同比增长 11.25%，出口额增长 13.33%，其中国内户外用品品牌出口为 57.10 亿元，同比增长 13.75%，国外运动品品牌出口额为 52.60%，同比增长 12.88%，国产品牌出口额连续三年继续超越国外品牌，民族品牌市场占有率强势格局进一步加强。

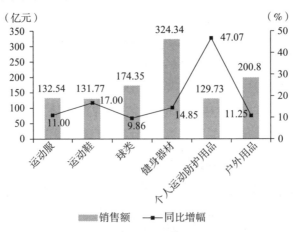

图 2-46　2014 年中国体育用品市场销售额情况

体育用品的创新发展也引人注目。目前，中国体育用品行业公开的专利数共 7074 件，其中外观设计专利占比超过 50%，但最能反映企业创新能力的发明专利占比仅为 11.48%，反映出国内行业普遍存在科技创新研发能力不足、产品附加值较低的问题，在与国外知名品牌竞争中处于不利地位。

健身器械是体育用品中最家庭化的门类。目前，市场上健身器材产品大致分三种类型：一是全身性器材。为综合性训练器械，可供多人同时在一个器械上进行循环性或选择性练习，这种健身器械体积较大，功能齐全，价格不菲，适合健美中心、康复中心及机关或学校健身房使用。二是局部健身器材。为多数专项训练器械，结构小巧，其功能较单一，侧重局部肌群的锻炼，颇受健身爱好者的青睐。三是小型健身器材。这种类型的器材体积虽小，可锻炼价值并不低，价格低廉，便于存取。

数据显示，2014 年中国健身器材行业规模以上企业（年营业收入 2000 万元以上）共计 246 家，工业总产值为 308.5 亿元人民币，同比增长 5.13%；资产规模总计 168.36 亿元，负债规模 96.07 亿元，分别较上年增长 5.59%、7.59%。2014 年健身器材行业销售收入总额 324.34 亿元，同比上涨 14.43%，利润总额达到 17.63 亿元，同比增长 12.02%。

我国体育用品行业尽管内外销市场旺盛，但在国际市场缺乏知名品牌。目前，我国出口的健身器材产品基本上是以"委托加工"和"贴牌生产"的方式进入国际市场，产品附加值低。同时，与国际先进水平相比，我国不少生产企业还处在仿制阶段，产品研发和技术创新能力不够。在消费领域，与欧美发达国家相比，健身器材产品在家庭的普及率及用于健身运动的人均消费上还很低，这意味着我国健身器材行业仍有很大的发展空间。

此外，城市居民对体育用品的消费已经从低档为主向中高档方向发展，农村居民尤其是已经进入小康生活标准的农村地区，对中低档体育用品的消费也将逐步形成新的需求。与此同时，新材料、新工艺、微电子与计算机技术广泛应用于器材的研制中，多学科知识的应用与医疗、保健相结合，市场上迫切需要针对不同年龄、不同群体需要研制的具有针对性、适用性与趣味性的各类产品，技术创新成为健身器材迅速发展的强大推动力。中国体育健身器材企业要高速发展必须不断适应新的发展形势，加大科技创新，努力提高产品质量，加强自主研发能力，加强售后服务，才能在未来市场发展中占据更加稳定的竞争地位。

深圳的体育用品研发制造以及市场占有率都走在全国前列。深圳市好家庭实业有限公司成立于1994年，经过20年的发展现已成为中国运动健康领域的龙头企业。好家庭公司非常重视产品研发，已获授权专利、软件著作权近150项，好家庭品牌被评为中国健身器材行业标志性品牌、中国名牌产品。好家庭实业有限公司自有销售渠道，拥有集时尚潮流、运动健身、休闲运动于一体的一站式休闲运动装备名品购物商场"GF. SPORTS + 好家庭运动城"、为中高端客户提供专业咨询和服务的"GF. FITNESS 高端店"，遍及全国重点城市，形成了以华南为中心，辐射全国的营销网络。目前，已在全国的50多个主要城市设有分公司和办事处，初步建设成为拥有40余家自营专业店和100多个"店中店"的市场规模，被业内专家称为"中国迪卡侬"。至今，好家庭公司已连续十三年在全国体育健身器材行业市场销售排名第一（国家统计局行业信息中心公布数据），以市场占有率全国行业第一名上榜中国企业新记录。

第三节　现代健康服务行业

健康服务业是健康产业的主体。深圳历年来的统计数据显示，健康服务型企业在健康产业中占有绝对的优势，企业总数占据整个产业的85%以上。2014年，国家统计局根据国务院《关于促进现代健康服务业发展的意见》，将健康服务业细分为四个行业，包括：医疗卫生服务、健康管理与促进服务、健康保险和保障服务以及其他健康产业相关服务，健康服务业也成为我国健康产业中概念最明确、分类最清晰的行业，正成为政府策力推动的民生行业。

一、医疗卫生服务

医疗卫生服务是人们的基本需求，具有明显的刚性需求特征，是政府重点发展的行业，被称为"永远的朝阳行业"。

（一）国际医疗卫生服务业的发展特点

医疗卫生行业是一个国家对国民进行疾病治疗及公共卫生防治的综合

医疗服务职能体系。医疗包括预防、康复、保健、健康医疗咨询和健康检查、急救处理、消灭和控制疾病、临床诊疗、康复医疗等，卫生则涉及计划生育、妇婴保健、慢性病、传染病预防、乡镇及社区卫生院等公共卫生范畴。

各国各地区经济与文化发展特点不同，构建了不同的医疗卫生体系。

美国的医疗服务体系由公立医院、私立医院和基层诊所等组成，从性质上可划分为政府举办的公立医院和非政府举办的私立医院，其中公立医院占比为21%左右，床位数占比约为16%。公立医院定位是为穷人、精神病人、退伍军人等特殊人群提供服务，主要集中在三类医院：退伍军人医院、精神病医院和属于安全网的定点医院，为贫穷人群提供基本医疗服务的Medicaid定点医院。各州可自行决定是否设立公立医院。私立医院又分成非营利性和营利性医院。私立医院以非营利性医院为主，占比75%，营利性医院占比25%。在私立医院床位总占比中，非营利性医院床位占比约为70%，营利性医院约为14%。此外，基层诊所和社区卫生中心大多数为营利性医疗机构，主要由医生个体开业举办。美国卫生总费用占GDP比重高达16.9%。

德国医疗卫生的特点在于严格实行医药分开，医生的处方权和药店的销售权严格分离。在德国看病必须先到社区，不能直接到专科医院或大医院；同时，门诊和住院是严格分开的，住院服务需要门诊医生的转正手续。

英国的医疗服务体系在全国范围内可分为三级，包括社区医疗、全科诊所和综合性全科医院及专科医院，其中社区卫生服务最具特色和代表性，突出了英国医疗卫生体系注重预防保健和广泛覆盖的特点。英国的私营医院作为国家卫生服务体制的额外补充，服务对象是高收入、高要求人群。

日本的医疗体系较为发达，覆盖面很广，医疗价格监管也比较完善。医院或诊所经保险组织审核，符合资格者即可提供医疗保险服务。目前，全国有近百万家医院、诊所为医保患者提供服务，日本国民可持医疗保险卡到其中任何一家就诊。

新加坡的医疗卫生服务由三方负责提供，简称"3P模式"。第一个"P"即政府出资办公立医疗卫生机构（Public）；第二个"P"为私人或民间资金创立的竞争性、营利性医疗卫生机构（Private）；第三个"P"是社会人士和福利团体（People）。新加坡强调社区卫生服务，医疗机构分为"两级医疗网"两个层次：底层的是社区医院和一般诊所，负责基础性保健服务；上层属于综合性或专科性的大医院，负责综合医疗服务。新加坡政府对医疗领域不设准入门槛，大力鼓励私人和社会团体自愿开办医疗机构，鼓励竞争并保护竞争。

（二）我国医疗服务发展概况

我国是世界上人口最多的国家，医疗卫生体系历来是国家建设的重点。

由于人口增长快、基数大，我国医疗卫生服务资源逐年增加，医疗卫生服务机构绝对数量居世界首位。据国家统计局数据显示，2014年末全国共有医疗卫生机构982443家，与2013年相比增加0.82%，较2012年增加3.38%。

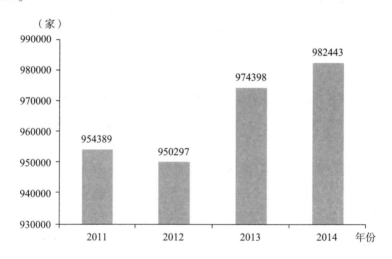

图2-47　2011—2014年我国医疗卫生机构数

资料来源：根据国家统计局数据整理。

2014年我国医疗卫生机构中医院25865家，乡镇卫生院36899家，社区卫生服务中心（站）34264家，诊所（卫生所、医务室）188415家，村卫生室646044家，疾病预防控制中心3491家，卫生监督所（中心）2975家。根据国家卫生和计划生育委员会的统计数据分析，2014年底我国公立医院有 13361 家，民营医院 12504 家。近年来，我国公立医院增加缓慢，呈减少趋势，民营医院快速增长，数量有超公立医院的趋势。据国家卫生和计划生育委员会统计，从 2010 年底至 2014 年 11 月，全国私营医院总数量已经从 7000 多家发展到了 12000 多家，数量上已经与 13300 多家公立医院的总数不相上下。除了数量上增加，近几年来私立医院的总收入也明显增长，其医疗服务总收入已经从 2010 年的 779 亿元增长至 2014 年的 1583 亿元，年均复合增长率为 19.4%，预计到 2019 年将增长至 3514 亿元的规模。

2014 年，我国卫生技术人员 739 万人，其中执业医师和执业助理医师 282 万人，注册护士 292 万人。医疗卫生机构床位 660.1 万张，其中医院 484 万张，乡镇卫生院 117 万张。随着我国对医疗卫生服务的重视，医疗卫生服务资源明显增加，2011 年到 2014 年，我国医疗卫生机构床位数持续增长。

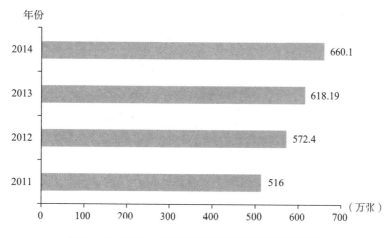

图 2-48　2011—2014 年我国医疗卫生机构床位数

资料来源：根据国家统计局数据整理。

2014 年，我国医疗卫生机构总诊疗人次达 78 亿人次，比上年增长 6.6%。卫生资源的持续增加，为人们在医疗卫生服务方面提供了更多便利。

政府在卫生财政方面的投入也逐年递增。2013 年卫生总费用达 31868.95 亿元，卫生总费用占 GDP 比重达 5.57%。在 2013 年卫生总费用

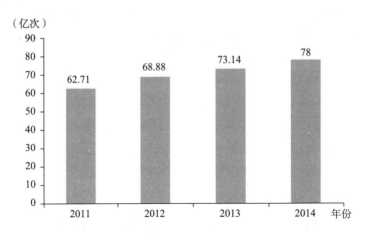

（亿次）

图 2 - 49　2011—2014 年我国医疗卫生机构诊疗人次

资料来源：根据国家统计局数据整理。

中，政府、社会和个人卫生支出分别占到 30.1%、36.0% 和 33.9%。总体而言，近三年来，我国卫生总费用平均增长速度达到 13.20%，为同期 GDP 增长速度的 1.62 倍，个人卫生支出金额也呈大幅上涨的态势。

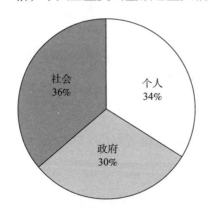

图 2 - 50　2013 年我国卫生费用支出结构

资料来源：中华人民共和国卫生和计划生育委员会。

总体而言，随着城镇化的推进、老龄化社会的加速，我国居民对医疗卫生服务的需求明显上升。另外，伴随着科学技术的进步，尤其是互联网对医疗卫生服务行业的渗透，以及社会资本逐渐进入医疗卫生服务行业，我国医疗卫生服务蓬勃发展，呈现出如下特点：一是行业呈多元化、差异化发展。公立医院正向公益本质回归以满足基本医疗需求，同时引进社会资本补充医疗服务，满足多元化的需求。二是高端医疗市场需求较大。从统计数据来看，近几年三级医院的诊疗人次增速要超过一二级医院，表明我国居民对于医疗服务的需求不断向高端靠拢，对质量的需求越来越高，高端医疗的潜在发展空间非常大。三是信息化发展成为特色。随着互联网、基因检测和建立大数据平台等的实施，信息化渗透到医疗卫生服务领域，通过对体检数据、临床数据和日常行为数据的整合分析，可实现医疗信息共享，以支持第二方机构构建医学影像、健康档案、检验报告、电子病历等医疗信息共享服务平台，逐步建立跨医院的医疗数据共享交换标准体系，从而为参与者提供个性化的疾病预防和健康保障的服务体系，为健康管理行业的发展提供数据支持，促进医疗卫生服务的信息网络化发展。

（三）深圳医疗卫生服务业发展概况

近年来，深圳市也加强医疗服务建设，在医院建设、人员配置等方面都取得了较大发展，医疗卫生服务资源不断丰富。2014 年深圳市共有各类卫生机构 2532 家，与上年相比，卫生机构总数增加 304 家，其中，医院 122 家，新增 5 家。2014 年，全市共有社区健康服务中心 604 家，与上年相比，减少了 5 家。2014 年，全市共有计生技术服务机构 49 个，市级计生科研机构 1 个，社区生育文化中心 625 个，社区覆盖率达 98%。

深圳市医疗机构床位稳步增加。2014 年，全市医疗机构供应床位总数达 31042 张，增长 6.1%，其中，医院床位 29464 张，比上年增长 8.8%；妇幼保健院床位 1340 张，比上年增长 1.6%；其他机构床位 238 张，与上年持平。按 2013 年末常住人口（1062.89 万，下同）计算，每千人口供应病床数为 2.98 张，比上年（2.75 张）增长 8.3%。按所有制类别分，政府办医疗机构供应床位 24052 张，比上年同期增长 9.6%，占总量的 79.1%，上升 1 个百分点；社会办医疗机构供应床位 6790 张，比上年同期增长 3.5%，占总量的 20.9%，下降 1 个百分点。政府办医院中，市、区、街道医院的供应床位数分别为 9039 张、8092 张和 6921 张，比上年同期分别增长 12.0%、6.7%、9.9%。

深圳市卫生人力资源不断充实。2014 年，全市拥有卫生工作人员 87774 人，比上年增加 6.3%。其中，执业（助理）医师 27243 人，比上年增长 7.4%，注册护士 29854 人，比上年增长 6.5%。按常住人口计算，每千人口拥有执业（助理）医师2.56人，比上年（2.39人）增长7.4%。按人员岗位分，卫生技术人员70360人，比上年同期增长7.0%，占总数的80.2%；其他技术人员3046人，比上年同期增长17.5%，占总数的3.5%；行政管理人员3920人，比上年同期增长8.3%，占总数的4.5%；工勤人员10448人，比上年同期增长3.3%，占总数的11.8%。按所有制类别分，政府办机构拥有卫生人员58977人，占总量的67.2%，社会办机构拥有卫生人员28797人，占总量的32.8%。

在投入方面，政府财政投入大幅增加。2014年，全市财政对卫生事业投入总计约87.59亿元，比上年增长24.6%，其中卫生事业费约67.75亿元，增长17.1%，固定资产投入约19.84亿元，增长59.2%。卫生事业费中，医疗服务经费（含社区卫生服务）47.07亿元，占69.5%；疾病预防控制经费5亿元，占7.4%；卫生监督经费2.59亿元，占3.8%；妇幼保健经费（不含市妇幼保健院，其经费列入医疗服务）4.01亿元，占5.9%；其他（采供血、医学信息、急救、后勤服务、卫生行政管理等）卫生事业费9.08亿元，占13.4%。

在配置方面，医疗设备稳步增长。2014年，全市公立医疗机构医疗设备总量为139815台/件/套，总额98.21亿元，分别比2013年增加5.7%、10.4%，其中：进口医疗设备25814台/件/套，总额66.86亿元，分别占医疗设备总额的18.5%、68.1%。2014年深圳市公立医疗机构百万元以上大型医疗设备达到1667台/件/套，总额44.62亿元，分别比2013年增加15.7%和13.7%，占2014年全市公立医院医疗设备总量的1.2%、总额的45.4%。

2014年，深圳市深入推进医药卫生体制改革，卫生计生治理能力不断提升。一是公立医院改革深入推进，初步完成了以南方医科大学深圳医院、中国医学科学院肿瘤医院深圳医院为改革模式的现代公立医院制度设计。建立医院法人治理结构，推进医院管理团队职业化建设等。二是基层服务能力持续提升，各区结合实际完善社区健康服务管理体制，加强对社区卫生服务资源的统筹协调和业务指导力度；大力推动社康中心标准化建设。三是社会力量办医实现新突破，取消了社会资本举办医疗机构的数量限制和医疗机构选址的距离限制。四是立法工作取得新的进展，正式实施了《深圳经济特区控制吸烟条例》，颁布了《深圳经济特区无偿献血条例》，《深圳经济特区医疗条例》有望在2015年内颁布实施。开展了《深圳经济特区医疗急救条例》立法调研，进一步完善行业管理规范，启动了《深圳市卫生和计生事业发展"十三五"规划》编制工作。完善了医疗、社区卫生、公共卫生服务机构运营、服务标准。《院前医疗急救指挥信息系统基本功能规范》《医用布草洗涤规范》等成为国内首个地方标准。6项中医药标准获 ISO 国际标准立项。

2014 年，深圳市卫生与人口计划生育委员会组织的"医疗卫生三名工程"取得重大进展。一是深圳市政府发布了以引进和培育名医（科）、名医院、名诊所为重点的《深圳市"医疗卫生三名工程"政策措施》，在北京成功举办了"医疗卫生三名工程"合作交流会，引进 10 个医学院士团队、16 个高水平医疗团队，合作建设医学重点学科、工程实验室。二是名医（科）、名医院、名诊所聚集效益增强。引进北京大学医学部、中国医学科学院肿瘤医院、南方医科大学等来深圳合作办院，盐田区与中南大学湘雅医院签署合作办院协议；龙岗区对引进的高端人才给予个人税后 100 万～250 万元的补助。光明新区、福田区积极主动引进广州等地名校名院托管区属医院。各有关单位与国际神经外科联合会、休斯顿医学中心、澳大利亚墨尔本大学等开展医疗卫生合作项目洽谈。福田、罗湖、大鹏、宝安等区大力推动名医诊疗中心建设，为国内外名医名家到深圳开设独立诊所、工作室提供便利。罗湖区安排 2000 万元作为名医诊疗中心建设专项经费。三是医学交流和培训呈现新局面。从本科、硕士和博士毕业生中招录的住院医师规范化培训学员的每年生活补助标准分别提高到 7.2 万元、8.4 万元、10.2 万元；全年招录住院医师规范化培训学员 620 名。与克里夫兰医疗中心、新加坡专业教育培训中心等知名医学机构达成境外培训项目意向；派出医疗骨干外出进修培训 603 人次。与麻省总医院、休斯顿医疗中心、梅奥诊所等 80 个境内外知名医学机构建立了友好医院、学术交流、人才培养等合作关系；举办全科医学论坛、环球急诊医学会议、深圳外科论坛等国家级、国际医学学术会议 32 场次。四是医疗技术水平实现跨越发展。龙华新区等 4 个新区大力完善区级医疗卫生服务体系，主动与市属医院、深圳大学结对组建医疗联合体；宝安、龙岗区大力推动街道医院改扩建和能力提升工程。全市"三甲"医院总数增至 10 家，国家级、省级临床重点学科分别增至 12 个、68 个。全市卫生计生系统摘得年度市科学技术奖十项大奖，市第二人民医院院长蔡志明获"市长奖"。北大深圳医院

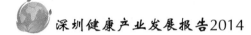

等 4 家医院在全国"品管圈"大赛中获奖。五是中医药服务能力得到新提升。平乐骨伤科医院获评为"三甲"医院，全市"三甲"中医院增至 3 家。福田、盐田、南山、宝安、光明 5 个区（新区）通过"创建全国基层中医药工作先进单位"国家级考核。南山区人民医院、宝安区沙井人民医院通过"全国综合医院中医药工作示范单位"现场评审。市中医院等单位设立了"国医大师工作室""名中医工作室""中医流派传承工作室"。宝安区中医院设立了中医院士工作站。

虽然深圳市医疗卫生资源丰富，但由于人口数量增长快速，现有人均医疗卫生服务资源增长速度不能与之相同水平增长，深圳市医疗卫生服务资源总量相对不足。目前，深圳继续加大发展医疗卫生服务行业，在未来 6 年，包括社会资本投入在内，医疗卫生发展投入预计将达到 1000 亿元，其中医疗卫生建设投入 500 亿元，医疗卫生事业费投入 500 亿元。可以预期，未来深圳医疗卫生服务功能将得到进一步提升。

二、健康管理与促进服务

根据国家统计局对健康服务业的分类标准，健康管理与促进是健康服务业四大细分行业其中一个重要的组成部分，涵盖医学研究和试验发展、保健服务、体育组织、体育场馆、休闲健身活动、体校及体育培训、其他体育、护理机构服务、精神康复服务、老年人和残疾人全范围养护服务，以及其他专业咨询、图书出版、知识产权服务、报纸出版、期刊出版、质检技术服务、音像制品出版、电子出版物出版、中等职业学校教育、普通高等教育、职业技能培训、社会事务管理机构、专业性团体和基金会相关范围，几乎包含了除去医疗卫生服务、健康保险与保障以及与健康相关的批发、零售业务之外的几乎所有与健康服务有关的服务内容。

需要注意的是，国家统计局定义的健康管理与促进服务与通常所说的健康管理并不是同一个概念。通常所说的健康管理，最初起源于美国，是指对个人或人群的健康危险因素进行全面监测、分析、评估以及预测和预防的全过程，包括健康检测与监测、健康评估与指导、健康干预与维护等一系列健康服务活动。由于各国医疗健康管理体系不同，这里的健康管理不仅包含医疗卫生服务，在很多西方国家，健康管理还与健康保险紧密结合，为健康保险提供服务内容。

（一）国际健康管理与促进服务发展概况

"健康管理"的概念于 1947 年由美国医药协会最早提出，建议公众定期检查身体，预防疾病发生。"健康促进"的概念则是于 1986 年 11 月 21 日世界卫生组织在加拿大渥太华召开的第一届国际健康促进大会上首先提出，是指运用行政的或组织的手段，广泛协调社会各相关部门以及社区、家庭和个人，使其履行各自对健康的责任，共同维护和促进健康的一种社会行为和社会战略。

美国的健康管理概念提出得早，由此形成了相对完善的健康管理商业行为。1969 年，美国联邦政府出台了将健康管理纳入国家医疗保健计划的政策。尼克松政府更是将健康管理服务推向市场，从而迫使全美保险公司由原来单一的健康保险赔付担保，向较全面的健康保障体系转变。1973 年，美国政府正式通过了《健康维护法案》，特许健康管理组织设立关卡，限制医疗服务，以控制不断上升的医疗支出。1978 年，美国密执安大学成立了健康管理研究中心，旨在研究生活方式行为及其对人一生健康、生活质量、生命活力和医疗卫生使用情况的影响。美国健康管理经过几十年的蓬勃发展，已成为美国医疗服务体系中重要的组成部分，且实践证明健康管理能够有效地改善人们的健康状况并明显降低医疗保险的开支。如今，美国的健康管理与保险深入合作，形成了一种被称为"管理医疗模式（Managedcare）保险制度"，终于取代了美国部分的医疗保险。目前，有 7700 万的美国人在大约 650 个健康管理组织中享受医疗服务，这意味着每 10 个美国人就有 7 个享有健康管理服务。

日本也是较早开展健康管理的国家。早在 1959 年，日本就开始针对卫生状况和潜在的公共卫生问题实施健康管理，通过"有病早治，无病早防"有效地控制了医疗费用增长，提高了国民的健康水平，使国家人口平均寿命从 1947 年的 50 岁上升到 1992 年的男性 76.09 岁、女性 82.22 岁。而近年平均寿命已经接近 90 岁，居世界第一位。日本家庭普遍享有健康管理机构及保健医生的长期跟踪服务，包括为家庭建立健康档案，负责家庭的健康管理，卫生行政部门和保健所会共同开展健康促进活动。

英国的医疗健康管理服务主要由国家健康保障体系（National Health Service，NHS）主导。以国家税收和国家保障体系为来源的公共基金为所

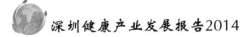

有国民提供全套的医疗服务，而且服务按需提供，与支付能力没有关系。商业健康保险也多涉足健康管理，其主要客户为收入较高人群，提供包括收入损失险、重大疾病险、长期护理保险、私人医疗保险、健康基金计划和牙医保险等保险服务并提供相应的健康管理。

德国的医疗卫生服务一直都含有健康管理的重要环节。德国自1883年颁布《企业工人疾病保险法》后，便成为世界上最早实施并相对健全的社会医疗保障国家。2002年，德国政府把劳动和社会政策部的社会保障职能与卫生部合并组建"卫生和社会保障部"，该部细分药品监管、卫生保护、卫生保健服务、强制性社会保险和长期照顾等职能，按职能又分别形成预防服务、控制传染病，社会保险，退休保险和社会补偿，残疾人和社会福利等项目，从全方位来满足民众对健康管理的需要。

（二）我国健康管理与促进服务行业发展概况

健康管理的概念在2000年前后进入中国，经过十多年的发展，健康管理行业已受到市场的认可和重视。

按照国际通行的健康管理概念，健康管理包括健康数据采集（即通常所说的健康体检）、健康风险分析以及健康干预三个主要环节。体检最先是我国医院的一个常设项目，随着健康管理的概念传入，除医院以外的第三方健康体检机构迅速兴起，涌现出一大批以体检为主、同时逐步开展健康风险分析以及健康干预的著名机构，包括慈铭、爱康国宾、美年大健康等，高盛、凯雷和平安等机构也纷纷介入体检行业。目前，国内健康体检机构已超过6000家，2013年健康体检市场总量已经达到4亿人次，2014年近4.2亿人次，保守估计整体市场规模在850亿人次上下。

一般而言，由新兴的第三方开展的健康管理服务，服务的环境、服务态度都备受称赞。然而，我国健康管理仍存在不少问题，主要表现为：一是健康管理的理念先进，但其内涵和涉及范围仍不明确，缺少统一的定义和概念；二是随着经济发展和物质生活水平的不断提高，人们对健康管理服务的需求或要求不断增加，但服务的产品远不能满足人们的需求；三是现阶段提供的有限健康管理服务产品品种单一，缺少技术含量和有效性评价；四是缺乏健康管理服务技术标准和行业规范，市场竞争无序；五是风险评估环节既没有统一标准也没有依据，大家各显神通，各自为阵；六是

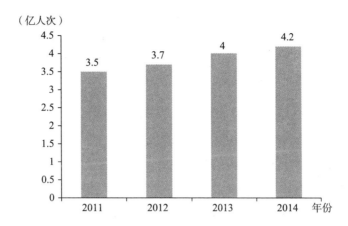

图 2－51　2011—2014 年我国健康体检市场容量统计

健康干预环节不成体系，体检机构多注重前期体检，疏于体检后与之配套的健康干预，而众多开展健康保健服务的机构又与体检环节脱节，双方未能形成有效协作，少有能为客户提供全产业链的有效服务。

随着我国"医改"的推进和对健康管理行业的重视，健康管理与促进服务行业未来发展空间巨大。我国健康管理发展呈现出以下趋势：一是健康管理强调国际标准化，在文化理念、健康评估技术、生命监护技术、健康维护技术、健康产品、服务模式、运行模式、服务范围等方面逐渐与国际水准接轨。二是中医药现代服务在健康管理中占据越来越重要的位置。中国五千年的中医药传承，一直是健康促进的重要服务手段，随着中医药的现代化发展，越来越多的中医养生保健方法被整合运用到健康干预的手段中。三是健康管理与信息通信技术结合越来越广泛，对现代数据信息通信技术的依赖度越来越高，现代数据信息通信技术正在成为市场化、规模化健康管理运作的基本运行支持平台，健康管理也为信息数据通信技术的发展开拓出一个新的发展方向和巨大的市场需求空间。四是健康管理与保险业的结合将越来越深入。健康保险行业不仅从保费上和健康管理紧密结合，而且还通过健康管理机构为客户提供健康管理与促进，以降低保费赔付，从整体上降低了医疗支出、促进了客户健康水平的提升。五是生物医药产品与服务向健康管理环节扩展与渗透，健康管理成为现代生物医药发展的新领域。

健康促进强调的是运用行政或组织的手段，广泛协调社会各相关部门以及社区、家庭和个人来维护和促进健康的一种社会行为和社会战略。因此，健康促进一直是我国政府的一项重要职能。我国的健康促进工作主要由卫生和人口计划生育委员会的下属机构承担，通过动员协调社会各界包括医院、学校、企业、媒体等开展场所健康促进工作。

（三）深圳健康管理与促进服务行业发展概况

按照国家统计局对健康服务业的分类标准，深圳市从事健康管理与促进服务的企业有 20265 家，占健康产业行业企业总数 56683 家的 24.61%，成为健康产业中占比最大的细分行业。在健康管理与促进服务类别中，深圳的保健服务机构数量最多，有 12693 家，占健康管理与促进行业企业总数的 62.64%；居第二是护理机构，有 2154 家，占健康管理与促进行业比例为 10.63%；精神康复机构 582 家，占健康管理与促进行业比例为 2.87%；其他咨询服务机构，学校教育，技能培训，体育健身等服务范围因在统计目录中只有部分内容归纳到健康服务业中，因此暂不统计企业分布。

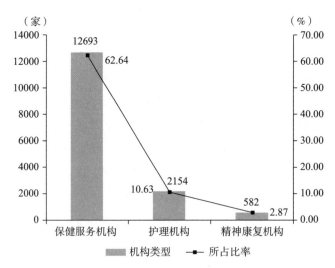

图 2-52 深圳健康企业在健康管理与促进服务业中的结构分布

从以上统计数据来看，以健康干预为主要服务内容的保健服务企业虽然没有冠上"健康管理"的名号，但却是健康管理与促进类别所占比率较大的一个行业，是健康产业的主要组成部分。由于本书后部分有专门的研究深圳健康服务业的章节，在此不再重复介绍与分析。

从以体检为主导的狭义的健康管理范畴来看，2014年深圳健康管理企业数量达1678家，占深圳市生命健康产业企业数量的9.05%，较上年增加475家，同比增长39.5%，显示出近两年深圳市健康管理行业发展较快。从体检的市场规模来看，深圳2014年全市体检市场规模达到20亿元，其中民营机构市场规模约7亿元。从服务范围来看，深圳健康管理企业服务人群包括疾病人群、亚健康人群和健康人群，其中疾病人群的比率最高，为41.12%，亚健康人群占37.38%，健康人群占21.5%。在疾病人群中，慢性病人群最多，占48.6%。

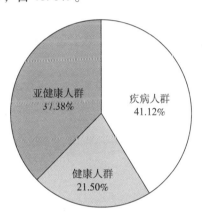

图2-53 深圳市健康管理服务企业主要服务对象统计

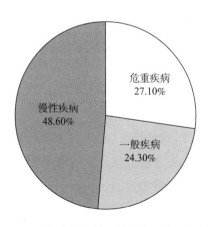

图2-54 深圳市健康管理服务企业主要服务范围

深圳健康管理标准方面，标准普遍缺乏。调查结果显示，18.69%的企业依靠企业自身的服务标准，14.02%的企业没有任何标准。此外，深圳健康管理行业同全国市场一样，服务人员的培训也严重不足。

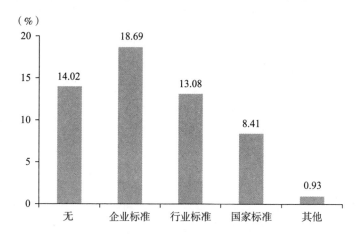

图2-55 深圳市健康管理服务企业标准依据情况统计

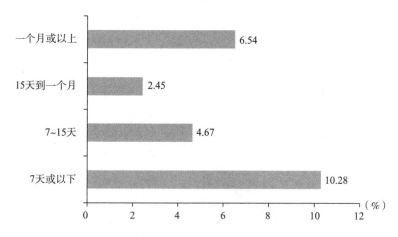

图2-56 深圳市健康管理服务企业人员培训情况统计

在健康促进方面，深圳健康促进工作由深圳市健康教育与促进中心承担。该中心是经深圳市人民政府批准成立的隶属市卫计委领导的健康教育专业机构，主要职能为传播健康知识、促进市民形成健康生活方式；组织开展健康教育与健康促进项目推广应用、监测、效果评估；组织开展相关技术咨询指导、专业培训和研究工作；承办主管部门交办的其他相关事项。健康教育是"新医改"中公共卫生服务体系改革的重要组成部分，在"新医改"中具有极其重要的地位和作用。该中心致力于通过有计划、有组织、有系统地开展健康教育活动，尽快实现由健康教育向健康促进的转变，使公众自觉采纳有益于健康的行为和生活方式，消除或减轻影响健康的各种危险因素，让市民尽量不得病、少得病、少得大病、有病早诊早治，以节约医疗和社会资源，促进健康，提高生活质量，对推进经济社会和谐可持续发展具有重要意义。

三、健康保险和保障服务

健康保险，也称商业健康保险，是世界各国普遍采用的预防疾病风险的主要方式。健康保险即将医疗保险服务作为保险产品提供给社会，是社会医疗保障体系的补充。无论是在政府经办型医疗保障模式，还是政府主导型医疗保障模式，或市场主导型医疗保障模式中，商业健康保险都是构成医疗保障模式的重要组成部分。商业健康保险与社会基本医疗保险相互协作，共同构建多层次的医疗保障模式。

2013 年 9 月，国务院发布了《关于推进健康服务业发展的意见》，明确将健康保险列入健康服务业。2014 年，国家统计局依据国务院文件精神，确立了健康服务业统计标准，根据这个标准，健康保险与保障服务是健康服务业四大细分类别中的一个，包括健康和意外保险全范围以及其他示列明保险活动、社会保障部分范围。

为了更加全面地了解与研究国内外以及深圳市健康保险发展情况，深圳市健康产业发展促进会受深圳市科技创新委员会委托，开展了《深圳健康保险创新发展研究》软课题研究，该课题从国内外社会医疗保障体系与健康保险发展概况、深圳健康保险产业发展状况及存在问题分析入手，提出深圳健康保险创新发展研究及建议，是关于深圳乃至全国健康保险不可多得的典型研究成果，是了解深圳乃至全国健康保险创新发展的重要参考。研究表明，深圳共有从事健康保险及相关服务的机构 193 家，其中从事专业健康保险的机构 35 家，本报告第四章第一节"健康保险发展分析"中有专门摘述，这里就不再重复。

四、其他健康产业相关服务

按照国家统计局的划分标准，健康服务业主要是指医疗卫生服务业、健康管理与促进服务、健康保险和保障服务和其他与健康相关的服务等，其中的"其他与健康相关的服务"包括：营养和保健品批发、体育用品及器材批发、中药批发、医疗用品及器材批发、营养和保健品零售、体育用品及器材零售、药品零售、医疗用品及器材零售以及西药批发、其他机械与设备租赁、其他日用品零售、娱乐及体育设备出租与人的健康相关的服务。显然，这一细分行业主要以健康产品、药品及器械的批发为主，不仅占到健康服务业的一半以上，也是健康产业的重要主体。

深圳市2014年企业构成调查统计数据显示，深圳市其他与健康产业相关的服务企业数量达27381个，占深圳市健康服务业企业总数的54%，成为深圳健康服务业的最大细分行业；相对于深圳健康产业，其他与健康产业相关的服务类企业总数占整个健康产业企业总数的近一半，达48.31%，这说明流通领域是健康产业最大也是最重要的组成部分。与2013年相比，深圳市其他与健康产业相关的服务企业数量有所增加，增加近2%，一定程度上显示出市场的活跃度。

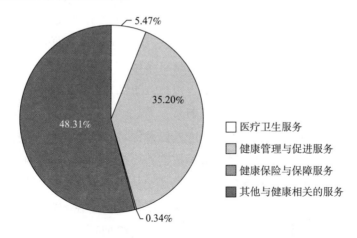

图2-57 深圳市其他与健康产业相关的服务情况统计

至于上述营养保健品、药品以及器械等的流通领域情况，前面各相关章节已有阐述，这里不再赘述。

第三章　区域篇

　　2014 年是坪山新区生命健康产业发展具有转折性的一年。坪山新区管委会贯彻落实深圳市委市政府的决策部署，高度重视未来产业发展，健康有序地推进以生命健康为主的未来产业发展，围绕建设"中国生命健康产业示范区域"、"深圳市生命健康产业重要承载地"为目标，发布了《深圳坪山新区生命健康产业发展规划（2014—2020 年）》，全面推进生命健康产业发展，促进坪山产城融合、生命与生产综合品质提升发展，成为全国首个发布推进生命健康产业规划的区域。

第一节　坪山新区生物与生命健康产业发展概述

　　坪山新区是深圳跨越与转型发展的先行区、战略性新兴产业和自主创新基地，已建成国家级生物产业基地，其区位优势明显、产业用地充足、生态环境优美、交通不断优化完善、产业发展积累等都具有不可替代的优势，新区的发展潜力也随之不断被释放，这些先天及后天积蓄的基础都将为生命健康产业的发展提供持续动力和可靠保障。

一、坪山新区基本情况

　　深圳市坪山新区位于深圳市东北部，包括坪山、坑梓两办事处和大工业区在内，总面积 168 平方公里，是深圳市东部的主要工业基地。新区东靠惠州大亚湾石化城，南连具有优美原生态的大鹏半岛，西邻世界上最大的单体港——盐田港，北面是商贸发达、配套齐全的龙岗中心城，是深化深莞惠合作的重要战略节点。新区距盐田港、大亚湾港等交通枢纽 30 公里~40 公里，并有深汕公路、G15 沈海高速公路（原深汕高速）、横坪公路等交通干道穿境而过。坪山新区区域内地势南高北低，旅游资源丰富。深圳主要河流——坪山河贯穿全境。北、东、南三面有规划中的坪山—龙岗城市绿廊、坪山—

坑梓绿廊、马峦山森林郊野公园环抱。坪山新区生态控制线内用地 88.89 平方公里，占总用地的 53.22%，河湖水面 10.03 平方公里，占总用地的 6.00%。坪山新区内有着丰富的客家文化资源和历史文化底蕴。境内有多处如大万世居、龙田世居等客家民宅以及东江纵队纪念馆等，已经成为见证深圳发展的重要历史文物。

截至 2014 年底，坪山新区现有各类投产企业 1700 家，其中产值上亿元工业龙头企业达 52 家，世界 500 强企业 10 家，高新技术企业约 100 家，外商投资企业 381 家，境内外上市公司 26 家。经济发展初步形成了以比亚迪为龙头的新能源汽车产业，以中芯国际、日立环球、高先电子为代表的电子信息产业，以赛诺菲、微芯生物为代表的生物医药产业和以震雄、中集为代表的装备制造业等四大主导产业。四大产业经济比重高达 73%。国家生物医药产业基地建设也在积极推进，重点发展以基因工程产品、新型生物制剂、生物体外诊断检测产品为主的生物技术产品，已入驻重点项目有赛诺菲巴斯德流感疫苗等。

初步核算，2014 年坪山新区实现生产总值 423.99 亿元，比上年增长 10.0%。坪山新区发展增速较快，逐年赶超深圳速度。分产业看，第一产业增加值 0.57 亿元，同比下降 11.9%；第二产业增加值 288.46 亿元，同比增长 9.9%；第三产业增加值 134.96 亿元，同比增长 10.3%，其中，批发和零售业增长 8.7%，其他服务业增长 11.7%。三类产业结构由上年的 0.2∶70.7∶29.1 调整为 0.1∶68.0∶31.8。可见坪山新区三产较快的发展速度为坪山新区发展健康产业奠定了坚实的经济基础。

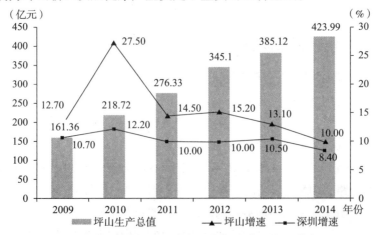

图 3-1　2009—2014 年坪山新区生产总值及增速

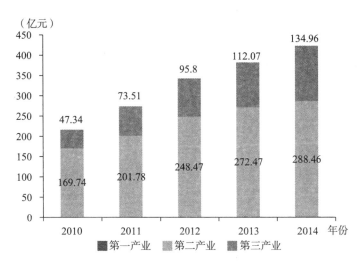

图3-2 坪山新区历年三次产业增加值情况

二、坪山新区生物与生命健康产业发展现状

坪山新区是深圳生物与生命健康产业的产业核心区。据统计，截至2014年底，坪山新区共有健康产业1368家。其中服务型企业仍为健康产业的主要支柱，占健康产业比例为90.13%。原材料种植养殖企业10家，占健康产业比例为0.73%；健康制造业企业125家，占健康产业比例为9.14%。

在健康制造业方面。2014年有健康食品企业6家，占健康产业比例为0.44%；药品企业22家，占健康产业比例为1.61%；健康用品企业97家，占健康产业比例为7.09%。在健康服务业方面。2014年有医疗卫生服务企业105家，占健康产业比例为7.68%；健康管理与促进服务企业257家，占健康产业比例为18.79%；健康保险与保障服务企业3家，占健康产业比例为0.22%；其他与健康相关的服务企业868家，占健康产业比例为63.45%。整体来看，目前坪山新区在健康产业的制造、高端研发方面还处于初步发展阶段，而健康产业现阶段的发展虽已初见雏形，但也只是停留在低端的服务与健康产品零售行业。在高科技产品研发能力、高水平服务以及高标准基础设施与平台方面还有待提升。

坪山新区高度重视深圳未来产业的布局，围绕生命健康产业的发展目标，开展了一些重大项目的招商引资工作。2014年，坪山新区有意向引进上海复星的蜂巢项目、天地控股的天地健康城项目、泰康人寿的养老地产项目和玛莎国际的国际生命健康产业园等一批项目对象，在逐步构建生命健康服务业发展集群的核心区。

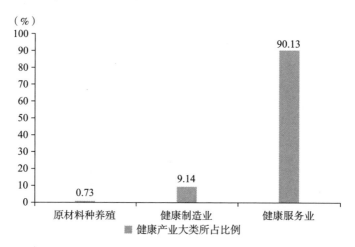

图3-3　2014年坪山新区健康产业企业数量分布对比

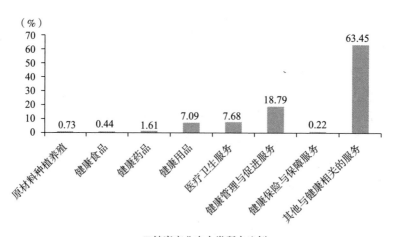

图3-4　2014年坪山新区健康产业企业结构分布

在医疗卫生服务方面，2014年坪山新区共有卫生医疗机构91家，同比增长7.1%。其中，区级医院1家，民营医院3家，妇幼保健医院1家，卫生监督所1家，疾病控制中心（卫生防疫站）1家，综合门诊部12家，社区健康服务机构30家，其他医疗机构42家。卫生工作人员数（在岗职

工）1261 人，同比增长 3.7%。其中，卫生技术人员 1024 人，同比增长
3.3%；其他技术人员 83 人，同比增长 13.7%；管理人员 76 人，同比增
长 5.6%；工勤人员 78 人，同比下降 2.5%。在卫生技术人员中，执业医
生 393 人，同比增长 3.4%；注册护士 445 人，同比增长 4.0%。坪山新区
拥有医院床位数 621 张，比 2013 年增加 100 张。病床使用率 86.0%，比
2013 年提高 5.8 个百分点。病床周转次数 47.2 次，比 2013 年增加 1.1 次。
全区 2014 年总诊疗人次 154.27 万人次，同比增长 1.2%。其中，门诊人
次 120.47 万人次，同比增长 0.2%；急诊人次 13.91 万人次，同比下降
0.9%。全区住院人数 1.94 万人次，同比增长 2.5%。每诊疗人次费用
126.03 元，同比增长 12.3%。出院病人平均住院日 6.61 日，同比下降
2.1%。每位出院者费用 4646.32 元，同比增长 10.2%。

深圳平乐骨伤科医院新址暨坪山中医院将开工建设，这标志着坪山新
区和平乐骨伤科医院将通过双方的合作，实现深圳东部中医三甲医院零的
突破。未来深圳平乐骨伤科医院将整体引入坪山新区并推动管理模式创
新，成立合作医院暨坪山中医院，平乐骨伤科医院将变身为坪山新区的国
有非营利性公立医院，纳入坪山新区卫生规划体系，实现医疗资源共享。
坪山新区将对平乐骨伤科医院与坪山新区中医院进行统筹规划，建设以中
医为特色的三甲综合医院为基础和依托，以中医药产业开发、中药养生和
康复保健为主题的产业群。坪山新区第三人民医院、聚龙医院改扩建等项
目也迅速开展，总投资 14.8 亿元。其中，坪山新区第三人民医院项目位于
沙田片区，建成后医院将拥有 500 张病床。聚龙医院位于燕子岭片区，总
投资 6.9 亿元，预计 2016 年 7 月运营使用。医院建设为健康管理、生物诊
疗等提供了重要的支持促进平台，发挥出医疗服务企业加速器的作用。

三、坪山新区生物与生命健康产业发展载体

作为战略新兴产业的生物产业和作为未来产业的生命健康产业，是坪
山新区产业发展的重点。早在 2005 年，坪山新区就创建了国家级生物产业
基地，重点发展生物医学工程、生物制药、现代中药、化学制药、医疗器
械等领域。在现有生物产业的基础上，坪山新区已初步形成生物科技孵化
器、加速器、产业园等产业载体，为生命健康产业城的发展规划奠定了坚
实的基础。未来，生物产业和生命健康产业将协同发展，在坪山新区率先

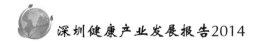

闯出一条创新发展之路。

（一）国家生物医药产业基地

深圳国家生物产业基地是 2005 年 6 月 5 日由国家发改委批准认定的国家首批 3 个生物产业基地之一，是坪山新区生物医药产业园区的核心区。基地位于坪山新区的东北部，规划面积 3.29 平方公里，重点发展生物制药、医疗器械、生物服务等三大领域产业。

基地规划形成了"一核""一廊""四分区"的基地空间结构："一核"是生物产业创新综合体；"一廊"是沿荣田河打造的生态景观和生活配套所形成的综合服务走廊；"四分区"是生物医疗器械区、生物医药产业区、生物服务区、生物产业综合发展区。

基地采取孵化、加速、供地的"三级跳"模式，为处在不同产业发展阶段的生物企业提供发展空间和承载主体；从孵化到研发，从产业化到市场拓展，从科技支撑到科技服务，从科研项目到人才引进，从科技金融贷款到上市融资等各个发展环节基地都给予入驻企业资金扶持。

目前，基地已吸引了 30 余家生物医药企业和产业化平台项目入驻园区，主要分布在生物制药、医疗器械、中医药、医药物流和生物服务等领域，其中包括 1 家世界 500 强企业、10 家上市公司或上市公司的子公司，项目总投资逾 100 亿元人民币，用地面积 90 万平方米，2013 年基地共实现工业总产值 46 亿元人民币。

（二）深圳坪山新区生物医药企业加速器

深圳市坪山新区生物医药企业加速器是为培育具有国际竞争力的企业和企业家而设立的高新技术成果转化基地。加速器是深圳国家生物医药产业基地的重要组成部分，地理位置优越，周边环境优美，配套设施完善，是中小型生物医药企业理想的投资创业场所。

加速器位于深圳市国家生物医药产业基地核心区中部，占地 12.34 万平方米，总建筑面积 22 万平方米，总投资 7 亿元人民币。园区规划建设了涵盖医疗器械区、动力辅助区、生物制剂区、综合服务区和实验区等五大功能区域的 10 栋建筑，包括 10 万平方米的医疗器械生产厂房、6 万平方米的生物医药生产厂房以及试剂、检测、公共实验室、质检、化学品库、图书馆、食堂等公共服务设施。

加速器是以高成长性生物医药企业为主要服务对象，通过创新服务模式满足通过孵化阶段而开始小试、中试生产的中小型生物医药企业在其快速成长阶段对于空间、管理、配套、科技服务和政策支撑等方面的个性化需求，加速科技成果转化，培育并助推高成长性生物医药企业快速发展的产业服务载体。

（三）深圳坪山新区生物企业孵化器

坪山新区生物企业孵化器是为扶持生物医药创业型企业而设立的专业孵化器，是坪山新区创新创业体系的组成部分。孵化器定位为坪山新区引进、培养生物医药创业型企业的重要载体，是实现科技成果转化的重要基地，是海内外生物医药人才施展才华的创业舞台，由坪山新区管委会主导建设，主要承担生物医药创业型企业成长前期的孵育功能，以优惠价格为入园企业提供孵化场地，并针对处于创业期、成长前期企业的特点，提供各类孵化服务，促进科技成果转化，帮助企业实现技术项目商品化与产业化。

孵化器位于坪山新区金牛西路16号坪山新区留学生创新产业园内，地处坪山新区中心区的核心区，17500平方米的科研、实验、办公场地已建成并投入使用，专门为小型、初创型的生物工程、基因工程和医药及其相关产业的创业型企业"量身定做"，地理位置优越，周边环境优美，配套设施完善，是坪山新区为生物医药创业型企业量身打造的理想场所。

（四）深圳海科兴战略新兴产业园

深圳市海科兴战略新兴产业园是由坪山新区管委会和龙岗产业投资服务集团共同打造的创新产业园区。园区位于坪山新区锦龙大道与宝山路交汇处，处在宝龙碧岭高新产业带交接处，毗邻深圳市大工业区，交通接驳深汕高速、深惠高速、水官高速、机荷高速等高速公路，与深圳市区乃至香港处在便利快捷的"半小时生活圈"。

园区三面环路，一面依山，环境优美。园区总占地10.6万平方米，总规划建筑面积42.4万平方米，园区计划配置高端餐饮、金融机构以及人才公寓等配套场所，建成后将成为坪山新区规划面积最大、配套设施最完善、产业服务体系最完整的新型高端产业园区。一期共8.4万平方米（含地下停车场1.5万平方米），现已全面开始招商。入驻企业还可享受深圳市及坪山新区的租金资助及优先获取各级政府扶持政策。

该项目由龙岗区产业投资服务集团投资建设，由其全资子公司"国高育成"负责运营，是打造坪山新区产业综合体的重要部分和科技创新的重要载体。

截至目前，日本郡是、深圳华因康、深圳天明医药等多家优秀企业已经捷足先登，入驻了坪山生物医药加速器，加速器内的小分子新药 GMP 中试平台已成为深圳市国家生物产业基地建设重点和核心支撑平台之一。诺贝尔医学奖获得者、深圳安之酶生物技术有限公司首席技术顾问巴里·马歇尔创新团队与坪山新区就其主导的幽门螺杆菌诊断和幽门螺杆菌疫苗产品研发项目落户深圳签定合作意向书。马歇尔研发创新团队正与深圳安之酶公司合作，共同研发、生产诊断和疫苗产品。深药集团"国盛源大厦"在坪山新区奠基，包括规划建立的生物医药研发孵化基地、国家级中药研发实验室以及博士后工作站等。深圳市医疗器械检测中心将在坪山生物医药企业加速器内落户，计划在 2015 年底前投入使用。

四、坪山新区发展生物与生命健康产业的优势

（一）良好的产业基础

生物产业协同生命健康产业发展。作为全国首批认定的国家级生物产业基地之一，坪山国家生物医药产业基地将高标准打造产业集聚区，建设华南地区生物医药产业的集聚高地。预计到 2015 年，基地生物产业工业总产值将达到 200 亿元，到 2020 年，基地生物产业工业总产值将突破 1000 亿元。生物医药行业的发展对保健食品、化妆品、小型医疗器械、健康管理、养生护理、医学美容等产业具有较强的支持作用。按照规划，将建设集总部、研发、生产、产业配套和生活配套于一体的国家生物产业核心集聚区，并且完成生物医药企业加速器建设，搭建集研发、中试、检测验证专利、标准和科技文献信息等功能于一体的公共技术支撑平台，降低中小企业的创新创业成本。

电子及装备制造产业将支持健康用品制造业的发展。以日立赛格、日立环球等大企业为龙头，具有国际竞争力和发展潜力的电子信息上游专用设备、电子专用材料齐步发展，可以发挥产业链的协同效应。电子信息研

发平台以及装备制造业研发平台有利于突破产业核心技术瓶颈的制约。赛格集团是以电子元器件制造业为主体，主要产品有彩色显像管、彩色玻壳、超大规模集成电路、大功率半导体管等。该集团现包括直接或间接控股企业20家，其中"扎根"在新区的大型电子企业就有三四家。预计到2015年，电子信息产业产值达到1000亿元，先进装备制造达到300亿元。

医疗服务行业为健康保驾护航。坪山新区正在建设一家三甲医院——聚龙医院，该医院已经动工，将用两年的时间建成。在坑梓金沙社区范围内兴建新区首个妇幼保健院——坪山新区妇幼保健院，目前该院用地清理拆迁已经启动。坪山新区最近还引进了平乐骨伤科医院，并以该医院为基础，改建坪山新区中医院，建设以中医为特色的三甲综合医院为基础和依托，以中医药产业并发、中药养生和康复保健为主题的产业群。医疗设施支持健康管理、医疗美容，拉动医疗器械以及保健食品的需求。

体育设施成为坪山健康腾飞的翅膀。坪山新区正完善体育设施建设，充分利用公园、绿道、广场等公共场所，建设市民身边简捷便利的公共体育设施，构建"十分钟体育圈"。坪山新区最近动工建设了坪山国际网球中心，预计年底可以建成。打造占地4.82平方公里的坪山中心区、启动坪山河流域的综合整治与景观改造等，将给坪山的营商创业环境带来极大的改善。体育设施对健身服务提供支持，拉动健身器材的需求。

结合前面对坪山新区生命健康产业现状的分析结果来看，坪山新区已初步建成生物与生命健康产业集群规模，正凭借原有的制造业基础、良好的生态自然资源和逐步完善的基础设施，推进生物与生命健康产业快速发展。

（二）政府高效支持与推动

作为深圳市行政管理体制改革和产业园区管理体制创新的产物，坪山新区积极创新政府运行机制，精简行政层级、缩短管理链条，坚持以"流程再造"为核心，致力于打造深圳市工作流程最短、效率最高、人员最精简的服务型政府。新区实行"一级政府三级管理"的模式，最大限度地缩短了管理链条，分工明确，降低了行政管理成本，实现了精干高效、充满活力。

坪山新区政府高度重视生命健康产业发展。2013年，坪山新区开始重视对生命健康产业的研究与规划，并探讨和梳理坪山国际生命健康产业城发展思路。在2014年的深圳市"两会"上，针对市人大代表提案《关于

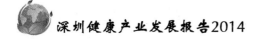
在坪山新区建立生命健康城的建议》，坪山新区管委会领导及相关部门专门考察了辖区内的生命健康产业，并联动深圳市健康产业发展促进会对全市生命健康重点企业进行了深入调研，以期让该设想尽快落地。2014 年 6 月，坪山新区正式颁发了《坪山新区生命健康产业发展规划（2014—2020 年)》，该规划是继《深圳市生命健康产业发展规划（2013—2020 年)》发布之后全国首个区域级生命健康产业发展规划。坪山新区政府行政的高效率，促进了坪山新区生命健康产业的发展和规划工作的落实与领先，成为产业未来发展的重要保证。

（三）空间资源优势明显

坪山新区位于深圳市东北部，总面积约 168 平方公里，东接惠州市惠阳区、大亚湾区，西邻世界上最大的单体港盐田港，是深圳作为全国经济中心城市向粤东乃至赣南、闽西辐射的战略节点和桥头堡，也是深圳通过经济特区联合发展，构建特区新干线（深圳—汕头—厦门）经济合作区的"龙头"支点。

坪山新区具有深圳不可多得的土地资源优势。根据新区土地利用总体规划（2010—2020），坪山新区剩余可建设用地 29.36 平方公里，是深圳市可建设开发用地空间最大的城区之一，发展潜力巨大，可以为深圳未来的产业发展特别是高科技产业发展提供战略支撑。"十二五"期间，新区存量可利用土地面积 10.22 平方公里，新增可利用土地面积 12.46 平方公里。土地资源的科学统筹规划、合理开发利用，将为新区的生命健康产业发展提供充足的土地空间，为产业中长期发展提供可拓展条件。

（四）人文自然资源优势

坪山新区环境、旅游、人文资源丰富。深圳市主要河流坪山河贯穿坪山新区全境，北、东、南三面有规划中的坪山—龙岗城市绿廊、坪山—坑梓绿廊、马峦山森林郊野公园，并拥有"文武帝宫"、客家围龙屋建筑、曾生故居、东江纵队纪念馆等客家历史文化资源和革命传统教育基地。另外，坪山新区拥有"一山一河"（马峦山、坪山河）的环境资源，新区自成立以来，共新增绿地 440.61 万平方米，立面刷新 58.9 万平方米。2014 年坪山新区完成绿化总面积为 807.5 万平方米，绿化覆盖率 47%，人均公园绿地面积由 2013 年的 12.5 平方米提升至 13.86 平方米。

坪山新区成立以来，加快发展文化产业，全力打造文化创意新城，一方面合理地保护开发传统的文化资源，不断挖掘历史文化；另一方面大力发展文化旅游、影视动漫制作、景观设计等文化创意产业，打造坪山新区新的产业增长点。坪山新区把文化创意产业纳入综合发展规划，制定了《坪山新区文化产业振兴发展规划》，出台了新区文化产业扶持政策，成立文化产业专项扶持资金（基金），制定《坪山新区文化产业发展专项资金管理暂行办法》，进一步加大文化产业的资金扶持力度，积极引导和支持文化创意产业的发展。2013年"文博会"期间，坪山新区与华谊兄弟签约引进"华谊兄弟文化城"项目，2014年文博会又签约引进了卡曼国际文化旅游小镇和中传文化产业（深圳）基地等两大文化产业"龙头"项目，紧接着文博会产业园、肯渡动漫城落户坪山，加上富有客家文化内涵的大万世居、以智慧产业为先导的金龟智慧谷以及2014年文博会上首次亮相的坪山雕塑艺术创意园，坪山新区沿着"坪山河—马峦山"一线打造的文化创意产业走廊已初显轮廓。绿色走廊和山水风光为健康管理会所、养老会所、月子会所、养生会所、户外健身、美容会所均提供了重要的环境资源，红色文化、客家文化等资源，以及文化产业对养生、养老、健康管理等行业提升文化魅力有较大贡献。

（五）区位交通条件逐渐完善与便利

坪山新区虽然偏居深圳一隅，但交通网络畅达，属于深圳"半小时经济圈"。新区距盐田港、大亚湾港等交通枢纽30公里~40公里，并且是国家沿海高铁、沿海高速、粤赣高铁、粤赣高速的交汇地，是深圳市辐射粤东、海西经济圈和江西等腹地的东门户地区。"十二五"期间，在坪山新区将有大量道路修建项目展开，涉及总投资约170亿元。其中快速路建设4项，建设里程约247公里，总投资约64亿元；城市主干道建设20项，建设里程约124公里，总投资约63亿元；另有次干道及支路项目46项和片区微循环道路项目85项。这些道路将陆续在"十二五"期间建成通车。

从规划区块来看，坪山新区生命健康城规划包含田心田头片区、中集沙湖汤坑片区以及国家生物产业基地核心区。田心田头片区地块位于坪山新区东面，坪山河及其支流石溪贯穿东西，具备塑造生态滨水景观的良好基础。在交通方面，园区北临金牛路，西临创景路，金田路贯穿其中，南临南坪快速三期，交通优势明显。其中，被誉为"深圳二环线"的南坪快速三期在2014年已获批复，计划在2017年12月建成通车，开通后将有利于园区加强与深圳市中心区的紧密联系。

中集沙湖汤坑片区地块位于坪山新区西南面，距离坪山中心地区约2公里。范围内包括大山陂水库，南半部分用地包含在马峦山片区，坪山河支流汤坑水从园区中部蜿蜒而过，生态环境条件优越。在交通方面，园区东临马峦路，锦龙大道通于其中，规划建设的坪盐通道贯穿园区并直接与锦龙大道相接，南坪快速三期亦位于园区南部，交通优势显著。

第二节 坪山新区生命健康产业发展规划解读

坪山新区作为特区中的新区，承载着"深圳未来新的区域发展极"的历史重任，依托新区国家生物产业基地，大力发展生命健康产业将成为必然选择之一。坪山新区紧紧把握住时代发展的脉搏，在国务院和深圳市先后出台了《国务院关于促进健康服务业发展的若干意见》、《深圳市生命健康产业发展会规划（2013—2020年)》等一系列政策和规划后，率先提出了首个区域级《坪山新区生命健康产业发展规划（2014—2020年)》。

一、重要意义

（一）打造深圳区域发展极的必然要求

坪山新区是深圳市的后发区域，也是深圳最具发展潜力的区域。深圳市委、市政府将坪山新区定位于深圳未来的城市副中心及战略性新兴产业的重要支撑地，致力于将坪山新区打造成深圳新的区域发展极。坪山新区必须重点培育和发展未来具有爆发增长并可持续发展的未来产业，生命健康产业是以保障和维护人的生命健康为目的的产业，随着技术的进步和人们健康意识的提高，生命健康产业正迎来爆发式增长，这将是坪山新区打造深圳未来区域发展极的必然要求。

（二）抢占未来产业制高点的必然抓手

生命健康产业已成为全球瞩目的新兴产业，也是深圳市政府重点培育和发展的未来产业。深圳市政府已出台发展规划，重点培育和发展生命信息、高端医疗、健康管理、照护康复、养生保健、健身休闲等生命健康产业。坪山新区必须要在未来产业的发展上主动出击、提早谋划,高瞻远瞩提前抢占产业发展的制高点,力争在全市生命健康产业发展中占据重要地位。

(三) 转变经济发展方式的必然途径

生命健康产业的发展是以保障和促进人的生命健康为目的的绿色产业,研发制造科技含量高、服务与运营附加值高、对土地的空间占有少、符合深圳的资源特点,是新型的资源节约、环境友好、社会和谐和人民幸福的经济形态。坪山新区正探索走新型城市化道路,探索从简单加工到"高、新、软、优"的经济发展方式。生命健康产业为坪山新区提供了转变经济发展方式的有效途径,将成为引领新区产业转型升级的必然选择。

二、总体定位和发展目标

(一) 总体定位

1. 深圳市生命健康产业重要承载地

将坪山新区建设成为深圳市的高端医疗、健康管理、养生保健等生命健康产业的重要承载地,同时,积极探索金融、保险、养老地产、环境保护、经济发展等多位一体的生命健康产业发展体制创新实验区。

2. 产业转型升级开拓区

将生命健康产业发展与新型城市化道路结合起来,探索低碳构建、高端发展的新路子,将坪山新区建设成为产业转型升级的开拓区。

3. 生命健康产业国际合作园区

重点与澳大利亚、美国、瑞士等国携手合作,借鉴世界各国在高端医疗、健康管理、照护康复、健康养老、健康保险、金融等多个领域的先进技术和管理经验,创新体制机制,将坪山新区建设成为中西方生命健康产业和文化交流的典范园区。

(二) 发展目标

到2020年,坪山新区将建设成为中国生命健康产业示范区域,以高端医疗、健康管理和养生保健为龙头,以照护康复、健身休闲和生命信息为

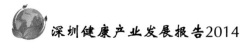

特色，以新兴业态集群和公共服务平台为重要支撑，满足深圳生命健康服务的需求，成为推动中国健康经济发展的重要力量。

——实现生命健康产业规模达400亿元，形成显著的产业发展引领示范效应。

——建成生命健康产业的研发、销售、服务总部基地聚集地，在生命健康研发制造、现代生命健康服务业以及新兴业态和公共技术平台等板块聚集年销售收入超百亿元的龙头企业2家，超十亿元的企业10家，超亿元的企业30家以上。

——成为生命健康产业科学发展创新高地，培育发展若干在国际上具有科技创新发展引领作用的研究机构、重点实验室以及产学研基地，在生命健康产品与服务研发、科技成果转化、产业化推进等方面有若干重大突破。

——成为中国生命健康产业发展示范基地，争取国家在坪山新区设立生命健康产业发展示范区，建成中国高端医疗集群和华南地区重要的健康管理与养生保健休闲服务中心，探索推进生命健康产业发展新机制，先行先试一批产业扶持政策，尝试在生命健康产业相关法律法规改革上有所创新与突破。

三、发展领域

基于《深圳市生命健康产业发展规划（2013—2020年）》规划的重点领域，结合坪山新区自身区位优势、景观优势及国家生物产业基地的发展优势，从产业链整合入手，《深圳市生命健康产业发展规划（2013—2020年）》的发展领域包括四个方面：重点发展领域、鼓励发展领域、新兴产业集群和公共服务平台。重点发展领域包括高端医疗、健康管理、养生保健三类产业发展潜力较大、能够整体提升坪山新区软实力、带动产业集聚发展的领域；同时，考虑到坪山新区实际以及需与深圳坝光生物谷错位发展，鼓励发展照护康复、健身休闲和生命信息三个领域。在发展上述领域的基础上，带动其生产性服务业的发展，形成新兴业态集群，并优先推动生命健康产业总部经济模式发展；着力打造推动生命健康产业形成磁石效应的主要支撑设施——公共服务平台，如生命健康公共技术平台、产业信息化服务平台、产业中介服务体系等。

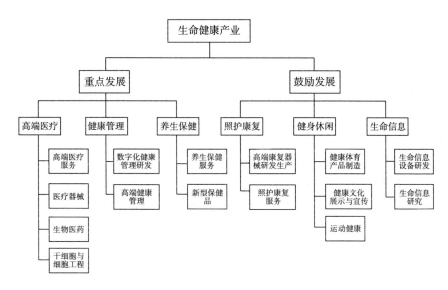

图 3-5 坪山新区生命健康产业重点和鼓励发展领域

(一) 重点发展领域

1. 高端医疗领域

以科技水平、人才和服务水平为核心构建高端医疗研发、制造与服务完整产业链。主动把握现代科技前沿发展机遇，充分发挥深圳生物医药、医疗器械以及生产、加工、制造、信息化的国际先进性，整合产学研资力量，依托坪山国家生物产业园现有的生物医药、医疗器械发展基础，向高端医疗研发和服务两个方向延伸，在研发、生产、服务等产业链关键环节构建竞争优势，全面推进坪山高端医疗产业化、规范化、规模化发展，成为引领坪山生命健康产业发展的标杆，成为深圳生命健康产业中的代表特色。

(1) 高端医疗服务

构建国际化高端医疗集群，聚集医疗资源与科研力量，引进国际高端医疗机构，聚集包括非公立医疗机构及高端技术与人才，购进先进医疗设备与设施，围绕重大、疑难病发病机制及防治中的关键问题，积极开展非传染性慢性病和自身免疫疾病机理和防治的基础与临床研究，重点发展高端医疗服务、抗衰老、肿瘤癌症治疗、医学美容、辅助生殖、器官移植、3D 细胞和器官打印等特色领域，组建专科医院或医院重点专科，建成中国高端医疗产业服务集群。

（2）医疗器械

强化企业研发能力，加强自主创新能力，推进研究成果与应用转化，扶持发展大型现代化医疗器械、小型家庭医疗健康器械、生物医用材料等的研发、生产，扶持家用医疗物联网设备、移动医疗互联网终端的研发与生产，鼓励医疗器械集成化网络产品、便携式网络化生化设备和穿戴式健康监护和定位网络化产品的研发生产，推进适用于社区等公众场所网络化自助微体检大型终端设备的开发和运用，推进家用健康器械与医疗机构诊疗系统相结合，依托现在出口加工区，在医疗器械注册审批方面先行先试有所创新。

（3）生物医药

着眼国际最新生物医药发展成果，结合基因工程技术，针对恶性肿瘤、心脑血管病、遗传性疾病、代谢性疾病、自身免疫性疾病、病毒感染性疾病等重大流行性疾病领域，重点发展新型疫苗、生物药、小分子药、单抗克隆药物、多肽类药等，加快建设生物技术药物发现、评价、检测、安全监测等公共技术平台，完善生物技术药物产业体系，推动相关技术标准的国际互认。加快现代制药行业和现代中药发展，鼓励企业对外提供合同研发服务。在药品进口审批方面先行先试有所突破。

（4）干细胞与组织工程

综合应用干细胞、组织再生医学等先进技术，建立健全干细胞和组织工程技术及产品有效性、安全性评价体系和质量管理体系。在干细胞与组织医学再生工程领域，建设一批重点实验室、工程实验室、工程（技术）研究中心等国家级创新载体。争取申请在一定区域内开展医学检测技术（如基因检测、干细胞治疗等）的临床运用，推进进口生物样本、生物制剂等适应性检测审批模式简化，推进干细胞与组织工程技术转化。

2. 健康管理领域

面对社会公众多层次、个性化的健康管理需求，采用和引进先进的技术、设备和设施，引进和应用先进的健康管理手段，结合数字化健康管理手段，探索健康和亚健康管理、慢性病管理、防衰老管理等分级式和多元化健康管理服务模式，培育差异化的现代健康管理服务项目。

3. 养生保健领域

整合中外最有特色的健康管理和养生保健服务机构与模式，引进国际先进养生保健服务理念与业态，建设中国最具科学精神、最具代表性、最具国际化、最有现代感的养生保健服务业。加强新型保健品的研发、生产。配合坪山新区城市升级发展，将健康生活方式融入日常生活，共同构建稳增长、调结构、促改革、惠民生的"幸福坪山"。

（1）养生保健服务

紧扣国际现代养生保健发展热点，支持中、西方养生保健特色服务业发展，推动健康管理产业由健康体检向健康干预发展。以中医药理论为基础，以名医、名药、名店为主体，结合西方现代养生保健服务新技能，引进国际养生保健新业态，大力推广中医传统疗法与中西方现代养生保健服务，发展中医养牛、营养饮食、按摩保健、经络保健、慢性病预防、体重管理、睡眠健康、特殊疾病保健等特色养生服务，加强对膏方、针灸、穴位贴敷、按摩保健等中医技术的规范使用和管理，形成现代化养生保健服务品牌。

（2）新型保健品

结合现代生物技术、生物医药、现代中医药、信息化技术、新材料等与生命健康相关的最新研究成果，大力支持开发具有预防、保健功能的新型保健食品和保健用品。鼓励企业兴建新型保健食品、化妆品等研发机构，鼓励开发优质、新型和特殊保健品，完善国际认证体系，推进国际认证体系改革，建设一批保健品技术创新和产业化平台，引导行业集聚，鼓励新型保健品的产业化示范推广。

（二）鼓励发展领域

1. 照护康复领域

创新商业模式，完善管理体制，推进试点示范和应用推广，培育差异化照护康复服务项目。重点发展健康养老服务，加强医疗健康服务对养老机构的支撑，发展老年人健康管理、乐活休闲、康复促进、生活支援、医疗护理、临终关怀等服务，借鉴国际健康养老建设经验，打造若干国际级健康养老示范基地。发挥深圳市专业母婴护理行业的先发优势，重点开展专业化、一体化的母婴护理服务和女性产后修复服务，发展适应不同人群

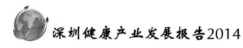

需求的备孕调理、生产全程护理、孕妇产后康复、母婴专业营养饮食、新生儿早期智力开发等新业态、新模式，促进专业母婴护理行业快速发展。整合康复医疗资源，加强康复器械研发制造，鼓励民营机构进入康复服务行业，推动新型康复服务产业化发展，形成预防、治疗、康复、照护四位一体的康复服务体系，支持特定群体康复、专业康复等新型康复服务的产业化发展。

2. 健身休闲领域

支持健身体育用品的研发制造，大力发展高科技、高品质、高附加值的体育健康用品制造，加强运动健康产品的工业造型设计、生产工艺流程管理、精益制造设计等研发与生产，建立以自主研发为主，产学研结合为辅的运动健康研发体系，建成集研发、制造、物流中心、品牌中心、销售平台于一体的竞技体育和家庭运动健康产业集群。鼓励各类大型综合健身俱乐部、运动健康服务企业开展多元化的健身服务项目，支持企业承办多种体育健康赛事，积极拓展新兴都市体育健身项目和特色体育健康培训。

3. 生命信息领域

配合深圳市国家基因库发展，吸引国际专家资源与医疗资源，在遗传性出生缺陷、代谢病、心脑血管病、肿瘤、病毒传染性疾病等方面建立原初样本库并做出特色，支持研发拥有自主知识产权的生命信息和细胞采集、计算、分析等关键设备与产品，推进新一代生命信息和细胞测量技术、分析技术与现代专业服务的深度融合。

(三) 新兴产业集群

1. 国际健康产品专业市场

以精品化、品牌化、国际化为标准，以国际化市场为目标，借助互联网、信息化技术手段以及第三方品质检测、鉴定机构的品质保障机制，组建保健食品、名贵药材滋补精品、家用医疗器械、家庭保健用品、老年健康用品等细分行业专业市场，推进生产与销售、线上与线下联动，提高坪山新区健康产业的国际市场竞争力。

2. 国际养生保健服务集群

集合中国大陆、台湾、香港和泰国、日本、韩国、古巴、新加坡、印度、芬兰、德国、瑞士、法国等国内外知名养生保健特色服务，组建国际养生保健服务集群，在推拿按摩、脊柱健康、自然疗法、医学美容、情绪管理、睡眠管理、视听保健、有机食品、营养管理等方面形成品牌与特色，凸显服务集群效应，促进国际养生保健文化的交流与发展。

3. 健康产业总部经济

优先推动生命健康产业总部经济模式发展。推动健康保险创新发展，在医疗健康责任保险、医疗健康意外保险以及境外医疗健康联保等方面与国际逐步接轨，在商业健康保险与基本医疗保险衔接、政府购买医疗保险经办服务等方面有实质性突破。鼓励商业保险公司在生命健康产业开发创新产品与服务，扶持商业保险机构开展健康体检、健康管理、健康干预以及现代医疗服务。鼓励生命健康产业链多个关键环节以总部经济模式落地坪山。

（四）公共服务平台

1. 生命健康公共技术平台

支持建立第三方医疗服务、健康服务、药品、药材质量检测与评价体系。鼓励药学研究、临床试验等生物医药、保健食品、保健用品以及其他健康产品与服务的研发服务外包平台建设。推进重大疾病、抗衰老与医学再生、肿瘤免疫、干细胞库、基因诊断测试中心、保健品研发检测评估中心等国家级重点实验室的设立。充分发挥行业协会、学会在业内协调、行业发展、监测研究，以及标准制订、从业人员执业行为规范、行业信誉维护等方面的作用，加强生命健康产业标准化建设。设立生命健康研究院，研究生命健康经济发展规律以及产业业态发展方向，推进生命健康产业的技术进步。

2. 产业信息化服务平台

集合国内外健康软件的研发力量，构建坪山健康产业软件园。在政府医疗卫生信息部门的支持下，建立集合体检信息、医疗资源、电子诊疗档案等专业数据以及统一开放接口的生命健康产业大数据中心。建立全国性生命健康产业信息发布和服务平台、数据共享和交换平台、产业市场协作支持平台、企业服务管理平台等，在健康信息采集、分析、监测、管理、计算、应用开发、产品管理与销售、健康教育与宣传等领域

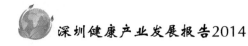

建设一批信息化创新载体，为深圳乃至全国生物制品、生物医药以及健康服务、健康保险、社区健康管理与教育及促进等行业提供产业发展指引与服务。

3. 产业中介服务体系

扶持生物医药、保健产品等技术成果转化服务平台建设，鼓励金融机构按照风险可控、商业可持续原则加大对生命健康产业的支持力度，创新适合生命健康产业特点的金融产品和服务方式。政府引导、推动设立由金融和产业资本共同筹资的生命健康产业投资基金。大力引进境外专业人才、管理技术和经营模式，推进生命健康教育培训学院建设，加强专业技术人才培训和其他相关资格证书培训，推进境外医师执业时间放宽等，提高生命健康产业国际合作的知识和技术水平。支持行业协会、大学以及研究机构等举办国际级行业论坛、展会、会议及大型主题活动，提升坪山生命健康产业的国际影响力，聚合国际高端行业资源。

四、发展策略与保障措施

在发展策略方面，提出了坪山生命健康城总体按照"两区一带"的布局，在功能分区方面规划国家生物产业基地研发制造区，沙湖、汤坑、碧岭现代健康服务产业集群，坪山河、马峦山生命健康产业带的空间布局。强调科学规划布局，突出产业化发展能力，加快交通与市政基础设施建设，提升产业支撑能力。

为促进本规划落到实处，提出了七项保障措施：加大政策扶持，强化组织管理；争取市政府支持，成为国家先行先试示范基地；强化自主创新，构建产业核心竞争力；抓好重点项目建设，切实推动产业发展进程；加强国际交流合作，提高产业发展国际化水平；加快人才培养，构筑全方位人才队伍；加大资金投入，尽力保障用地需求。

第三节　坪山新区产城融合创新发展解读

继《深圳市坪山新区生命健康产业发展规划（2014—2020）》之后，坪山新区发展生命健康产业充分利用新区已有的产业基础和优势资源条件，制定坪山新区生物与生命健康总空间规划，将坪山新区生物与生命产业发展落实到具体的发展工作中，未来生态、幸福、宜居的产城融合新区已指日可待。

一、总体空间布局

（一）产业空间选择

综合分析坪山新区景观资源分布、产业空间潜力、产业园区定位以及交通条件，坪山新区确定了3个聚集区域和5个散点区域以承载生命健康产业，具体如图3-6、表3-1所示。

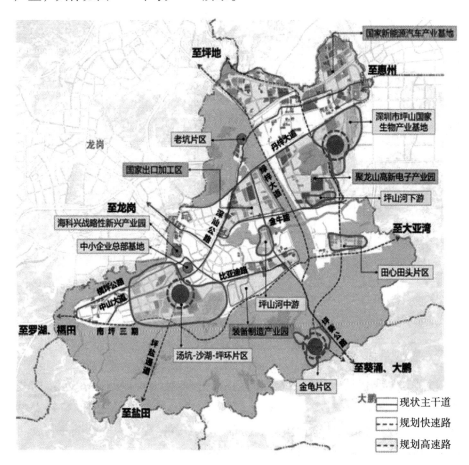

图3-6　坪山新区生命健康产业空间分布

表3-1　生命健康产业空间分析一览

片区	交通区位	景观资源	用地条件	综合评价
金龟片区	坪山新区东南面，坪葵公路贯穿片区	马峦山	仅依托现有建成区，拓展较难	全部位于基本生态控制线内，发展受限
汤坑—沙湖—坪环片区	坪山新区西南面，南坪三期以北，坪盐通道贯穿片区	坪山河、汤坑水、大山陂水库	近期可启动地块约23公顷，远期可通过土地整备、国有用地收回拓展	交通区位优势明显，环境好，近期有启动地块，远期有拓展空间
深圳市坪山国家生物产业基地	坪山新区东北部，与惠州交接，交通便利	荣田河	91.3公顷（25.9公顷为惠州实际占用）	优势：交通便利，储备用地空间潜力大，环境好；劣势：主要定位于发展生物医药、医疗器械等生物产业制造，未来承载生命健康服务的空间有限
田心田头片区	坪山新区东面，荔景南路以东	坪山河干流及石溪河、马峦山	近期启动地块少，远期拓展较难	位置较偏，景观资源好，用地资源少
老坑片区	高压走廊以西，深汕公路两侧	松子坑水库、高压走廊	启动地块少，拓展较难	环境优美、交通方便，但可用空间有限
坪山河沿线	坪山新区中部	坪山河	可开发用地有限，拓展难度大	环境优美、但可用空间有限
海科兴战略性新兴产业园	坪山新区中部，紧邻坪山新区中心区		一期用地3.6公顷，用房8.4万平方米	企业融合发展生命健康服务业
中小企业总部基地	坪山新区中部，中山大道北侧	坪山河	12.7公顷国有储备地	融合发展生命健康总部经济

（二）总体空间布局

坪山新区空间规划在《坪山新区综合发展规划（2010—2020）》的基础上，充分结合生命健康产业承载空间，以"集聚入园"为主，"以点带面"为辅在坪山布局生命健康产业，着力将坪山打造成为产业链完整、功能完善以及产城融合的全国健康城区示范基地。

（1）集聚入园，构建"一园区、一基地、一小镇"的生命健康产业总体格局。"一园区"指沙湖生命健康产业园，重点打造生命健康服务产业集群，作为坪山新区国际生命健康城建设的启动区与核心功能区；"一基地"指深圳市坪山国家生物医药产业基地，强化生命健康制造业，创新生命健康产品与技术，为生命健康服务提供技术支撑与产品保障；"一小镇"指金龟生命健康小镇，主要开展生命健康产品与服务的示范应用。

（2）嵌入式布局，以点带面，在海科兴战略性新兴产业园、中小企业总部基地、坪山河沿线、老坑片区、田心田头片区等适宜区域选择嵌入式发展生命健康产业各细分业态，作为坪山新区生命健康产业集聚发展的重要支撑和补充。

（三）总体功能定位

基于沙湖、金沙以及金龟各片区的产业基础和资源条件，结合深圳市及坪山新区生命健康产业发展指引，进行坪山新区生命健康产业集聚园区"一园区、一基地、一小镇"功能定位，其中：①沙湖生命健康产业园通过沙湖"整村统筹"土地整备、坪盐通道、南坪三期、华谊兄弟影视文化城以及中小企业总部基地的带动作用，着力打造生命健康服务业，重点发展与生命健康产业相关的总部研发、商务贸易、高端医疗以及健康管理。②深圳市坪山国家生物医药产业基地依托国家级产业基地、土地资源优势、生物医药和医疗器械企业集聚区，强化生命健康制造业，延伸发展健康制造和生命信息产业。③金龟生命健康小镇综合考虑金龟环境资源敏感性、地方特色文化基础，重点发展旅游休闲、养生保健以及照护康复等产业。

另外，海科兴战略性新兴产业园、中小企业总部基地、坪山河沿线等生命健康的产业发展的散点区域，应结合自身区位（地理区位、与坪山生命健康产业集聚区的关系）和资源条件，选择生命健康产业细分行业，完善坪山生命健康的产业功能。

表3-2 生命健康产业散点布局功能指引

海科兴战略性新兴产业园	纳入生命健康产业先导区，引进和培育生命健康总部经济、加速器、科技研发等企业
中小企业总部基地	结合区位交通和空间资源优势，融合发展生命健康总部经济
坪山河沿线	结合坪山河沿线工业区升级改造，发展生命健康服务、总部经济及健康休闲等
老坑片区	依托平乐骨伤科医院，结合老坑片区工业区转型升级发展健康管理和服务
田心田头片区	结合田心社区科技成果转化基地项目的改造，研究进驻健康信息数据云服务、检测服务以及中医药养生保健产业等

二、以点带面嵌入式布局

根据"产城融合"的发展理念，坪山新区生命健康产业在"一园区、一基地、一小镇"的大格局下，积极探索兼容发展生命健康产业的承载空间，"以点带面"推进新区生命健康产业发展。

根据前文分析，坪山新区可承载生命健康产业的散点区域包括海科兴战略性新兴产业园、中小企业总部基地、坪山河沿线等，各承载空间资源特色不一，各自的产业形态及成熟度不同。因此，本章将根据各承载空间发展的成熟度，从生命健康产业"先导区"和"拓展区"两个层面进行分析。

（一）生命健康产业先导区

1. 中小企业总部基地

中小企业总部基地位于坪山新区中部（坪环片区），总占地面积22.3公顷，已引进和拟引进总部经济、研发办公项目8个，占地约9.6公顷。基地潜力空间12.7公顷，为国有储备地，位于振环路以东，坪联路以西，兴业路以北，坪河西路（坪山河）以南。可考虑采用"招拍挂"出让方式开发，通过企业自营、限销售对象的分割转让以及产业用房租赁等引进生命健康产业总部经济，带动沙湖生命健康产业园健康服务业的发展。

2. 海科兴战略性新兴产业园

海科兴战略性新兴产业园位于坪山新区中部（宝龙东—新布地区），宝珠路（规划）以东，瑞联路（规划）以西，联创路（规划）以北，联水路（规划）以南。园区的开发运营统一由深圳市海科兴留学生产业基地投资有限公司负责，招商方式为租售并举。园区总用地规模10.6公顷，目前已完成一期开发，占地约3.6公顷，建筑规模约8.4万平方米。一期用地产业定位为生命健康产业，重点发展生命健康产业加速器、总部经济、科技创新技术载体等，作为承载生命健康产业项目先行落户空间。另外，为加快园区生命健康产业的引进和发展，需推进周边道路建设，提升园区交通的可通达性。

（二）生命健康产业拓展区

坪山河沿线、田心田头以及老坑片区生态环境好、转型升级需求迫切，但用地权属复杂，再开发利用存在一定难度，可作为生命健康产业拓展区，加快探索其转型为生命健康产业的发展路径。

1. 坪山河沿线

坪山河东西向贯穿坪山，河流中、下游两侧（燕子岭和竹坑片区）产业潜力空间约 10 公顷，建议依托坪山河流域开敞空间，结合空地进行土地整备后，通过"招拍挂"出让方式发展生命健康服务、总部经济以及健康休闲产业。

2. 田心田头片区

田心田头片区生命健康产业承载空间位于坪山新区东南部，范围为外环高速路（规划）以东，上田路（规划）以西，兴田路以北，兰田路（规划）以南，现状为空地和传统工业区夹杂，产业潜力空间约 16.7 公顷。未来将依托田心社区科技成果转化基地项目，通过工业区结合空地进行升级改造，引进健康信息数据云服务、检测服务以及中医养生保健等企业。

3. 老坑片区

老坑片区生命健康产业承载空间位于坪山新区西北部，深汕公路两侧，深汕高速路以东，盘龙路以北，现状基本为旧工业区，通过产业转型可释放产业潜力空间约 31.4 公顷，建议未来依托平乐骨伤科医院，通过工业区升级改造发展健康管理与服务，完善坪山生命健康产业链。

4. 沙湖生命健康产业园

沙湖生命健康产业园位于坪山新区中部汤坑—沙湖—坪环片区，碧沙北路及宝汤路（规划）以东，金碧路以南，南坪三期（规划）以北，锦龙大道及马峦路以西，包括沙湖社区、中集及大山陂水库周边地区，共约 807.9 公顷，其中位于基本生态控制线外用地约 501.7 公顷。随着南坪三期和坪盐通道的修建，该区域将成为深圳东门户区域，与市区联系更加便捷，区位优势更加明显。

规划确定园区将以现代健康服务为目的，以创新驱动为手段，践行低碳生态开发模式，与片区资源条件相结合，打造健康商务贸易、高端医疗服务、健康总部研发以及生态体育运动四大群集。园区综合四大群集功能，形成"一轴、四分区"的空间结构："一轴"即健康产业商务轴，沿中山大道布局，与华谊兄弟影视文化城、中小企业总部基地、中心区等衔接。"四分区"即健康产业商务服务区、健康产业总部集聚区、高端医疗服务区及生态体育运动区。各片区以各自资源特色为主打造项目，将现代健康服务的功能融合、形式多样、主次分明。

5. 金龟生命健康小镇

金龟生命健康小镇位于坪山新区东南部——排牙山脉田头山沟谷地带，范围为坪葵公路以西、赤坳水库以东地势较平坦区域，面积约125.5公顷。小镇位于坝光到坪山的必经之地，通过坪葵公路可与葵涌及坝光国际生物谷紧密联系；另一方面，通过东纵路、深汕公路、横坪公路可与龙岗中心区、横岗、惠阳、大亚湾建立联系。

小镇生态景观资源本地条件与人文资源突出。小镇位于排牙山脉田头山沟谷地带，低山环绕，间以少量湿地鱼塘、沟谷平地；紧临赤坳水库，金龟河缓缓流淌，植被郁郁葱葱，生物种类多样丰富，生态景观资源优势突出。在建筑方面，拥有客家建筑、碉楼、青石古道；在社会生活方面，具有独特的客家文化、饮食文化、商贸文化以及农耕文化；在产业发展方面，已有一批依托金龟社区良好生态环境发展的特色农家乐和文化产业，如智慧谷、金龟露营小镇、民国名人书法博物馆。

小镇全部位于基本生态控制线范围内，其土地实行强制性保护，在改善并维持良好生态环境的同时，片区经济发展也受到了极大的限制，如何有效解决控制线内开发和保护的矛盾，是小镇开发建设面临的重大难题。

为维护小镇的自然生态环境，达到保护和利用的统一，实现可持续发展，本规划确定小镇开发策略为"生态优先、控制规模、精制化发展产业"，即在土地利用总体规划和"四线"的限制下，利用存量建筑或建设用地功能改变，融合发展生命健康和休闲旅游等产业，同时鼓励多方主体参与、多种模式并存发展。

作为生命健康产品与服务的示范应用区，小镇开发功能在环境保护规划的基础上，结合小镇限制要素及特色要素的分析，划分为民间艺术展示区、水韵观岭体验区、体育健身运动区、健康养生休闲区四大主题区域。

三、新区发展生命健康产业的对策与建议

为尽快推动坪山新区生物与生命健康产业发展，保持坪山新区在产业发展上的优势，提出如下发展对策与建议：

（一）逐步完善生命健康产业生态链

鉴于坪山新区生命健康产业尚处于起步阶段，未形成较为完整的体系。坪山新区在招商引资过程中应整体谋划，注重产业生态链的布局和完善，重点引进生命健康产业关键项目和产业链缺失环节，通过2—3年的引进和培育，构建坪山新区较为完整的生命健康产业生态链。

（二）加大生命健康产业政策扶持力度

首先，加快落实国家《关于促进健康服务业发展的若干意见》等与生命健康产业相关的政策措施。一是发展社区健康养老服务。提高社区为老年人提供日常护理、慢性病管理、康复、健康教育和咨询、中医保健等服务的能力，鼓励医疗机构将护理服务延伸至居民家庭。二是提升中医健康服务能力。充分发挥中医医疗预防保健特色优势，提升基层中医药服务能力，推动医疗机构开展中医医疗预防保健服务，鼓励零售药店提供中医坐堂诊疗服务。开发中医诊疗、中医药养生保健仪器设备。三是通过相关科技、建设专项资金和产业基金，支持创新药物、医疗器械、新型生物医药材料研发和产业化，支持老年人、残疾人专用保健用品、康复辅助器具研发生产。支持数字化医疗产品和适用于个人及家庭的健康检测、监测与健康物联网等产品的研发。四是推进健康服务信息化。制定相关信息数据标准，加强医院、医疗保障等信息管理系统建设，充分利用现有信息和网络设施，尽快实现医疗保障、医疗服务、健康管理等信息的共享。五是加强对《深圳市未来产业发展政策》的宣传和解读，积极争取深圳市关于支持生命健康产业发展的相关政策，鼓励和协助企业积极申报由深圳市发改委、科创委和经贸信息委三个部门负责的14个生命健康产业发展专项资金扶持计划，再结合新区国际生命健康城的特点和坪山的资源条件，以税收返还、现金奖励等多种方式给予支持。

（三）加快特色园区开发进度

随着深圳市"未来产业"的提出，深圳市各区也都在对生命健康产业的发展进行谋划。为抢抓生命健康这一未来产业发展的先机，坪山新区应在统筹规划的基础上快速推动各特色园区开发建设的进度。同时，率先引进和布局国际创新资源，例如，在健康总部特色产业园内加快规划建设中

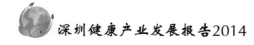

澳生命健康合作项目，聚集中国与澳大利亚以及世界生命健康产业优秀企业的研发、生产并引进生命健康优质产品与服务，吸引中国、澳大利亚及世界行业知名企业和研发团队入驻，打造国际生命健康产业优秀企业集聚地、国际生命健康产业高地及研发中心和国际生命健康产业交流中心。

（四）用足、用好新区现有资源

要用好并用足坪山新区现有的各种资源，最大限度地发挥各种资源的作用，做到因地制宜，"弯道超车"。首先是要充分发挥自然生态与人文资源优势，依托坪山新区的"一山一河"（马峦山、坪山河），坪山新区北、东、南三面规划中的坪山—龙岗城市绿廊、坪山—坑梓绿廊、马峦山森林郊野公园、金龟小桥清溪人家等良好的生态环境资源，以及"文武帝宫"、客家围龙屋建筑"大万世居"和"龙田世居"，曾生故居、东江纵队纪念馆等客家历史文化资源和革命传统教育基地等人文资源，提升坪山新区生命健康产业的自然与文化魅力，建设亲近自然与人文的"中医药健康养生示范基地"和"特色小镇"。其次是依托坪山国家生物医药产业基地建设所带来的政策优势、功能定位优势以及资源倾斜等优势和条件，为坪山新区生命健康产业发展在政策突破、高端定位、资源引进等方面提供良好的基础。在即将启动的坪山生物医药企业加速器二期中，科学合理引进生命健康产业创新型中小企业。再次是依托坪山深圳出口加工区，为健康城内生命健康企业提供便利的出口加工贸易服务，鼓励和帮助企业及产品"走出去"。同时，借助坪山新区将出口加工区升级为综合保税区的历史性机遇，设置针对生命健康产业的相关业务和平台，为坪山新区产业发展提供便利。复次是充分利用坪山新区已有的电子信息产业基础，为坪山新区生命健康信息平台搭建、物联网、社区与家庭健康云平台建设等提供支持。利用坪山新区装备制造产业基础，为生命信息设备、数字化健康设备和产品、养老康复设备、健身休闲用品等生命健康产品制造提供支撑。实现坪山新区工业化与信息化深度融合发展。最后是用好坪山新区已经初步形成的大型区级体育中心＋社区体育设施的基础条件。一方面，利用坪山体育中心和深圳市大工业区体育中心等资源争取和承办国际、国内大型体育赛事，快速打响坪山新区"国际生命健康城"的品牌。另一方面，积极举办针对坪山新区各社区居民有利于生命健康的各种活动，加强人们对健康的重视，同时，也可以为企业创新型产品进行产品宣传、展示和示范应用提供一个良好的平台。

（五）拓宽建设资金来源渠道

建议坪山新区政府设立坪山新区国际生命健康城建设发展专项资金，为坪山新区生命健康特色园区建设、公共服务平台搭建、创新资源引进等提供支持和保障。同时，发挥专项资金的引导作用，鼓励成立坪山新区生命健康产业促进基金，吸引社会资本为坪山新区的生命健康产业提供支持。

建议坪山新区政府积极探索与社会上知名产业投资基金公司、专业园区投资开发公司、园区运营管理公司的合作模式，广泛吸引社会投资，引导社会资金流向，为坪山新区国际生命健康城建设提供支持。

建议政府鼓励和引导金融机构、风险投资基金、股权投资机构、投资公司等对入园企业的资金支持，促进坪山新区生命健康企业快速成长和发展。

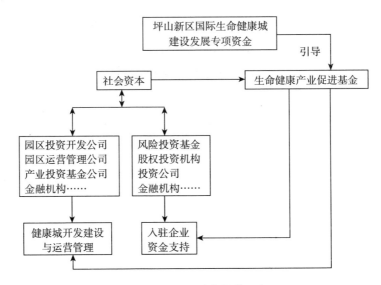

图 3-7 拓宽融资渠道示意

（六）大力推动健康城区与健康社区示范工程

政府应结合坪山新区"智慧城市""织网工程"等重点项目，整合坪山新区医疗卫生数据信息，在健康总部特色产业园内建设统一的"生命健康信息数据云服务平台"。一方面，以建立规范的全民健康档案为抓手，整合坪山新区所有医疗卫生资源，完成医疗、预防、保健数据及管理数据的采集、存储和共享；另一方面，"深圳健康信息数据库"设立规范化的标准接口，为企业生产的生命健康数据采集设备提供服务，从而规范行业标准。通过数据云服务平台的建立，为坪山新区国际生命健康城的建设提供基础。

在坪山新区政府的统一规划和布署下，逐步开展健康社区示范工程项目。建立数字化社区卫生信息系统对接坪山新区统一的生命健康信息数据云服务平台，组织各种形式的健康服务与活动，鼓励和支持企业创新型产品，如"健康亭"、"健康小屋"等在各社区的示范应用。

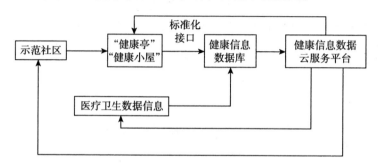

图3-8 健康社区示范工程项目

第四章　借鉴篇

随着大健康产业的迅猛发展，健康服务业的发展尤其引人瞩目。国务院高度重视健康服务业发展，颁发了《关于促进健康服务业发展意见》，明确提出加强医疗卫生服务、健康管理与促进服务、健康保险与保障服务以及养老服务等意见。本篇针对健康服务业中的热点保健服务行业规范化以及深圳健康保险行业创新进行了专项研究。

第一节　深圳健康保险创新发展

健康保险从一诞生就与医疗服务紧密相关。然而，由于业态的差异，健康保险一直作为独立的业态自行发展着，与健康产业的关系似乎仅仅在于金钱的计算与赔付上。随着健康产业的飞速发展，特别是医疗服务的改革与创新，以及健康管理行业的全方位渗透，健康保险机构不仅主动参与了医疗服务的改革与协作，而且正全面加深与健康管理服务的合作，从整体上降低医疗成本，提升健康水平，从而实现健康保险效益最大化。

一、健康保险发展概述

（一）国内外健康保险概念

健康保险即将医疗保险服务作为保险产品提供给社会，是社会医疗保障体系的补充。不同国家对健康保险的定义不同，产品分类也有所不同，体现了健康保险多样化、个性化、专业化的基本特征。

德国健康保险股份公司是目前欧洲最大的商业健康保险公司，他们将健康保险的险种明确定义为："补偿因疾病和意外事故而导致的经济损失的险种。"

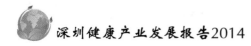

　　德国商业健康保险一般分为医疗费用保险、住院日额津贴保险和收入损失补偿保险（即失能保险）三种类型。医疗费用保险是根据被保险人在门诊、住院时发生的实际费用给付约定比例保险金的保险，根据未参加社会保险人群和已参加社会保险的需求不同又分为医疗费用综合保险和补充性医疗保险。住院日额津贴保险则是当被保险人必须住院时，保险人按照合同约定每天给付定额保险金的保险。收入损失补偿保险要求投保人在投保时必须在职，保险期间有短期的，即只保障当年，更多的是从投保时开始保障到被保险人退休时止，对在该期间内丧失工作能力的被保险人每天支付约定额度保险金，支付期限有的较短，一般为两年，也有的很长，如一直支付至保险合同中约定的退休年龄。从补偿性质上来看，前两类保险主要是补偿被保险人在接受治疗的过程中所需的直接医疗费用支出，而收入损失补偿保险补偿的则是被保险人因健康受损带来的间接经济损失。

　　在美国，健康保险学会的会员资格教材中将健康保险定义为："为被保险人的医疗服务需求提供经济补偿的保险，也包括为因疾病或意外事故导致工作能力丧失所引起的收入损失而提供经济补偿的失能保险。"

　　美国的商业健康保险分为医疗费用保险、补充医疗保险、长期看护医疗保险、伤残失能保险和管理式医疗保险五类。医疗费用保险主要保障被保险人包括门诊、住院方面的基本医疗支出。补充医疗保险是为医疗费用保险所设置的免赔额、按比例自付部分、最高限额以上的费用及除外责任（如牙科治疗）提供保障的险种。另外，对约定疾病按保额支付保险金的险种（如重大疾病保险）也被归入了补充医疗保险中。长期看护医疗保险是一种为失去自理能力者提供的保障。当被保险人因意外或疾病丧失自理能力时，保险公司将为其补偿因雇人照看、护理导致的费用支出。伤残失能保险保障的内容与德国健康保险股份公司所称收入损失补偿保险完全相同。管理式医疗保险属于一类比较特殊的保险，其保障的内容比较全面，甚至包括了免疫注射、体检等方面的内容。该类计划的提供者主要通过联合众多医院形成医院网络，与保险公司合作或自身经营健康保险来为其参加者进行医疗管理。

　　日本没有对单独的健康保险进行定义，而是用"第三领域"的概念将健康保险包含其中。日本的《保险业法》中"第三领域"是指"约定对意外伤害和疾病给付一定金额的保险金，并对由此产生的该当事人受到的损害予以补偿，收取保险费的保险"。

根据该定义，常规意义上的意外伤害保险和健康保险都被包含其中，去除意外伤害保险部分的险种，健康保险共分为门诊保险、住院保险、疾病医疗保险、护理保障保险和收入补偿保险五类。门诊保险和住院保险是根据就诊方式的不同进行区分的；对约定疾病按保额支付保险金的险种（如重大疾病保险）单独作为一类被称为疾病医疗保险；而护理保障保险和收入补偿保险与美国健康保险学会所称的长期看护医疗保险、伤残失能保险是同一概念。

我国对健康保险的基本定义是"以被保险人的身体为保险标的，保证被保险人在疾病或意外事故所致伤害时的费用或损失获得补偿的一种人身保险"。根据中国保险监督管理委员会2000年所发的42号文将健康保险按保险责任分为疾病保险、医疗保险、收入保障保险三个类别。疾病保险是指以疾病为给付条件的保险；医疗保险是指以约定的医疗费用为给付条件的保险；收入保障保险是指以因意外伤害、疾病导致收入中断或减少为给付保险金条件的保险。

一般来说，健康保险有三个共性特征：第一，以人的身体为保险标的；第二，保障的是被保险人因意外或疾病受到的健康方面的损害；第三，补偿相应的直接和间接的经济损失。而产品类型基本就是保障门诊费用支出的保险，根据住院费用按比例补偿住院支出的费用型保险，根据住院天数补偿住院支出的定额型保险，以发生约定疾病作为给付条件的保险，保障失能者收入损失的保险和保障需护理者的护理费用支出的保险，不同地区根据其自身的政策和制度进行了不同的合并与归类。

（二）我国健康保险业发展概述

我国健康保险是从1982年开始出现，经历了萌芽、初步探索发展、快速发展、专业化发展的四个阶段。

第一阶段（1980—1988年）：萌芽阶段。中国的保险市场只有中国人民保险公司一家，这是计划经济模式下的独家垄断阶段，由于没有竞争，保险保障产品和服务都十分有限。

第二阶段（1988—1992年）：初步探索发展阶段。中国平安保险公司成立，这是我国第一家股份制保险公司，标志着保险垄断时代的终结，具有划时代的意义。由于股份制保险公司的特殊机制，保险业从简单的提供保险产品逐步向提供产品并同时提供服务的阶段过渡，中国的保险业市场引入了竞争，注入了活力。

第三阶段（1992—2001年）：快速发展阶段。外资开始进入中国保险市场。1992年美国友邦保险公司进入上海市场，它带来了全新的寿险营销制度，它通过一对一的服务，使客户更直接地认识了保险，这种亲和人性的营销方式极大地促进中国保险市场产品及服务的全面提升。客户在购买产品的同时，体验了服务，并认识了附加在产品和服务里面的个人及家庭财务管理理念、风险管理理念等。外资进入后，中国的保险业市场逐步向国际化靠拢。过去中国保险业一家独大，产品单一，服务滞后，利益方主要就是保险公司。中外保险公司角逐于中国市场后，中国保险业市场的发展向着国际化、个性化、多样化、法制化、专业化的阶段迈进。股份制保险公司的数量逐步增多，市场竞争加大，在这样的市场环境下，催生了法律法规及相关的制度建设，政府监管的部门也应运而生。1995年中国第一部保险法诞生，1998年11月18日国家第一个专门的保险管理监督机构成立。

第四阶段（2011年至今，中国加入WTO之后）：专业发展阶段。保险市场对外全面开放，中国保险市场成为国际保险商们关注的新兴市场。目前，世界上排名前100位的国际保险公司中有80%的公司将中国市场的开拓列入发展计划中，已有150家保险公司在中国设立了200多个代表处，2013年全国商业健康保险保费达到1123亿元，到2014年，健康险保费累计已达1587亿元。世界保险巨头都清楚地知道，中国作为世界第二大经济体，保险市场为他们预留了很大的利润想象空间，未来的市场发展潜力巨大。

在保险行业分类的人身保险品种中，健康险的比重逐年上升。根据中国保险监督管理委员会发布的2014年保险业经营情况表（见表4-1），与2013年发展情况比较显示，2013年健康险保费占比只为人身险总保费的10%，至2014年这个比例上升到12%，同比增长41.27%，明显高于寿险和人身意外伤害险的增长速度，说明我国商业健康保险已处于快速发展的上升阶段。2013—2014年我国人身保险费额及构成（见表4-2）。

表 4-1 2014 年保险业经营情况 （金额单位：万元）

原保险保费收入	202348105.8
1. 财产险	72033761.12
2. 人身险	130314344.7
（1）寿险	109016899.8
（2）健康险	15871785.71
（3）人身意外伤害险	5425659.2
人身保险公司保户投资款新增交费	39167542.44
人身保险公司投连险独立账户新增交费	2894978.55
养老保险公司企业年金缴费	6067598.89
原保险赔付支出	72162124.6
1. 财产险	37882124.7
2. 人身险	34279999.89
（1）寿险	27284267.23
（2）健康险	5711551.87
（3）人身意外伤害险	1284180.79
业务及管理费	27957924
银行存款	252334393.3
投资	669974117.8
资产总额	1015914713
养老保险公司企业年金受托管理资产	31599422.28
养老保险公司企业年金投资管理资产	28578899.31

资料来源：中国保险监督管理委员会。

表 4-2 2013—2014 年我国人身保险费额及构成

（金额单位：万元）

保险品种	2013 年		2014 年		同比增长（%）
	保费总额	占比（%）	保费总额	占比（%）	
健康险	11234960.47	10.20	15871785.71	12.18	41.27
人身意外伤害险	4613422.77	4.20	5425659.20	4.16	17.61
寿险	94251414.16	85.60	109016899.80	83.66	15.67
合计	110099797.40		130314344.70		

注：数据截至 2014 年 8 月。

资料来源：中国保险监督管理委员会。

在全国各地区保险收入中，北京、广东、山东、江苏、上海等地区的健康险收入名列前五。显然，这一现象与这些地区发达的经济水平直接关联。2014年全国各地区保险费收入情况见表4－3。

表4－3 2014年全国各地区保险费收入情况 （金额单位：万元）

省、市、自治区	合计	财产保险	寿险	意外险	健康险
北京	12072445.21	3147587.01	7086897.61	346354.29	1491606.30
广东	17929706.20	5899952.16	10141832.34	488970.04	1398951.66
山东	12517876.43	4265121.03	6804497.95	283401.18	1164856.27
江苏	16837634.63	6062942.38	9167226.10	484720.50	1122745.65
上海	9867457.18	3203568.33	5456044.17	383265.40	824579.28
河南	10360814.19	2783822.33	6598833.93	187660.83	790497.10
四川	10606332.41	3717618.26	5836086.6	297729.53	754898.02
浙江	10510780.48	4729063.75	4825271.63	299178.25	657266.85
河北	9319384.38	3567180.64	4935865.02	196402.83	619935.89
湖北	7002261.06	2045518.43	4215125.70	185211.01	556405.92
福建	5546059.83	1821864.88	3033882.37	161221.67	529090.91
安徽	5722917.95	2414468.99	2744226.90	112132.03	452090.03
湖南	5877284.52	2112733.39	3169955.61	159596.00	434999.52
深圳	5486631.81	2069536.64	2829065.66	173167.11	414862.4
辽宁	5577005.59	1874177.13	3190824.24	110484.96	401519.26
陕西	4767514.65	1600037.96	2664835.66	117523.77	385117.26
云南	3759882.20	1772628.65	1476562.61	142128.29	368562.65
新疆	3174099.59	1316282.89	1412274.53	122357.90	323184.27
重庆	4072587.70	1388691.98	2229370.84	158150.00	296374.88
黑龙江	5070910.34	1220309.10	3467931.55	86761.45	295908.24
江西	4003663.98	1387454.31	2226033.68	94800.10	295375.89
山西	4653745.51	1560273.78	2719221.01	87207.45	287043.27
天津	3177501.33	1088705.28	1745102.60	65842.79	277850.66
广西	3132999.56	1306241.97	1437852.73	129918.36	258986.50
吉林	3300005.01	1076632.54	1918905.37	52620.29	251846.81
内蒙古	3139692.26	1382603.22	1444365.13	70976.29	241747.62
大连	1992747.5	718640.96	1071420.22	44456.96	158229.36
甘肃	2084377.16	799951.94	1064391.88	63441.02	156592.32
青岛	2031420.61	881200.83	950402.69	48836.98	150980.11
贵州	2130624.1	1124342.67	788900.08	85600.87	131780.48
厦门	1312113.17	570810.27	605371.99	40797.78	95133.13

省、市、自治区	合计	财产保险	寿险	意外险	健康险
宁夏	839180.28	363683.54	360504.48	24097.52	90894.74
宁波	2069802.07	1115660.87	814451.37	55163.23	84526.60
青海	460890.54	229942.95	165703.23	15515.70	49728.66
海南	851454.75	378258.67	405451.56	23545.42	44199.10
西藏	127557.26	90100.91	10916.67	14714.28	11825.40
集团、总公司本级	960744.37	946150.48	1294.01	11707.14	1592.74
全国合计	202348105.80	72033761.12	109016899.8	5425659.20	15871785.71

资料来源：中国保险监督管理委员会。

目前，国内 100 余家保险公司中都开展有商业健康保险业务。其中，专业经营健康险的保险公司有 4 家，包括平安健康保险股份有限公司、中国人民健康保险股份有限公司、昆仑健康保险股份有限公司、和谐健康保险股份有限公司。另外，太保安联健康保险股份有限公司也于 2014 年底成立，相关业务正在筹建中。2013 年我国四大专业健康保险公司在专业健康保险市场所占比例如图 4 - 1 所示。

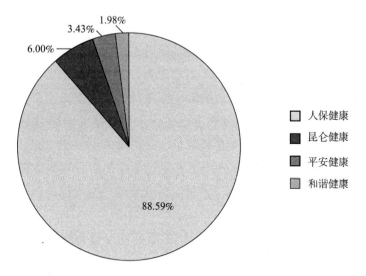

图 4 - 1　2013 年我国四大专业健康保险公司在专业健康保险市场所占比例

资料来源：中国保险监督管理委员会。

（三）国务院加快发展商业健康保险政策解读

近年来，我国政府更加重视健康保险在推进社会保障制度完善、满足

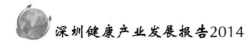

不同层次健康保险需求及稳定社会发展方面的重要作用，积极推进商业健康保险的改革与发展。

2013 年 9 月 28 日，国务院发布了《关于促进健康服务业发展的若干意见》（国发〔2013〕40 号），将健康保险纳入健康服务业，要求坚持深化改革、创新发展，强化科技支撑，拓展服务范围，鼓励发展新型业态，提升健康服务规范化、专业化水平，建立符合国情、可持续发展的健康服务业体制机制。在发展目标上，要求进一步完善健康保险服务，要求商业健康保险产品更加丰富，参保人数大幅增加，商业健康保险支出占卫生总费用的比重大幅提高，形成较为完善的健康保险机制。具体包括：第一，丰富商业健康保险产品。在完善基本医疗保障制度、稳步提高基本医疗保障水平的基础上，鼓励商业保险公司提供多样化、多层次、规范化的产品和服务。鼓励发展与基本医疗保险相衔接的商业健康保险，推进商业保险公司承办城乡居民大病保险，扩大人群覆盖面。积极开发长期护理商业险以及与健康管理、养老等服务相关的商业健康保险产品。推行医疗责任保险、医疗意外保险等多种形式医疗执业保险。第二，发展多样化健康保险服务。建立商业保险公司与医疗、体检、护理等机构合作的机制，加强对医疗行为的监督和对医疗费用的控制，促进医疗服务行为规范化，为参保人提供健康风险评估、健康风险干预等服务，并在此基础上探索健康管理组织等新型组织形式。鼓励以政府购买服务的方式委托具有资质的商业保险机构开展各类医疗保险经办服务。还要求借鉴国外经验并结合我国国情，健全完善与健康保险有关税收政策。

2014 年 11 月，国务院办公厅又下发《关于加快发展商业健康保险的若干意见》（以下简称《意见》），对加快发展商业健康保险提出了更加具体的意见和措施。

《意见》明确规定，商业健康保险是由商业保险机构对因健康原因和医疗行为导致的损失给付保险金的保险，主要包括医疗保险、疾病保险、失能收入损失保险、护理保险以及相关的医疗意外保险、医疗责任保险等。要求加快发展商业健康保险，有利于与基本医疗保险衔接互补、形成合力，夯实多层次医疗保障体系，满足人民群众多样化的健康保障需求；有利于促进健康服务业发展，增加医疗卫生服务资源供给，推动健全医疗卫生服务体系；有利于处理好政府和市场的关系，提升医疗保障服务效率和质量；有利于创新医疗卫生治理体制，提升医疗卫生治理能力现代化水平；有利于稳增长、促改革、调结构、惠民生。《意见》确立了发展目标，即到 2020 年，基本建立市场体系完备、产品形态丰富、经营诚信规范的现代商业健康保险服务业。实现商业健康保险运行机制较为完善、服务能力明显提升、服务领域更加广泛、投保人数大幅增加，商业健康保险赔付支出占卫生总费用的比重显著提高。具体措施是：在扩大商业健康保险供给方面，包括丰富商业健康保险产品，提高医疗执业保险覆盖面，支持健康产业科技创新；在推动完善医疗保障服务体系方面，包括全面推进并规范商业保险机构承办城乡居民大病保险，稳步推进商业保险机构参与各类医疗保险经办服务，完善商业保险机构和医疗卫生机构合作机制；在提升管理和服务水平方面，包括加强管理制度建设，切实提升专业服务能力，努力提供优质服务，提升信息化建设水平，加强监督管理等；在完善发展商业健康保险的支持政策方面，包括加强组织领导和部门协同、引导投资健康服务产业、完善财政税收等支持政策和营造良好的社会氛围。

以上政策成为今后一定时期内我国商业健康保险改革发展的重要依据，也是深圳深化商业健康保险改革、创新发展的重要指引。

二、深圳健康保险产业发展状况

深圳健康保险产业的发展在全国保险业中具有独特而重要的地位。从某种角度讲，它是我国保险业改革开放的"窗口"和"试验田"，许多改革创新的措施与方法都是在这里实验成功之后推向全国的，为我国保险业的发展注入了源源不断的生机和活力。随着大健康产业如火如荼的发展，深圳生命健康产业的发展更是走在了全国前列，作为保险业的重要组成部分，深圳的健康保险虽自身仍处在探索发展的重要阶段，但对其他城市仍起到了引领示范作用。创新性地发展深圳健康保险业，对推动我国生命健康产业创新发展将发挥重要作用。

（一）深圳健康保险业发展历程

虽然健康保险纳入现代健康服务业范畴，但从保险业的角度来说，健康保险一直是保险业的一个重要组成部分，划归人身保险细类。因此，深圳保险业的发展历程，正是深圳健康保险业发展的历程。

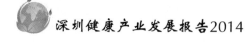

深圳保险业的发展在中国保险业的历史上占据着重要的地位。深圳的商业保险，起始于1951年6月，中国人民保险公司（以下简称"人保"）在中国人民银行宝安县支行设立保险代理处，同年11月代理处改为宝安县办事处。1953年11月，人保广东省分公司将该办事处升格为宝安县支公司。1958年停办国内保险业务，机构被撤销。在我国进入改革开放的新时期后，深圳保险业的恢复与发展，大体上与深圳35年来三个历史发展阶段同步。

（1）第一阶段：恢复时期（1980—1992年）

1979年11月，人保广东省分公司在深圳设立支公司，1980年全市累计保险业务收入28.7万元。1984年2月，人保深圳支公司升格为深圳分公司。同年7月，根据市政府《关于分设人民银行、工商银行有关问题的通知》（市府〔1984〕86号），人保深圳分公司从人民银行分设出来，成为独立的经济实体。

1988年3月，人保深圳分公司出资100万元注册成立了中国人寿保险股份有限公司深圳分公司，行使人保深圳分公司的人身险业务管理职能，成为全国首家专业性寿险公司。1992年6月，平安保险公司改制为中国平安保险公司，由地方性公司拓展为全国性综合保险公司。1992年12月，中国太平洋保险公司（以下简称"太保"）在深圳设立分公司，标志着深圳保险业"三足鼎立"新格局的形成。到1992年末，全市累计实现保险业务收入16.71亿元。

（2）第二阶段：跨越发展期（1993—2000年）

1993年4月，深圳平安人寿保险公司成立，同年7月签发了深圳市第一份个人寿险保单，成为中国民族保险业的第一份个人寿险保单。1996年，人保投资的寿险公司实行专业化经营改制，分别组建中国人民保险公司深圳分公司和中国人寿保险公司深圳分公司，迈出了国有独资保险公司开始商业化、专业化的重要一步，保险公司专业化改革更加深入。2000年1月，美国国际集团下属的美国友邦保险公司和美亚保险公司两家外资保险深圳分公司正式开业。截至2000年底，深圳已有保险总公司2家，经营性保险分公司10家。至此，深圳保险市场体系基本建立，直接保险公司、再保险公司和保险中介公司等市场要素比较齐全，市场主体的多元化格局已经形成。

（3）第三阶段：稳定增长期（2001—2005 年）

在深圳保险业发展的第二阶段后期，曾经出现过年度总保费收入连续三年徘徊在 30 多亿元的时期。但在 2000 年以后，进入每年保费收入跨上一个 10 亿元新台阶的阶段。2001 年全市保费收入跃上 50 亿元台阶，2002 年跃上 60 亿台阶，2003 年跃上 70 亿元台阶，2004 年跨过 80 亿元，直接跃上 90 亿元台阶，而在 2005 年取得突破性发展，全年总保费收入首次突破 100 亿元，达到 106.41 亿元。特别是在深圳市市委、市政府提出建设区域金融中心目标后，保险业发展进入了一个持续稳定增长期。

（4）第四阶段：创新发展期（2006—2014 年）

2006 年深圳保险创新发展试验区建立，同时深圳市市政府出台了《关于加快保险业改革发展建设全国保险创新发展试验区的若干意见》（深府〔2006〕154 号），该意见积极贯彻落实国务院《关于保险业改革发展的若干意见》（国发〔2006〕23 号），这时保险业已在深圳经济社会发展中发挥着重要的作用，逐步成为支持经济建设的重要力量。2010 年，中国保监会和深圳市政府签署《中国保险监督管理委员会、深圳市人民政府关于深圳保险创新发展试验区建设的合作备忘录》，该备忘录的签署进一步明确了深圳保险创新发展试验区的发展方向。其中该备忘录明确了深圳保险业下一步将在商业保险机构投资领域开展改革创新。2011 年深圳保监局印发了《深圳保险业发展"十二五"规划纲要》，该纲要目的是继续引领深圳保险业持续健康快速发展，推动深圳保险创新发展试验区建设迈上新台阶，高起点、高标准地打造深圳区域金融中心。

2014 年 8 月，《国务院关于加快发展现代保险服务业的若干意见》（"新国十条"）发布，为保险业发展带来历史性机遇；11 月，《国务院办公厅关于发展商业健康保险的若干意见》出台，为我国商业健康保险的发展作出顶层设计，同时也预示着深圳健康保险业发展迎来新纪元。

深圳保险业恢复、发展和创新这 35 年来的历程，是特区经济金融发展史在保险业的缩影。良好的宏观经济形势为深圳保险业的发展提供了极其有利的外部环境，有力地推动了保险业的快速发展，深圳保险业 35 年来的年平均增长速度达到 50% 左右。保险业的各项体制改革、经营主体数量的增加以及业务的快速增长等都充分表明深圳保险业开始走向成熟，市场经济因素开始发挥主导作用，市场运作开始与国际保险市场规则接轨，标志着深圳已经成为国内保险业比较发达的地区之一。

（二）深圳健康保险发展情况

正如中国保监会吴定富主席所说："深圳保险业是我国保险业发展的前沿阵地"，深圳保险经历了长达60多年的不断创新与发展，取得了瞩目的成绩，保险业和健康保险业发展情况均优于全国。

截至2014年，深圳共有保险公司法人机构20家，各类保险经营主体68家，经营健康保险的深圳分公司有35家，保险公司法人机构资产总额达2.45万亿元，继续位居全国第二。2014年，深圳保险市场累计实现原保险保费收入548.66亿元，同比增长17.04%。赔付支出155.76亿元，同比增长24.42%。其中寿险公司保费收入332.93亿元，同比增长15.21%，增速较2013年同期下降4.52个百分点。健康险保费收入41.49亿元，同比增长38.93%，也是近几年增速最快的一年。

1. 深圳保险公司基本情况

目前在中国保险监督管理委员会深圳监管局上登记经营健康保险的深圳分公司有35家企业。其中，12家外资企业，23家中资企业。而专业经营健康保险的企业是近几年新成立的中资企业，仅有3家，具体见表4-4。

表4-4　深圳市保险经营主体（排名不分先后）

序号	企业名称	资本结构	备注
1	中国太平洋人寿保险股份有限公司深圳分公司	中资	
2	中国平安人寿保险股份有限公司深圳分公司	中资	
3	泰康人寿保险股份有限公司深圳分公司	中资	
4	中国人寿保险股份有限公司深圳分公司	中资	
5	太平人寿保险有限公司深圳分公司	中资	
6	中国人民健康保险股份有限公司深圳分公司	中资	专业经营健康保险
7	富德生命人寿保险股份有限公司深圳分公司	中资	
8	平安养老保险股份有限公司深圳分公司	中资	
9	中国人民人寿保险股份有限公司深圳市分公司	中资	
10	幸福人寿保险股份有限公司深圳分公司	中资	
11	太平养老保险股份有限公司深圳分公司	中资	
12	光大永明人寿保险有限公司深圳分公司	中资	

序号	企业名称	资本结构	备注
13	和谐健康保险股份有限公司深圳分公司	中资	专业经营健康保险
14	阳光人寿保险股份有限公司深圳分公司	中资	
15	建信人寿保险有限公司深圳分公司	中资	
16	国华人寿保险股份有限公司深圳分公司	中资	
17	新华人寿保险股份有限公司深圳分公司	中资	
18	华夏人寿保险股份有限公司深圳分公司	中资	
19	信泰人寿保险股份有限公司深圳分公司	中资	
20	泰康养老保险股份有限公司深圳分公司	中资	
21	中融人寿保险股份有限公司深圳分公司	中资	
22	前海人寿保险股份有限公司深圳分公司	中资	
23	珠江人寿保险股份有限公司深圳分公司	中资	
24	友邦保险有限公司深圳分公司	外资	
25	中英人寿保险有限公司广东分公司深圳营销服务部	外资	
26	中德安联人寿保险有限公司深圳分公司	外资	
27	工银安盛人寿保险有限公司广东分公司深圳营销服务部	外资	
28	信诚人寿保险有限公司深圳分公司	外资	
29	中意人寿保险有限公司深圳分公司	外资	
30	海康人寿保险有限公司广东分公司深圳营销服务部	外资	
31	中宏人寿保险有限公司深圳分公司	外资	
32	瑞泰人寿保险有限公司广东分公司深圳营销服务部	外资	
33	平安健康保险股份有限公司深圳分公司	外资	专业经营健康保险
34	中美联泰大都会人寿保险有限公司深圳中心支公司	外资	
35	招商信诺人寿保险有限公司深圳分公司	外资	

资料来源：自行整理。

据调查显示，深圳市经营健康险的企业多数为早年入驻深圳的外资"元老企业"和最近几年兴起的中资企业。从这 35 家经营健康险的企业的成立时间来看，成立成立 1～3 年的企业占比为 42.86%，成立 3～5 年的企业占比为 2.86%，成立 5～10 年的企业占比为 37.14%，成立 10 年以上的企业占比为 17.14%，如图 4－2 所示。

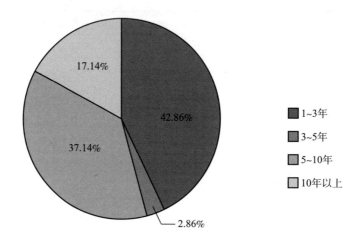

图 4 - 2　深圳经营健康险企业成立时间分布

资料来源：自行整理。

深圳市 3 家专业经营健康保险的公司分别是中国人民健康保险深圳分公司、平安健康保险深圳分公司、和谐健康保险深圳分公司。这 3 家公司健康险的保费收入在 2014 年末仅有 2.11 亿元，占深圳健康险总保费收入的 5.1%，其余 95% 的保费收入则是由深圳其他各大寿险公司附加经营的健康险保费收入所贡献。2014 年前 8 个月我国健康险保费累计为 1113 亿元，这 3 家公司累计的健康险保费收入为 55.05 亿元，占全国健康险总保费收入的 4.95%，说明深圳专业经营健康险的公司尚处于发展初期阶段。

2. 深圳保险公司健康险经营情况

从某种意义上讲，健康保险保费收入可以看成是健康保险需求的量化指标。研究表明，深圳健康保险收入情况发展速度较快。深圳健康保险保费规模从 2006 年 9.24 亿元增长到 2014 年 41.49 亿元，8 年内增长了 4 倍，年均增长速度达到 22%（如图 4 - 3 所示）。深圳健康保险保费收入占人身保险保费收入的均值在 9.84% 左右，而成熟的保险市场中该比例一般会达到 30% 左右。2012 年，寿险业务明显大幅下降，商业健康保险的收费收入甚至领先于寿险业务。究其原因，一方面，基于国家宏观政策的鼓励和扶持导向；另一方面，公众需求激增引发的保险业务结构的战略调整。从近几年的整体发展趋势来看，随着深圳开拓者一代老龄化问题的加重，健康保险的发展规模与民众健康保障需求之间还存在很大的差距。

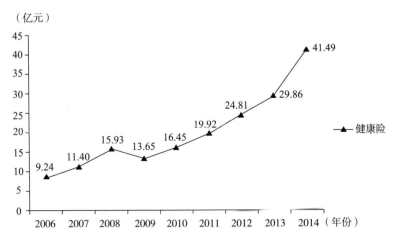

图 4 - 3　2006—2014 年深圳健康险保费收入情况

资料来源：中国保监会深圳保监局。

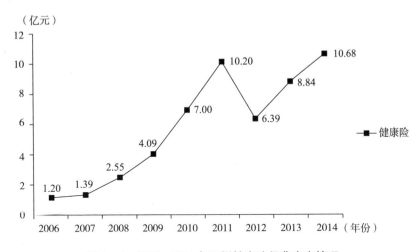

图 4 - 4　2006—2014 年深圳健康险保费支出情况

资料来源：中国保监会深圳保监局。

　　图 4 - 6 可以看出深圳健康险的历年赔付率在 10% ~ 50%，比起美国健康险超过 80% 的赔付率来说，并不算高。由于我国健康险的经营管理费用高，保险公司对健康险的经营热情不高。有数据统计显示，我国健康险的管理费用占保费收入之比高达 40% ~ 50%，而美国健康险管理费用的这一比例只有 10% ~ 5%。相比之下，深圳经营健康险的保险公司必须不断

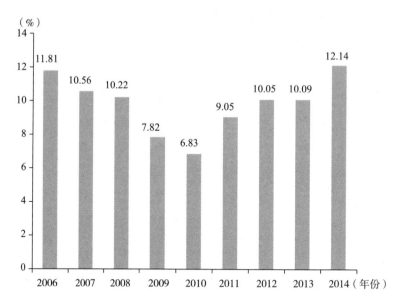

图 4 - 5　2006—2014 年深圳市健康保险收入占寿险保费收入的比例

资料来源：中国保监会深圳保监局。

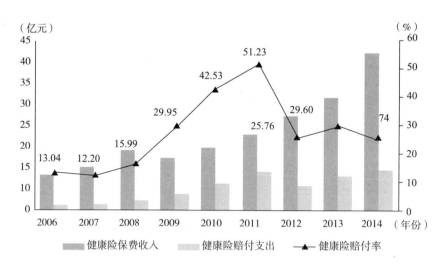

图 4 - 6　2006—2014 年深圳市健康保险赔付率

资料来源：中国保监会深圳保监局。

提高自身的经营管理水平，降低管理费用，才是健康险未来发展的正确
道路。

3. 深圳保险密度对比分析

保险密度，即是平均到每一个人身上的保费，它可以在一定程度上反映居民的保险消费意识，同样也可以反映保险在国民经济中的地位和保险行业的发展情况。瑞士再保险 Sigma 报告数据显示，2013 年，全球市场人均保险支出为 652 美元/人，发达市场人均保险支出为 3621 美元/人。其中，同是保费收入大国的美国、日本、英国和法国 2013 年的保险密度分别为 3979 美元/人、4207 美元/人、4561 美元/人和 3736 美元/人，而我国保险密度到 2014 年也才仅为 237.2 美元/人，相差 20 倍。

对比深圳各保险密度而言，寿险保险密度与总保险密度呈现基本一致的变化，而意外伤害险和健康险保险密度相对而言，其增长缓慢得多。2006—2013 年，深圳健康保险密度由 106.03 元/人增长到 280.95 元/人，其增长不足 3 倍。从增长变化的历程来看，深圳健康险保险密度在 2009 年出现小幅负增长后又明显反弹，2010 年之后的年增长率明显高于之前，280.95 元/人的健康险保费支出，与近年来深圳居民就医持续上涨的医疗费用形成了鲜明对比。而且这与深圳保险业快速发展的趋势不成比例，存在明显的滞后，市场未能有效开发，深圳的健康险市场有进一步发展的巨大空间。2006—2013 年深圳各险种保险密度对比情况如图 4-7 所示。

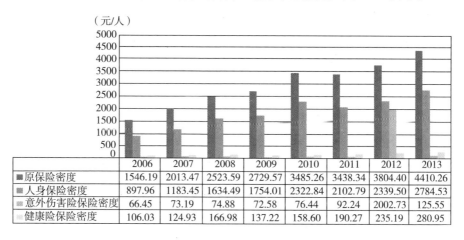

（元/人）

	2006	2007	2008	2009	2010	2011	2012	2013
■原保险密度	1546.19	2013.47	2523.59	2729.57	3485.26	3438.34	3804.40	4410.26
■人身保险密度	897.96	1183.45	1634.49	1754.01	2322.84	2102.79	2339.50	2784.53
■意外伤害险保险密度	66.45	73.19	74.88	72.58	76.44	92.24	2002.73	125.55
健康险保险密度	106.03	124.93	166.98	137.22	158.60	190.27	235.19	280.95

图 4-7　2006—2013 年深圳各险种保险密度对比

从保险市场与保险密度来看，深圳市场密度和北京、上海差不多，但健康保险密度却是最低的。对比 2013 年深圳、北京、上海这三个政治经济发达的城市的健康险密度，北京和深圳的保险市场密度相差不大，但是健康保险密度却比深圳高近70%。而上海的保险市场密度是最低的，比深圳低近1/3，但健康险密度和深圳一样水平。比较这三个发展迅速的国际化大城市相关情况（见表4-5），深圳的健康险密度处在末位。

表4-5　三大城市保险密度对比　　　　　　　（单位：元/人）

地区	2013年原保险密度	2013年健康险保险密度
北京	4702.31	499.69
上海	3401.15	280.94
深圳	4410.26	280.95

4. 深圳保险深度对比分析

保险深度是指在一定时期（通常为一年内），该国保险保费收入占同时期该国GDP的比重。保险深度衡量保险业在该国国民经济中的地位，它不仅取决于该国国民经济的发展水平，同时还取决于该国保险业的发展情况。

根据瑞士再保险Sigma报告数据显示，2013年全球市场保险深度为6.3%，美国、日本、英国和法国2013年的保险深度分别为7.5%、11.1%、11.5%、9.0%，而我国的保险深度在2014年仅为3.18%，深圳2013年的保险深度为3.23%，略高于国家水平。深圳保险业的发展虽然走在全国前列，但是同发达国家水平相比差距太大。

图4-8显示的是2006—2013年深圳保险行业中原保险、人身险、意外伤害险和健康险的保险深度对比情况。其中，人身险保险深度与深圳保险行业整体的保险深度变化一致，在2010年达到最高点2.51%，之后到2013年持续平稳下降，这种下降状态也反映了人身险市场的滞后性与产品结构的不合理性。健康保险市场作为一个发展时间较短的新兴市场，其本身的发展必然会受到多方面的影响，其中也不乏会受到人身险市场和整个保险市场环境的影响。2006—2013年健康险保险深度的表现则处于一种平稳的状态，历年来的保险深度均呈持平状态，一直在0.20%水平上下徘徊。健康险在整个国民经济中的地位并没有得到提高，这与整个保险市场的较高位水平不符。

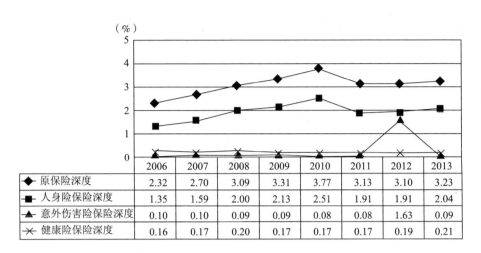

	2006	2007	2008	2009	2010	2011	2012	2013
◆ 原保险深度	2.32	2.70	3.09	3.31	3.77	3.13	3.10	3.23
■ 人身险保险深度	1.35	1.59	2.00	2.13	2.51	1.91	1.91	2.04
▲ 意外伤害险保险深度	0.10	0.10	0.09	0.09	0.08	0.08	1.63	0.09
✕ 健康险保险深度	0.16	0.17	0.20	0.17	0.17	0.17	0.19	0.21

图 4－8 2006—2013 年深圳各险种保险深度对比

5. 深圳健康险市场发展情况

调查统计深圳健康险以及人身险市场 2013 年发展情况，发现如下特征：

在渠道结构方面，深圳保险公司个人代理业务保持平稳增长，占比超过 50%，银邮代理占比 40%，其他渠道占比不到 10%。其中电话销售、网络销售等新型渠道业务发展迅速，保费收入已占到公司直销渠道 50%，占保费总量的比例接近 3%。

在缴费结构方面，深圳市保险公司新单和续期业务同时保持了较快增长，增速分别达到 17.86% 和 21.04%。其中，新单期缴占比 38.60%，较全国平均水平高出 9.17 个百分点，但较 2012 年同期下降 1.92 个百分点。反映了业务品质的主要指标有所下滑，业务结构调整任重而道远，标准保费同比增长 10.62%；10 年期以及以上期缴占比 46.36%，同比下降 2.22 个百分点，低于全国 11.31 个百分点。

在人身险赔付支出方面，深圳寿险公司累计赔款和给付支出 32.89 亿元，同比增长 30.11%。其中，赔款支出 5.22 亿元，同比增长 13.66%；死伤医疗给付 4.09 亿元，同比增长 35.19%；满期给付 17.42 亿元，同比上升 45.85%；年金给付 6.17 亿元，同比增长 7.76%。满期给付增速较快，但低于全国平均水平 14 个百分点。

在退保金方面，2013 年深圳市寿险公司累计退保金 22.20 亿元，同比

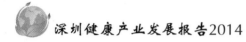

增长 37.10%，退保率为 2.17%，较全国水平低 1.31 个百分点。

分析市场集中度发现，2013 年深圳市平安、国寿、太平的市场份额位居前 3，份额合计达 57.3%，较 2013 年下降 1 个百分点，市场集中度进一步下降。其中，平安、太平的市场份额分别同比上升 0.1 个、1.25 个百分点，国寿同比下降 1.35 个百分点。中小公司业务发展出现分化，太平、前海、新华等公司业务增速都超过 50%，建信、工银安盛以及招商信诺等银行系保险公司增幅超过 100%，而个别公司受制于公司调整，业务出现一定程度的下滑。

在健康险产品品种上，深圳市场上只有人保健康、平安、国寿、昆仑等少数几家大型保险公司和专业的健康保险公司拥有以主险形式的重大疾病住院费用和住院补贴个险产品，一般都对这些主险辅以附加性的住院类、手术类和意外医疗类产品。其他一些保险公司的健康保险产品大多属于附加型产品，相对来说，团体健康保险类型比较灵活，目前主要有团队门/急诊费用医疗保险、团体住院费用医疗保险、团体住院补贴医疗保险、团队重大疾病保险和团体疾病医疗保险、女性生育健康保险等。高额补充医疗保险、农村医疗保险、基金管理或第三方管理这些险种。虽然较多公司已经开发，但实际操作中只是处于起步阶段，还不是市场中的主要产品。

在保险业人力资源方面，根据对深圳保险业人力资源调研发现，保险行业中男性从业人员所占比例为 55.68%，与银行业相似，但保险业中营销人员所占比重为 47.7%。深圳保险从业人员队伍庞大，但依然不能满足需求，尤其是高素质人才匮乏，从业人员的技术水平和文化层次需要提高。保险业是人才流动最频繁的金融机构，人才争夺和流动频繁的现象尤其严重。这不但增加了保险机构的经营成本，而且增加了金融机构的风险，影响到客户服务的水准。

三、深圳健康保险产品与服务创新发展探索

在我国，健康保险的研究和开发设计多数是建立在仿制人寿产品的基础上，体现不出健康保险产品的专业化和独特性。在"新常态"中，健康保险服务业在产品与服务模式上也须紧跟社会发展要求创新发展，积极变革才能顺应时代发展需求。

（一）健康保险产品创新发展探索

我国商业健康保险的品种相对单一，已经不能满足时代发展的要求，开发适应不同需要的健康保险产品，丰富健康保险品种，亦成为市场的强烈要求。

随着全球医疗费用的普遍上涨，商业健康保险保费也不断上涨，健康保险产品购买人数因保费上涨受到限制，国外商业保险公司针对此种现象将产品开发方向进行了调整，主要向降低保费、减少保险责任、使产品品牌更加向基础化的方向靠拢。美国的商业健康保险涵盖了长期护理保险产品、失能收入保险产品和医疗费用保险产品。这些产品的保障范围非常广泛，既涵盖了常规的保障服务，例如急诊保障、住院保障、全科医生诊疗保障等，又提供了非常规的医疗保障服务，如牙科、处方药、眼科治疗、体检，有的州甚至还提供妇产科、精神健康治疗、理疗、家庭治疗和护理保障等服务，这些长期护理保险的开发都给了我们有益的启示。

深圳商业健康保险正处于发展阶段，在健康保险产品开发设计上更应该吸收国外经验，将产品功能定位为基础化和服务专项疾病的保障产品。目前，深圳市场上的健康保险产品，只有人保健康、平安、国寿等少数几家大型保险公司和专业健康保险公司拥有以主险形式的住院费用和住院补贴个险产品，一般都对这些主险辅之附加型的住院类、手术类和意外医疗类产品，其他一些保险公司的健康保险产品大多属于附加型产品。相对来说，团体健康保险产品类型比较灵活，目前主要有团体门/急诊费用医疗保险、团体住院费用医疗保险、团体住院补贴医疗保险、团体重大疾病保险和团体疾病医疗保险、女性和生育健康保险等。高额补充医疗保险、农村医疗保险、基金管理或第三方管理这些险种虽然较多公司已经开发，但在实际操作中只是处于起步阶段，还不是市场中的主要产品。

健康保险产品是为医疗健康服务，因此还应该紧紧围绕市场疾病来设计。通过深圳 2013 年的疾病谱可以看到，35～60 岁，恶性肿瘤、心脏病、损伤和中毒占死亡人数构成比例的 70% 以上，60 岁以上的居民，前三位死亡比例较大的疾病是恶性肿瘤、心脏病和脑血管病。因此健康保险产品的创新开发要结合深圳死亡率较高的疾病，将健康管理的慢性病管理服务和产品相结合，才能实现被保险人与保险人的"双赢"。

表4－6 2013年深圳居民35岁以上主要疾病死亡率及死因构成

位次	疾病名称	35～60岁		60岁以上	
		死亡率（％）	构成	死亡率（％）	构成
1	恶性肿瘤	2.26	37.08	30.53	22.99
2	心脏病	1.16	19.08	44.17	33.26
3	损伤和中毒	0.91	14.94	2.52	1.9
4	脑血管病	0.5	8.29	19.6	14.76
5	消化系统疾病	0.19	3.12	3.76	2.83
6	死因不明	0.18	2.97	0.19	0.14
7	传染病、寄生虫病	0.09	1.43	0.76	0.58
8	呼吸系统疾病	0.07	1.23	10.01	7.54
9	泌尿、生殖系疾病	0.07	1.18	5.19	3.91
10	内分泌、营养代谢及免疫疾病	0.07	1.07	6.69	5.04
11	肌肉、骨骼和结缔组织病	0.03	0.56	0.22	0.17
12	神经病	0.03	0.46	0.99	0.74
13	其他疾病	0.03	0.46	0.96	0.72
14	良性肿瘤	0.01	0.2	0.13	0.1
15	精神病	0.01	0.1	0.25	0.19
16	血液造血器官疾病	0	0.05	0.16	0.12
17	先天性异常	0	0.05	0	0
18	妊娠、分娩和产褥期并发症	0	0	0	0
19	新生儿疾病	0	0	0	0
20	合计	6.08	100	132.79	100

资料来源：《深圳统计年鉴2014》。

健康保险公司不仅要开发特定疾病保险产品，还要重视在客户康复阶段融入健康管理服务。目前已经开展此项业务的有人保健康的防癌产品、昆仑健康的糖尿病人群终身疾病保险等，这些产品将特定高发疾病的疾病预防与病后资金保障相结合，实现健康保险产品创新发展、特色经营。

昆仑健康近期开发的糖尿病人群终身疾病保险颇值得行业重视，可能代表着健康保险的未来创新发展趋势。在该项保险中，保险对象将出生满30～70周岁的糖尿病患者作为被保险人，打破了既往病症的投保限制，以糖尿病并发症为主要保险责任，同时又对身患糖尿病的被保险人进行疾病健康管理，有效降低了并发症的发生风险。这个产品中包含两部分保障内容：一是基本保障：20%并发症保障给付。如果被保险人在合同生效日起满 180 日后，首次发生并被确诊为合同所列明的中风、尿毒症、失明、截肢、心肌梗塞五类并发症的一种或多种，保险公司将在之后的每一年都按照保额的 20%给付并发症保险金，直至身故。被保险人发生并发症后，保险公司豁免未交保费；如果被保险人因遭受意外伤害身故，或者合同生效满 180 日后因疾病身故，保险公司将按保险金额给付身故保险金。二是额外保障：专业的健康管理服务。除经济补偿外，"糖尿病人群终身疾病保险"还为被保险人长期提供专业的健康管理服务，引导被保险人养成健康的生活习惯，防止和延缓并发症的发生。昆仑健康保险提供的健康管理服务根据国际公认的有效疗法，为糖尿病人建立私人健康信息空间，定期进行健康状态与糖尿病并发症风险评估；动态持续地进行体重、运动、血糖、血压、膳食等干预性指导；建立应对紧急情况救助的客户紧急联系卡，开展健康专家咨询、健康讲座，发放并发症防治手册，以及定期发送健康短信、健康期刊等。但是，糖尿病疾病保险存在并发症界定的问题，目前保险条款中所赔付的并发症多为较为危重的类型。如何规范并发症的表述，需要在保险实践中不断完善，正如同 25 种重大疾病的表述一样，在 2007 年中国保险行业协会与中国医师协会共同制定《重大疾病保险的疾病定义使用规范》并由中国保监会强制施行之前，保险行业的重大疾病保险已经进行了十多年的保险实践。所以疾病保险的产品开发是在探索中前行，不能因保险行业没有糖尿病并发症的准确评估与表述，而使产品创新裹足不前。

中国人寿开发了一款专为女性设计的疾病保险——关爱生命女性疾病保险，其保障范围广，既涵盖女性疾病保障，又有全面的人身保障。在疾病保障方面，包括乳腺癌等 6 种女性特定癌症、髋部骨折和子宫脱垂治疗等 10 种常见手术；在人身保障方面，包括被保险人身故或身体高度残疾。该险种的最大特点是突出了待产母亲疾病的保障及婴幼儿疾病保障，包括宫外孕等 5 种孕期疾病及合同有效期内被保险人分娩产下的婴儿的先天性疾病等。因此，该险种非常适合还未生育的现代职业女性。同时，该产品还附加了对"附带被保险人"的保障，"附带被保险人"于出生 7 日后至 6 周岁前确诊患特定先天性疾病之一，获得基本保额 15%的先天性疾病保险金；于出生 7 日后至 6 周岁前身故，将获得基本保额 10%的身故保险金。

"带病保险"新产品越来越受到认同与追捧。一般的健康保险，都是在未得病的前提下开展，要求投保人先体检，确定未患相关疾病，保险公司才承保。随着人们生活水平的提高和人口老龄化的加剧，高血压、糖尿病等各种慢性病、"富贵病"的发病率逐年上升，已患有慢性病的客户健康保险服务需求成为一个新的市场。深圳市新元素医疗技术开发有限公司开发建设的远程无线健康管理平台，拥有海量人群健康数据挖掘分析能力，通过对大量医疗健康数据的分析，为保险公司提供专业数据支持，协同保险公司针对不同人群开发多系列健康保险产品，特别是针对带病人群开发健康保险产品，满足消费者个性化的需求，真正意义上实现了"带病投保"、"人人可保"，开创了中国健康保险业的先河，取得了非常好的经济效益及社会效益。目前，深圳市新元素医疗技术开发有限公司已经和中国人寿保险公司（海外、广州、深圳等地）、太平保险公司、中国人保寿险公司、新华保险公司等多家保险公司合作，打造了糖尿病保险、女性宫颈癌保险、癌症基因检测管理保险、健康管理保险等多个基于健康管理的特色保险产品。经过对带病投保人进行健康管理的干预，保险公司有效降低了赔付率，并通过用户来年续保时调低保费，以进一步激励用户积极参与健康管理的过程，投保人数大幅增加。以"买保险，送健康"吸引更多的客户，不仅提升了客户对保险企业的好感度和忠诚度，更重要的是增加了与客户接触的频率，无形中增加了了解客户需求的机会，在提升保险销售业绩的同时，让客户真正享受到优质的健康管理服务，守护了客户的健康，且保险公司降低了赔付率，提升了经营效益，达到"双赢"效果。

在未来，健康保险行业在产品、服务等方面，还有诸多的创新空间。在健康保险的险种上，除了疾病保险的创新之外，还可以将健康管理服务与护理保险、失能收入损失保险相结合，与康复医疗机构进行合作；在费用报销型的医疗保险方面，可以考虑开发就医绿色通道、远程会诊、住院看护等服务项目；在产品设计类型上，既可以开发普通型险种，还可以开发万能险、分红险等新型保险产品；在主、附险设计上，既可以作为单独的主险，也可以作为保险产品的附加险出售。

（二）健康保险经营模式创新选择

随着社会的发展和业务发展的需要，健康保险机构不仅仅局限于发行健康保险产业，健康保险机构服务正向整个健康产业链扩展与延伸。

国际上，随着对于赔付成本控制强度的逐渐增加，发展较成熟的国家保险公司开始更多地介入医疗服务过程中，而一些医生和医疗机构组成的私营组织也逐渐渗入健康保险行业。美国领先的健康保险供应商 United Health Group（联合健康集团）在保持保险主业稳固的基础上，不断延伸产业链，通过信息系统的建设打造公司核心竞争力，通过参与药品生产和运输环节有效介入患者的诊疗环节，最终控制赔付成本。占英国健康险市场份额第一的 BUPA（保柏集团）利用健康大数据为客户制订各类健康保险计划，有效降低了医疗成本，提高了医疗服务效率。

我国商业健康保险积极参与基本医疗保障服务模式构建，第三方服务模式创新是其中比较突出的亮点。第三方服务模式包括：第一，为大型企业和集团公司提供第三方管理模式。企业集团出于长期发展考虑，对员工的健康保险重视程度较高。健康保险公司可以为企业集团提供核保、理赔、档案建立、数据管理、医疗成本控制等多方面的健康管理及健康保险服务。另外，健康保险公司还可以为企业集团的保障计划提供完全保障、部分保障以及超额保障等服务。第二，为新式医疗计划提供第三方管理模式。目前国内出现的会员制医疗服务就属于新式医疗计划。会员制医疗服务是由已患某种疾病的高危人群或到特定的医院就诊享受某一医疗服务的人群组成一个俱乐部式的会员团体，交纳了会费成为会员后，就可以在一定时期内，在某医院享受折扣就医的优惠或其他特殊服务。商业健康保险可以利用其专业优势，为这种新式的医疗计划提供第三方管理服务，拓展了收入来源。当然，商业健康险第三方管理模式创新不仅取决于商业健康险能否探索到新的服务领域，还取决于商业健康险对相关服务领域人群特征的医疗数据是否有准确的了解以及对相关项目进行管理的专业程度，这些都是建立在健康险自身实力与水平的基础之上的。

探索医疗机构经营健康保险模式。医疗机构经营健康保险模式，也叫保险提供者内在化模式。医疗机构经营保险业务的这种模式相当于美国蓝盾和蓝十字组织中的预付费制度，由参保人员向医疗机构缴纳一笔资金，在一定期限内参保人有医疗需求，即可在收取其"保费"的医疗机构进行治疗，无须支付治疗费用或者只支付少量费用。通过这种制度，可以形成一种内部的机制，医疗机构会尽可能控制利用医疗费用来获得利润。但是鉴于目前我国医疗机构强大的垄断和议价能力，若想实现这种模式，需要有政府的介入以及保险公司自身实力的增强。

健康保险机构自营健康保健模式。目前商业健康险经营的最大困难是赔付率过高，在医疗风险控制方面缺乏有效的事前防范体系，而建立商业健康险的健康保健服务将成为提高健康险发展能力的重要突破口。目前，国际和国内出现的商业健康险的健康保健服务包括：定期体检、健身计划、预约专家、护士热线、对被保险人实施健康宣传、预防保健和就医指导等健康干预措施。这种健康服务不仅可以有效化解健康险经营风险，还可以提高全民健康保健意识，充分发挥健康保险在社会管理方面的功能；同时通过全方位、个性化的服务满足客户的健康保健需求，增加客户续保意愿，促进健康险长期稳健发展。中国人寿、人保健康已实现在销售健康险产品的同时，致力于为客户提供全面的健康管理服务，包括健康体检、健康评估、健康分析、就医咨询等，并通过收购、投资以及筹备健康产业基金等介入生命健康产业行业发展。

在医保合作模式创新方面，商业健康保险机构可考虑全资筹建社区医疗卫生机构模式，开发长期护理险，建立商业健康险的社区护理保健模式。长期护理保险是：针对那些身体衰弱不能自理或不能完全自理生活而需要他人辅助全部或部分日常生活的被保险人（基本是老年人）提供经济保障或护理服务的保险，它是适应老龄化社会发展趋势的保险产品，目前已经成为许多国家人身保险中最重要的险种之一。到2013年底，深圳市户籍老人已达17万人，约占户籍人口的6%，常住人口老人达到45万人，占常住人口的7%；到2020年，深圳市常住老人将达到100万人，占当时人口的9%，接近进入老龄化社会。商业健康险应以此为契机，大力发展长期护理保险，不仅可以充分满足老年丧失生活能力者的需要，缓解长期患病者家庭的经济负担、心理负担和身体负担，提高由于病理性衰老或正常衰老的老龄人的生活质量和生命质量，而且对人口正处于老龄化的城市也十分有利。此外，深圳已经建立了以社康中心为首诊机构、逐级转诊的医疗保险制度，2014年，深圳市已经基本建设覆盖全市的社康中心609家，全市社康中心诊疗量为1126万人次，目前全市90%以上的社康中心有2024名家庭医生为签约家庭及其成员提供连续、综合、协调、可及的健康照顾，服务重点人群覆盖率已达42.6%。深圳社区医疗服务机构快速发展的势头和日益艰巨的诊疗量给商业健康保险的发展带来了契机，商业健康险如果能通过协议、控股或者全资筹建社区医疗服务机构，对社区医疗服务机构来说有利于形成竞争性的管理模式，促进社区医疗服务机构医疗服务质量的上升。对社区居民来说，方便了其小病的便捷就医和年老多病群体的护理服务；对商业健康险公司来说，不仅有利于其控制医疗风险和健康险的赔付率，而且还可以对其开发新产品，提供更多的管理经验和数据支持。商业健康险介入社区医疗机构，为缓解目前各城市都存在的"看病贵，看病难"的局面，起到了十分重要的作用。显然，要介入社区健康保健与健康保险服务并非易事，不仅需要政府卫生部门做好卫生规划，还需要与医疗保险制度相衔接。

（三）新形势下"互联网＋健康保险服务"模式创新探索

互联网和IT技术的发展，为保险经营管理方式变革带来了巨大机遇。互联网的伟大之处在于突破了人们沟通方式、信息传递方式的时间和地域限制。将保险经营管理的各个环节和IT技术、互联网相互融合，创造出了一个全新的保险服务模式——互联网保险。

互联网保险一般可以定义为保险公司或保险中介机构通过互联网直接为客户提供产品和服务，实现网上销售、承保、核保和服务、理赔等业务环节，完成保险产品的在线销售和服务。在互联网保险发展初级阶段，互联网更多的是在销售环节发挥作用，互联网被定义为一种销售渠道。保险公司利用互联网更高效地与客户进行沟通，及时向公司现有客户介绍保险产品，增强与客户之间的联系，提高品牌认知度。最重要的是，保险公司可以通过互联网以较低的成本销售简单和标准化的保险产品。而在互联网保险发展的高级阶段，则可定义为是依托互联网、IT技术建设的一个全新的商业模式。

从保险经营价值链角度观察，这个商业模式致力于运用互联网和IT技术，实现产品开发、市场营销、承保定价、销售、客户服务与理赔等环节的统筹设计，并实现保险经营管理和互联网的高度融合，全流程一体化。在这个新的商业模式中，互联网和IT技术在保险经营管理方面的运用是全面且具有变革意义的。如在产品开发阶段，保险公司基于丰富的客户数据，分析不同客户的需求和购买模式，并根据这些大数据，设计出更有针对性的产品和更加个性化的定价方案。在市场营销阶段，则彻底改变了保险公司和客户的互动方式，信息传播更加高效、更加透明，客户选择更加多样性。客户可以随时随地检索信息，对比选择产品，分享体验。在销售阶段，保险公司可以实施网上报价，自动核保、承保。客户能够自助购买保险产品，令整个购买过程更加便捷、有效。在客服服务阶段，保险公司也可以通过互联网开展服务进行保单和风险管理，并通过网络启动理赔程序，实施理赔管理。

自2011年到2013年，我国经营互联网保险业务的保险公司已从28家增长到60家。据中国保险行业协会统计，2014年，全行业经营互联网保险业务的保险公司达到85家，其中，寿险公司52家，占所有寿险公司比重的70%以上。从保费收入来看，2014年寿险保险公司互联网业务实现保费收入353.2亿元，占寿险累计原保费的3%。2014年互联网人身险保费收入产品结构如图4-9所示。

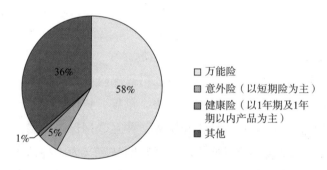

图4-9　2014年互联网人身险保费收入产品结构

资料来源：《中保协：2014年互联网保险行业发展形式分析》。

表4-7　2013年互联网保费规模前五名的寿险公司

公司名称	互联网保险		公司整体	
	排名	保费收入（亿元）	排名	保费收入（亿元）
国华人寿	1	19.89	33	23.24
泰康人寿	2	6.44	6	611.24
阳光人寿	3	4.98	10	157.56
光大永明	4	3.69	28	30.19
弘康人寿	5	3.52	44	9.58

注：2013年中国69家寿险公司中有44家经营互联网保险业务。

资料来源：中国保险行业协会、保监会。

毫无疑问，中国互联网保险发展的潜力巨大，尤其移动数字技术的运用进一步打破了时间空间的限制，发展空间进一步拓宽，消费者通过互联网购买保险的趋势在持续扩大。对保险公司来说，互联网保险的发展带来差异化竞争的机遇。通过开发和销售有针对性的产品，某些专业健康保险公司占据了互联网保险领域的优势地位，抢占了市场未来发展的先机，获得行业高度关注与借鉴。

平安健康险已率先结合移动物联技术，搭建"平安健康生活"微信服务平台。"平安健康生活"不仅仅是一个应用程序，会员可通过它更轻松、简单地享受全方位服务。通过该平台，客户可以享受高端医疗和 Vitality 健康促进计划的全方位服务。用户可以通过一部手机实现查询医疗网络、预约门诊、直接申请、健康体检、在线理赔、查询保单权益等。其中，门诊预约服务更加便捷。2014 年，平安健康险为用户在知名公立医院和私立医院完成超过 10000 次 VIP 门诊预约。现在，门诊预约服务可以在手机端通过"平安健康生活"实现，并刷新此前 12 小时的预约时限。只需 4 个工作小时，用户即可预约到最合适的医院和医生。

泰康人寿在支付宝手机端开卖"门诊住院险"。该款产品针对 18～49 岁人群推出，保险期为 1 年，购买用户在保障期限内，因各类疾病就诊产生的门/急诊费用，超过 100 元以上的部分，可获得累计最高 3000 元的费用赔付。如果患者住院，每天还可获得 50 元的住院津贴，最高累计发放 90 天。在 18～39 岁，这款产品的价格为 200 元，40～49 岁以上的价格为 650 元。经保险公司审核后，下一年可以续保。这是国内首款单独面向个人开放的门急诊住院产品。

阳光人寿"阳光星运动健康管理计划"在淘宝旗舰店正式上线销售。凡是年龄在 18～45 岁的人群，都可以购买"阳光星运动健康管理计划"重大疾病保险，保额为 10 万元，保险期间为 1 年。购买了"阳光星运动健康管理计划"产品的用户，可使用阳光星运动 APP，记录每日运动数据。阳光人寿将根据用户一年的运动达标天数返还保费以奖励。如果用户运动年累计达标在 200 天以上，将能获得保费全额返还，相当于用户零费用享有了重大疾病保险。如完成 160 天，返还保费的 70%；如完成 100 天，返还保费的 30%。

深圳市新元素医疗技术开发有限公司开发的"网络医院健康管理＋保

险营销"一体化商业模式展现出大的生命力。利用自主研发、全国领先的远程无线健康监护管理平台，深圳市新元素医疗技术开发有限公司通过与大型医院合作，在国内首创"网络医院"模式，实现慢性病/亚健康人群的院外健康管理。通过在医院内建设网络保健中心，院外广泛建设"健康小屋"（实体小屋和空中小屋两种形式），创新基于大型医院的线上线下健康管理服务模式，改变现有医疗模式，为人民群众提供就近的、易获取的、优质的健康管理服务，全面提高全民身体素质，缓解"看病难、看病贵"，推动大健康产业的发展。在这个基础上，深圳市新元素医疗技术开发有限公司通过与保险公司强强合作，开创了全新的"网络医院健康管理＋保险营销"商业模式，打破了传统的商业健康保险服务模式，为保险公司客户提供"预防保健、主动干预、就医援助以及康复养老"的更细致、更全面的健康管理服务，改变了保险人在传统商业健康保险经营中的被动地位，将传统事后理赔转变为包括事前预防在内的全过程健康管理措施。"健康管理＋保险营销"一体化平台模式的运行切实实现了所有人都可成为保险客户。利用深圳市新元素医疗技术开发有限公司网络医院健康管理模式，从客户投保开始介入，对客户进行长期、有序、分级、有黏性的管理，让客户享受到有针对性的健康管理服务。一方面提升了保险公司客户的用户体验及满意度；另一方面降低了保险公司客户的疾病发生率，加大了保险公司的盈利空间。目前，深圳市新元素医疗技术开发有限公司利用其在大健康产业的优势，为保险公司客户提供"预防保健、主动干预、就医援助以及康复养老"四大板块，并为保险公司客户提供了不同特色的健康管理服务，成为深圳生命健康产业的明星企业。

第二节　保健服务行业规范化发展研究

世界卫生组织认为，人类的健康保障顺序首先是预防保健，其次是基本医疗服务，最后才是住院和大病服务。预防保健主要针对的是非健康非患病的中间状态，也就是通常所说的亚健康。实际上，随着人们生活方式的变化，越来越多的人受到亚健康的威胁，亚健康甚至被认为是人类健康的头号大敌。

近年来，国家提出医疗卫生工作改变以往"重疾病，轻预防"的思想，实施抓预防、治未病，真正贯彻预防为主的方针。国家中医药管理局在全国范围内先后推行"治未病"健康工程，使广大群众对"治未病"的认知度和认同度有了明显提高。行业内初步形成了"治未病"预防保健服务体系框架。保健服务业快速发展，成为服务业的重要组成部分，对于有效预防并摆脱亚健康具有较为显著的效果，也将为提高人们的生活质量发挥重要作用。

一、保健服务行业概述

（一）保健服务定义

根据《国家统计局关于印发健康服务业分类（试行）的通知》（国统字〔2014〕18 号）和国家质量监督检验检疫总局和国家标准化管理委员会共同发布的《保健服务业分类》（GB/T 30444 2013），以《国民经济行业分类》（GB/T 4754—2011）为基础，保健服务是指在保健服务场所，有保健服务技能人员，通过非医疗目的的方式，运用技术、手法、产品、知识等手段，为消费者提供的以保养身心、改善体质、预防疾病、促进康复为目的的服务。

在《中国保健服务产业发展报告》中，把保健服务项目分成主动类保健服务项目、被动类保健服务项目和综合类保健服务项目。

1. 主动类保健服务项目

主动类保健服务项目是指在固定场所的保健服务人员或者合法资质认证的专业人员的指导下，消费者自己运用相关手段达到保健目的的健身保健类服务项目，主要包括健身操、舍宾、瑜伽、太极拳、气功等。

2. 被动类保健服务项目

被动类保健服务项目是指在固定场所的保健服务人员或者合法资质认证的专业人员，用专业技术或物质直接作用于消费者而达到保健目的和精神类保健服务项目。其中，手法类保健服务项目主要包括足疗保健、保健按摩、刮痧、拔罐、精油调理、SPA 等；沐浴类保健服务项目主要包括温泉、水疗（药浴、花瓣浴、牛奶浴和盐浴等）、桑拿、泥浆浴、沙浴、汗蒸、熏蒸等；精神类保健服务项目主要包括催眠、心里咨询等。

3. 综合类保健服务项目

综合类保健服务项目是指具有主动服务项目和被动服务项目特征的服

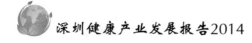

务项目，主要包括母婴保健（包括孕期保健服务、产后保健服务、婴幼儿保健服务等）、视力保健、食疗保健、健康咨询、美容保健、能量保健等。

（二）保健服务行业发展分析

1. 国外保健服务业发展分析

国外保健服务业起步较早，目前已形成一套较为完善的体系。一些发达国家和地区，保健服务业已经成为现代服务业中的重要组成部分。

日本，保健服务备受重视，内涵丰富，基本上除了医疗之外的关乎人体健康的服务都属于保健服务的范畴。

美国，作为世界经济最发达的国家，早已建立起成熟的保健服务体系。保健服务业在美国发展已较为完善。相关法律法规、行业条例、人员培养与资格认定、政府与社会力量支撑机制非常完善。据统计，美国保健服务业规模占其国内生产总值的比例超过17%，经济合作与发展组织国家一般达到10%左右。美国的按摩学院以其现代化的教学模式和先进的管理方式在全世界按摩教育领域独占鳌头，据统计，美国现有300多所认证的按摩学校。随着美国保健服务行业的快速发展，美国制定了相关的国家标准，以规范保健服务业的发展。据美国《2013年按摩行业报告》调查，2012年美国成年人接受按摩的比例大约是3450万人接受了1.45亿人次按摩。保健服务业的发展，推动保险公司也开始支付这部分费用。

泰国，把医疗保健服务为特色的旅游作为国家战略发展计划，推动泰国保健服务业走在世界前列。泰国卫生部的数据显示，2012年赴泰国接受健康医疗服务的外国游客人数达到253万人次，预计2013—2018年将为泰国带来超过8000亿泰铢的收益。目前，保健项目则以泰式按摩和SPA最受青睐。

泰国的SPA中心、泰式按摩中心以其安全、干净、优雅的环境，整洁、有力的服务人员，周到、细致的服务意识以及专业、精湛的技术获得了游客的亲睐，特别是使用泰国草药进行的泰式按摩及SPA更具有其独特性。泰国有多所相关职业技能培训学校，不断为社会输送人才以满足市场需要，但是按摩业及SPA业尚未有国际标准。

总体而言，目前保健服务产业的发展在各国经济发展中占据重要部分，保健服务行业的发展呈现以下特点：

一是保健服务业发展标准化。各国通过政府或者相关产业、行业协会制定了相关政策、法规、条例来规范保健服务产业的发展，以促进保健服务产业的健康快速发展，带动国家经济发展，同时也为国民健康谋福利。标准化是保健服务行业的发展趋势，这将推动保健服务的国家标准化发展。

二是保健服务业发展高新技术化。随着科学技术的发展，用于保健服务的科技产品琳琅满目，培育保健服务领域相关专业人员的机构应运而生，为保健服务业的专业性提供了技术和专业知识的保障。同时推动了生物技术、信息技术、新材料等高科技与保健服务行业的融合，扩大了保健服务行业的产业链，拓展了保健服务行业的市场。

三是政府引导保健服务行业发展。服务业是国民经济发展的支柱产业，保健服务作为关系国民健康的现代新兴服务业，许多国家已经出台或将出台相关政策规范来引导保健服务行业快速发展，并将保健服务产业作为国家发展战略来推动。

2. 国内保健服务行业发展分析

20 世纪 90 年代，随着我国社会经济的发展，人民生活水平的提高，医疗模式的变化，以及保健理念被越来越多的人所接受，保健服务相关行业不断兴起。据中国社会科学院发布的《中国保健服务业蓝皮书》显示，2012 年我国各类保健服务企业达到 200 万家，从业人员 2000 多万人次，年服务对象达 70 多亿人次，年产值已达 6000 亿元。预计到 2020 年，我国保健服务业年平均增长率有望保持在 20% 以上。

目前，我国保健服务行业快速发展，呈现以下特点：

（1）企业行业规模稳步上升。保健服务业已成为新兴的一个朝阳产业，正处于快速发展的上升态势，且市场规模扩大的空间依然很大。养生保健行业在 2002—2006 年发展十分迅猛。每年新增企业数量十分可观。各地养生保健业的发展对繁荣地方经济、丰富人民文化生活和改善当地人民的生活质量起着重要的推动作用。

（2）连锁经营步伐明显加快。目前，集休闲、娱乐、餐饮、保健、健身和美容等多功能于一体的养生保健企业在我国急剧增加，经营规模不断扩大，现代服务经营理念得到了丰富与发展，养生保健连锁企业也开始出现。据统计，在养生保健企业 30 强中，有 10 家采取了连锁经营的方式，品牌连锁经营企业门店共有 437 家。例如,重庆富侨保健服务有限公司的足浴连锁店总数达 281 家,北京市千子莲企业管理咨询服务有限公司达 98 家,权金城国际酒店管理(北京)有限公司的综合浴场连锁店达有 31 家。这些企业从规模、效益等各方面已成为全国养生保健行业的领头羊,传统品牌已经形成,市场份额逐步扩大,并且已被全行业认知。

(3)多元化发展格局初步形成。近年来,我国保健服务业的经营业态、服务功能、营业网都发生了很大变化:

一是经营业态由过去单一的业态向浴场、桑拿、保健中心、休闲会馆等多种业态转变。目前,养生保健企业主要有综合汗蒸、足浴、温泉、SPA 会所等。足浴、汗蒸是养生保健企业最主要的经营形态。

二是服务功能由过去单一模式向休闲、保健、娱乐、餐饮多功能转变。许多养生保健企业通过延伸产业链,将休闲娱乐、餐饮住宿、美容保健集于一体,成为多功能服务场所,并带动了化妆品、纺织品、啤酒及饮料、健身器材等相关产业的发展。

三是所有制形式由过去单一私有制向股份制、股份合作制、外资经营等多种形式转变。养生保健企业大多为自主经营,形成了营业网点多、服务功能多、经济成分多、消费层次多和经营业态多的特征。

(4)从业人员从业标准和规范缺乏。目前养生领域只有中医药行业对保健按摩师、健康管理师、中医刮痧师、中药调剂员、中药材种植员、中药固体制剂工、中药检验工等具有职业标准,其他职业标准缺乏。同时,国家对养生机构无准确的资质等硬性规定,对养生服务内容项目、服务标准无规定。在对监管造成困难的同时,也令消费者权益无法得到保障。

(5)保健服务行业鱼龙混杂。目前,一些养生机构为了吸引消费者,扩大盈利,将养生和医疗混为一谈,造成养生能够治病的假象,吸引顾客。当前很多自称的"养生专家"也并非专业出身,甚至连专业知识背景都没有。某些专家为了名、利,盲目追奇求新,或胡乱比喻,或以偏概全,或偷换概念等,造成很恶劣的影响,严重误导民众,造成行业鱼龙混杂。

(三)保健服务行业发展趋势

由于人们健康观念的变化和医学模式的转变,保健行业受到了前所未有的关注，显示出广阔的发展前景。保健服务行业发展向着以下趋势发展：

1. 保健服务行业呈大众化、个性化发展趋势

随着国家全面建设小康社会的提速，大众对健康、休闲、养生等方面的消费逐步向享受需求阶段发展，消费结构呈现多元化、多层次和多选择性，对保健服务行业的消费项目提出个性化要求。

2. 保健服务行业规范化

保健服务行业将从无序的"粗放型发展阶段"向政策法规体系较为健全的"规范型市场阶段"转型。保健服务行业的两个国家标准的颁布，及一些地方保健服务行业标准管理、规范性文件的出台，推动着保健服务行业逐步走上规范化、标准化的发展道路，这也将促进更多的行业管理标准、法规的推出，进一步地、全面地规范保健服务行业的发展。

3. 保健服务行业互联网化

移动互联网的发展，已经把各行各业都拉到了互联网上，保健服务行业也主动或被动地卷入了移动互联网这股热潮中。随着国家"互联网＋"发展战略的推广，保健服务行业与互联网融合成为行业发展必然趋势。

宣传拓客。团购自不必说，窝窝团已经转型让店铺在网上开店，而大众点评也在推广类似的功能。而保健养生服务行业的O2O平台则做得更彻底，不仅免费推广宣传还提供店面运营系统，甚至有些平台先购买店面的服务，然后拿到自己的平台上去卖。

店面运营系统。通过IT技术手段，提升保健服务行业的工作效率、个性化服务，最终降低足浴店的运营成本，提高客户体验；通过移动互联网（手机）联结门店和客户，移动互联网（手机）将成为保健服务行业维护管理客户的最重要手段。

随着世界进入服务经济时代，我国及时实施加快服务业发展战略，扩内需、促消费成为我国经济工作的主线，这无疑为保健服务行业的发展提供了新的机遇；同时，我国城市化的快速推进，拓展了保健服务行业的发展空间；居民消费观念的更新，进一步增长了保健服务的消费需求。保健服务行业的发展为人们"治未病"、摆脱亚健康提供了新的选择，保健服务行业不仅发展成人民的生活需要，而且不断演变为发展空间广阔的服务产业，成为中国服务经济的重要组成部分。

二、深圳保健服务行业概述

(一) 深圳市保健服务行业发展现状分析

保健服务行业一般指在健康服务业中健康管理与促进的服务性企业，主要包括保健服务，护理机构服务，精神康复服务，社会看护与帮助服务，老年人、残疾人养护服务以及相关的社会经济咨询、图书出版、知识产权服务、医学研究和试验发展、质检技术服务、普通高等教育、职业技能培训等服务。这类服务与民生健康息息相关，与人民的健康生活最为贴近。

据深圳市工商管理局提供的数据显示，2014年深圳市保健服务行业企业共11798家。其中，保健按摩服务企业2309家，足浴服务企业1768家，汗蒸服务企业132家，养生保健服务机构814家，美容服务机构6775家（美容服务机构服务内容也包括美体塑形、保健按摩、足浴等服务）。统计显示，2014年深圳养生保健、健康服务行业的企业比2013年同期增长18.8%，从业人员也比2013年同期增长26.5%。2014年深圳市保健服务行业细分领域企业数量情况如图4-10所示。

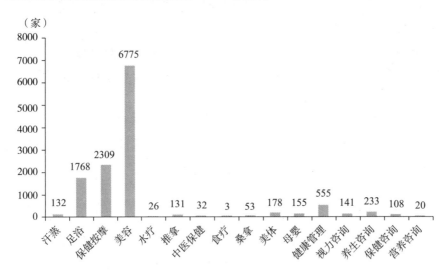

图4-10 2014年深圳市保健服务行业细分领域企业数量情况

资料来源：深圳市市场监督管理局。

从分布情况来看，美容服务、保健按摩、足浴服务是保健服务业的主体。美容服务机构占了保健服务行业的56.07%，是该行业企业数量最多的领域；保健按摩服务机构占 19.11%；足浴服务机构占 14.63%，以上三个领域是保健服务行业的主要服务领域。其他健康保健服务包括母婴、中医养生保健、视力咨询、保健咨询、营养咨询以及疗养等占保健服务行业的 10.2%。

调查发现，尽管不少养生保健服务机构打着中医治疗的旗号，开展如中医按摩、刮痧、拔罐、点穴、火疗等中医养生保健治疗项目，但真正符合标准的中医养生保健服务机构并不多，占深圳保健服务行业的比例不足 1%。

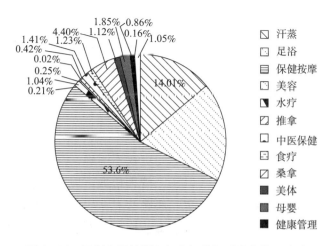

图 4-11 深圳市保健服务行业细分领域分布情况统计

资料来源：深圳市市场监督管理局。

总体而言，传统保健服务领域占据深圳市保健服务行业主要市场。随着云计算、物联网、大数据在全球信息产业中掀起的经济浪潮，健康服务机构与数字化技术的结合，"云健康管理"开始兴起。通过健康感知、预约咨询、健康档案等栏目，足不出户便可通过网络得到各级医院的优质健康咨询诊疗服务，真正实现了"健康入户"的理念，"互联网+健康"的创新模式已成为趋势，将开启全面健康管理与保健服务新纪元。

（二）深圳市保健服务行业发展问题分析

随着深圳市保健服务行业的快速发展，各类企业如雨后春笋般出现，行业竞争激烈，可存在的问题也不少。

1. 行业缺乏诚信，损害消费者利益

保健服务行业诚信问题较为突出，社会诚信度仍处在较低水准。保健服务行业缺少社会和行业的约束力，存在宣传不实、夸大宣传、虚假炒作、跑路等现象，市场监督管理缺乏，一些企业以会员制的名义筹融资骗取消费者利益，最后不知所踪，在相当大程度上损害了消费者的利益，同时也损伤了行业信誉，干扰了市场正常的发展秩序。

2. 无序竞争

保健服务业作为一个朝阳产业，在快速发展的过程中企业之间无序竞争，美容行业、美发行业、沐浴行业、休闲桑拿行业等与人的身体服务有关的统统叫养生，龙蛇混杂，市场混乱，在技术、服务与管理等方面缺乏规范、科学的标准体系等问题，这些都严重影响和制约了行业的健康发展，造成市场失去公平竞争的氛围，市场良莠不齐、假冒伪劣、不道德、不规范等现象极为严重。

3. 缺乏规范、标准体系

对保健服务行业的管理，监管部门责权不明确，没有形成一个统一的协调部门来统一管理。行业各行其道，管理松散，规范无序，服务项目不规范，有弄虚作假的现象，造成了一些顾客对养生保健市场的不信任，这在一定程度上严重阻碍了养生保健服务业的规范发展，也使消费者的合法消费权益缺乏保障。

4. 未形成完整产业链服务体系，难以规模化发展

目前，在健康养生保健服务市场，多数企业经营定位不明确，发展模式不清晰，尚未形成完整的产业链一体化服务的商业运营模式。有的规模小、服务内容单一；有的东搬西凑、跟风炒作，没有自己的文化内涵特色；有的技术含量低，更没有研发创新能力，特色优势不明显，抗竞争能力差；有的管理意识差，服务质量欠佳，后续无力，难以规模发展。

5. 急功近利，品牌意识薄弱

保健服务在我国是一个既古老又新兴的产业，随着科学技术的不断进步，健康产业整条产业链日臻完善，但一些企业急功近利，跟风严重，定位不明确，以市场当时流行什么就做什么，并未从真正意义上开发出独特的健康养生疗法，项目时时变，没有长远的目标规划。不注重品牌内涵质

量的建设，未形成自己独特的养生品牌，且存在利用明星、专家做效应，夸大其词、不择手段进行炒作，企业缺乏诚信度，给行业造成了不良影响。

6. 技术创新滞后，适应不了现代养生需求

目前，市场上的养生项目名称虽然五花八门，但养生的疗法大多为单一项目，科技含量低，疗效不显著。在 21 世纪科技迅速发展的时代，随着社会的发展和物质文化生活的提高，人们的消费理念及服务的要求已发生了变化，对高端保健养生服务的需求也不断增加。同时，由于快节奏的生活及工作的压力，亚健康人群比例不断升高，集舒缓、减压、享受及有效改善亚健康于一体的疗效，即能够达到身、心、灵和谐平衡的现代科技养生模式，将成为高端健康养生的主题，以往传统的单一项目及养生方法，已适应不了现代高端消费人群的需求。

7. 保健服务专业人才缺乏，服务质量难以保证

高端养生保健服务行业是一个技术型、专业性强、服务意识要求高的产业，但目前从事该行业的人员大多缺乏专业理论知识，专业技术不到位，服务质量难以保证等问题，适应不了新兴的高端养生保健产业的发展需求。因此，中国专业的高端健康养生保健技术服务人员严重缺乏，造成了高端养生保健市场不规范、不健康的运营状态。

三、保健服务行业规范化发展分析

（一）国内外保健服务行业规范化发展概况

1. 国外保健服务规范化发展情况

近年来，作为提升服务业发展质量与管理水平的重要技术手段之一，标准化格外受到亲睐，无论是以国际标准化组织为代表的国际组织，还是以美国、英国、德国、法国、日本、澳大利亚为代表的发达国家，都开展了一系列保健服务业标准化、规范化的探索与实践，并取得了显著成效。

（1）国际标准化组织

国际标准化组织（以下简称 ISO）以"更好地体现人文精神、更注重保护消费者权益、达到提高生活与生命质量和促进人际交往的目的"为工作理念，出台了一大批服务标准。

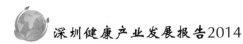

作为全球范围内普遍通用的标准，ISO 标准具有普适性，根据各国和地区的医疗卫生水平与特点、经济发达程度、民众生活水平、风俗习惯、地方风俗，ISO 在保健服务业领域的工作以产品标准和技术标准为主。ISO 发布实施了 ISO 13120—2013《健康信息学、代表保健分类体系内容的语法、分类标记语》、ISO 11135—1—2007 "卫生保健品灭菌" 系列标准、ISO 11137—2—2006 "保健产品的灭菌辐射" 系列标准、ISO 9001—2008 "质量管理体系" 标准等。ISO 9001—2008 "质量管理体系" 标准成为德国、澳大利亚、法国等国制定本国 "保健服务、质量管理体系" 国家标准的依据，对实现本国保健服务的规范化标准提供了技术依据。

与旅游服务、教育服务等较为成熟的服务业领域相比，保健服务业是 ISO 工作的新兴领域，因此尚无严格意义上的服务标准发布实施。相信伴随着保健服务国际标准化工作的深入，一批具有全球影响力的保健服务国际标准将在不远的未来发布实施。

（2）美国

美国相关法律法规、行业条例、人员培养与资格认定、政府与社会力量支撑机构非常完善，保健服务的领域与门类划分、相关方权责界定清晰、明确。在国家层面，美国主要以法律法规的形式对服务业提出 "门槛性" 的最低要求，技术标准多由行业协会和企业发布实施。保健服务也不例外。

在法律法规和行业条例层面，美国发布了 CFR 42—51b "公共卫生、预防保健服务的项目基金"、CFR 42—135.24 "公共卫生：第 136 部分：印第安健康 136.24 节：保健服务合同的手续" 等十项联邦法规，对保健服务行业的基础性、关键性内容进行规定。

在标准及标准化实践层面，美国早在 1997 年就开始对所有保健照料服务机构建立实行准入及标准化报告制度。美国全国社会工作者协会先后发布了 "卫生保健服务标准"、"长期护理设施标准" 等协会标准，为社会工作者更好地参与各类保健服务工作提供了技术依据与指导；美国标准化协会发布的 AN SI/N FPA 99—2005《保健设施》国家标准对全国范围内的保健设施提出了规范性要求；此外，美国许多保健服务机构都出台了各自的服务标准或管理规范，为美国保健服务业整体质量水平的提升奠定了良好基础。

（3）英国

英国对全民保健服务体系（以下简称 NHS）标准化、规范化的管理主要由英国卫生部实施，通过每年以大量政策文件、卫生通告、执行公文等形式，向 NHS 发布大量指南和标准，保障保健服务的质量水平。

英国私立保健服务体系的发展，要求对市场进行规范。为规范市场化保健服务行为，2003 年英国设立保健服务审计和督察委员会，对所有保健服务的提供与实施进行规范，承担保健服务提供者服务绩效评估数据采集与星级评定职能。此外，医学总理事会、皇家内科医师学会等组织和机构均发布实施了保健服务的相关标准与要求。

（4）德国

德国政府非常重视服务标准化工作，是世界上较早开展服务标准化工作的国家之一，在国际服务标准化领域处于领先地位，承担了多个 ISO 服务标准化技术委员会秘书处工作。相关数据显示，德国标准化学会（DIN）已发布实施包括保健服务在内的医疗卫生服务领域国际标准 4000 余项，在发达国家中位居第一。

近年来，德国保健服务业一直保持快速增长，为支撑德国国内外保健服务业的高速发展与快速扩展，德国开展了丰富的保健服务业标准化活动。先后发布实施了 DIN 5035—3—2006《人工照明第 3 部分：保健室照明》、DIN 946—4—2008《通风和空气调节从第 4 部分：保健服务场所通风》、DIN EN 15224—2012《保健服务质量管理体系》、DIN EN 16224—2012《脊柱医疗保健规范》、DIN EN 12381—2006《健康信息学保健特殊问题的时间规范》等国家标准，并大量采标"卫生保健产品的消毒"、"医疗保健产品灭菌"、"保健信息学"系列 ISO 标准，以期从内部管理、技术支撑、对外服务三大维度对保健服务业发挥规范化作用。

（5）法国

法国作为典型的高福利国家，其医疗保健服务体系发展历史悠久，目前法国保健服务体系非常完善，被评为"全世界最好医疗保健服务体系"。

目前，法国已发布实施了 NF C 71—025—1995《光源第 2 部分：特殊要求第 25 节：医院和医疗保健大楼临床用光源》、NF S 91—301—2009《牙科、口腔卫生保健提供者工作区中牙科设备位置的信息系统》、NF S 99—139—2013《保健服务、质量管理体系》、NF S 99—137—2004《理疗和康复整合的初级方法、服务承诺》等保健服务国家标准。同德国相似，法国也奉行保健服务业标准化的"拿来主义"，采用了数十项"保

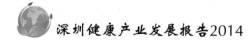

健信息学"系列 ISO 标准。

在服务认证方面，法国保健服务机构的认证与医疗机构一样，都由法国国家卫生管理局统一实施。

（6）日本

保健服务在日本备受重视，为规范保健服务业发展，日本政府建立了完善的国家法律框架。从 1958 年起，日本陆续颁布实施了《国民健康保险法》、《学校保健法》、《母子保健法》、《健康促进法》、《营养改善法》、《劳动安全卫生法》、《老年人保健法》、《精神卫生法》、《照护保险法》、《营养师（士）法》、《保健室助产师看护师法》、《护理人员法》、《新保健所法》、《社区保健法》、《按摩推拿指压师、针刺师、灸术师等法律》等法律法规。

日本也从技术上对保健服务业作了严格规定，颁布实施了《〈按摩推拿指压师、针刺师、灸术师等有关的法律〉实行规则》（KR 平成 2 年厚生省令第 19 号—2004）、《按摩推拿指压师、针刺师、灸术师等有关的学核培养设施认定规则》（NKR 昭和 26 年文部省、厚生省令第 2 号—2007）等数十项保健服务业技术法规，以推动保健服务业方面国家法律法规的落地实施。日本同样采用了"保健产品灭菌""卫生保健产品灭菌"等近 10 项保健产品与技术类 ISO 标准。

日本政府在标注化活动中扮演着重要的角色，同时充分发挥专业团队的作用，确保在发挥政府主导作用的同时体现"专家制定"原则，也能够保证发布的标准符合行业发展要求。

（7）澳大利亚

澳大利亚保健服务业的规范化、标准化管理传统悠久。早在 1974 年，澳大利亚卫生部门便成立了卫生保健服务标准临时会，通过制定一系列临床质量标准，对医疗保健服务过程和结果进行检测和评估，以减少潜在风险的发生；2000 年成立医疗保健质量安全委员会，对医疗保健服务质量进行监控评估；2004 年成立优质医疗保健服务委员会，主要开展循证理论的研究，为更好地实施医疗保健服务提供技术参考；此外，还先后制定了全国统一的医疗保健服务认证制度、医疗保健服务指标、质量评估认证制度、危机处理指南，以规范医疗保健服务提供商与服务交付。

澳大利亚虽然并非保健服务标准化的传统强国，但在保健服务标准化建设方面做了不少努力。截至 2014 年，先后发布实施了 8 项国家级标准，详见表4-8。

表4-8 澳大利亚保健服务业国家标准汇总表

序号	标准号	名称
1	AS 4846—2004	保健服务提供商识别
2	AS 4846—2006	保健服务供应商识别
3	AS 5023.5—2005	保健服务供应链的消息接受和传送、消息接收和传送规则和流程逻辑。转院命令、转院命令状态、折扣要求和折扣要求回应
4	AS 5023.6—2005	保健服务供应链的消息接受和传送数据集内容。转院命令、转院命令状态、折扣要求和折扣要求回应
5	HB 90.8—2000（HB 90.8 Set—2006）	保健服务管理体系指南
6	HB 262—2008	病理服务提供商和保健服务提供商之间的病理学信息传送导则
7	HB 304—2007	澳大利亚保健服务用电子通信指南
8	HB 321—2008	保健服务消息接收/发送服务的定义

2. 国内保健服务规范化发展情况

我国保健服务标准分为国家标准、行业标准、地方标准和企业标准4个层级。截至2014年，我国有保健服务相关标准共有50余项。其中，国家通用标准3项，约占保健服务标准总量的6%；行业标准共近22项，约占保健服务标准总量的44%；地方标准共约25项，约占保健服务标准总量的50%。具体情况如图4-12所示。

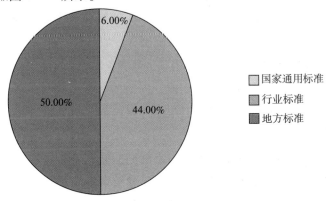

图4-12 截至2014年，我国保健服务行业现有标准情况统计

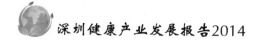

目前，我国主要由全国保健服务标准化技术委员会（简称健标委）致力于保健服务行业规范化、标准化建设事业。健标委下组建"保健服务通用要求"、"母婴保健服务"、"体重控制"、"保健按摩器械"四个国家标准工作组，针对保健服务行业在技术、服务、管理各方面存在的问题进行统一规范。目前，在保健服务行业，包括足疗、洗浴、按摩等在内的规范文件主要由国家质量监督检验检疫总局和国家标准化管理委员会联合相关全国性行业协会共同编制。地方由地方保健服务相关行业协会实施保健服务行业的规范化和标准化建设，监督地方保健服务行业规范化发展。保健服务行业标准具体情况汇总如下：

（1）国家标准

过去国家相关标准一直以来由国家卫生管理部门或者相关文化部门管理，在监督管理过程中主要依据相关部门法律法规，保健服务行业没有统一的管理标准。2009年全国保健服务标准化技术委员会成立，致力于我国保健服务标准化建设工作。

截至2014年，我国出台实施《保健服务通用要求》（GB/T 30443—2013）和《保健服务业分类》（GB/T 30444—2013）两项国家标准，并于2014年7月1日起正式实施，此两项标准填补了我国保健服务业在标准化领域的空白。其中，《保健服务通用标准》（GB/T 30443—2013）对保健服务项目设置、从业人员、管理制度及场所设施作出了基本规定，并明确指出本标准的适用范围是在保健服务场所内开展非医疗性保健服务的各种保健服务机构。《保健服务业分类》（GB/T 30444—2013）规定了保健服务业的基本术语、分类原则及基本分类方式。保健服务业主要分为调理保健服务、美容美体保健服务、专项技术保健服务、康体保健服务四大类。

目前，《保健按摩器具安全使用服务规范》、《保健按摩器具售后服务规范》两项国家标准初稿也基本完成，同时为了规范康体、养老、眼保健等服务行业，健标委将陆续成立工作组研究和制定相应的国家标准。

（2）行业标准

相关行业协会和企业联合相关国家部门制定行业标准，与国家相关管理规范形成行业标准体系。目前，我国保健服务业行业标准主要由沐浴行业、足浴行业、SPA行业、美容保健服务行业、保健按摩行业、母婴保健行业以及中医养生保健服务行业等行业标准。

沐浴行业标准主要由国家商务部、中国商业联合会沐浴专业委员联合行业内相关企业制定。目前已发布《沐浴企业等级划分技术要求》（SB/T 10532—2009）、《沐浴企业服务质量要求》（SB/T 10645—2011）、《沐浴业经营技术规范》（SB/T 10442—2007）、《沐浴场所卫生规范》（卫监督发〔2007〕221号）、《沐浴业态分类》（SB/T 10566—2010）、《沐浴业术语》（SB/T 10565—2010）（国家质量监督检验检疫总局和健标会共同编制）、《沐浴行业经营管理办法》和《关于规范发展沐浴业的指导意见》（商贸发〔2010〕242号）等行业标准和规范。其中《沐浴企业等级划分技术要求》（SB/T 10532—2009），确定了沐浴企业等级划分管理办法，并制定了沐浴企业等级划分评定细则，评定细则全面、细致，可操作性强。《沐浴业态分类》（SB/T 10566—2010）从2011年6月1日开始实施。本标准确立了沐浴业态的分类标准及其分类原则和各种业态的机构特点及结构。本标准适用于沐浴行业的经营管理、服务、培训（教学）及其他相关领域。

足浴行业标准主要中国商业联合会、国家商务部制定相关规范。目前，我国足浴行业国家标准出台实施了《足浴保健经营技术规范》（SB/T 10441—2007）、《足部保健按摩服务规范》（SB/T 11016）及《足浴保健企业等级划分技术要求》（SB/T 10540—2009）3项标准。

《足浴保健经营技术规范》（SB/T 10441—2007）内容翔实，规定了足浴保健经营技术规范的术语和定义、专业要求、安全要求、经营管理以及从业人员岗位技能要求。适用于单独开设或设在其他场所内提供足浴保健的经营场所；《足浴保健企业等级划分技术要求》（SB/T 10540—2009）由国家商务部发布，2010年7月1日实施，对足浴保健企业进行等级划分，并制定了划分标准；《足部保健按摩服务规范》对足部保健的服务场所、足浴按摩师、服务流程、服务规范等方面作了要求。

SPA行业标准主要由中国商业联合会沐浴专业委员会于2009年10月设立了水疗处（简称CNSA）代表和规范中国SPA行业，引导整个行业走向更为规范和专业化的道路。到目前共发布实施《SPA经营技术规范》（SB/T 10509—2008）、《SPA技师技能要求》（SB/T 10644—2011）、《温泉服务业经营技术规范》（SB/T 10470—2008）三项SPA行业标准。其中，国家商务部于2009年颁布实施的《SPA经营技术规范》（SB/T 10509—2008）由中国商业联合会沐浴专业委员会起草的行业标准，这弥补了我国

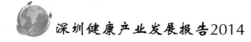

在 SPA 行业上的空白。本标准的实施，将加强政府对 SPA 企业的管理，规范 SPA 企业经营行为，建立维持公平的市场秩序，加强行业的安全、卫生和服务意识，提高从业人员的专业素养，引导行业与国际市场接轨，并推动行业朝可持续的方向发展等方面具有积极的意义。

美容保健服务行业标准目前主要有国家商务部颁布实施的《美容院服务规范》（SB/T 10991—2013）、《美容美发化妆服务规范》、《美容服务面部护理操作技术要求》、《美发美容企业星级划分》、《美发服务操作流程和服务质量要求》、《美发美容企业信用等级评价标准和评价指标体系》、《美容美发行业岗位分类和岗位规范要求》等一系列行业标准和规范，为美容保健服务业的规范化发展奠定了制度基础。

国家商务部于 2013 年 4 月发布《美容院服务规范》（SB/T 10991—2013）建立在为贯彻国家"十二五"发展规划关于大力发展生活服务业，建立健全服务业标准体系的要求，促进美容服务业标准化建设的基础。此行业标准对美容经营服务场所、美容服务用品及设施设备、美容院主要服务内容及主要环节提出了标准化要求，对美容经营服务人员、美容经营服务行为和美容经营服务管理明确了基本规范。

保健按摩行业目前缺乏全面的行业相关标准，仅有《保健按摩技师国家职业标准》出台，该标准对保健按摩技师从职业道德、职业规范、专业技术知识、专业素质等方面进行了规范，为保健按摩从业人员设立了入门"门槛"，为之后的相关行业标准奠定了基础。

中医养生保健服务行业标准方面目前出台的仅有《中医养生保健服务机构基本标准（试用稿）》主要由国家中医药管理局办公室制定发布，这意味着养生机构有了正式的准入"门槛"，也意味着此前"只需工商部门批准许可经营"的纯商业行为将由工商和卫生两部门共同监管。今后存在违法违规行为的机构还将被逐步清理。

在母婴保健行业，目前由全国保健服务标准化技术委员会（SAC/TC483）《母婴保健服务国家标准工作组》负责相关行业标准的制定管理。该工作组成立于 2013 年 7 月 27 日，工作组由全国各地的相关行业机构组成。工作组的成立将推动母婴保健服务业的健康有序发展，标志着母婴保健服务行业的发展有了新的起点。母婴保健行业作为一个新兴发展的行业，目前暂无相关国家、行业等标准。

（3）地方标准

保健服务行业地方标准，主要是在国家标准和国家颁发的行业标准的框架上制定的相关法律规范和标准，包括两个层面，一是法律法规，二是由地方行业协会和企业联合制定的地方行业标准。因此，包括国家层面的法律法规和标准，三个框架体系共同构成地方保健服务行业标准体系。

● 在沐浴行业方面。目前有北京、天津、河南、陕西等省、市出台了相关规定和标准。具体见表4-9。

表4-9 沐浴行业地方标准主要情况统计

行业类别	适用省、市	标准名称	备注
沐浴行业	北京	《北京市洗浴经营企业安全管理规范（试行）》	
	天津	《天津市沐浴企业等级划分标准》	
	河南	《河南省沐浴业经营管理暂行办法》	
	陕西	《陕西省足浴行业卫生规范》	由陕西省卫生厅发布，2012年10月16日起开始实施
	辽宁	《抚顺市洗浴业管理暂行办法》（抚政发15号文发布）、《鞍山市洗浴业管理暂行办法》	
	吉林	《长春市洗浴业管理暂行办法》	
	陕西	《西安市沐浴业服务规范》（市商发〔2003〕329号）	由西安市业贸易委员会发布

由河南省商务厅、公安厅、卫生厅和环保厅共同制定发布的《河南省沐浴业经营管理暂行办法》是河南省出台的首部规范沐浴业企业经营行为的规章制度，对沐浴企业的设立、经营管理和维护消费者权益等方面作出了明确规定。

陕西省《西安市沐浴业服务规范》（市商发〔2003〕329号），由西安市业贸易委员会发布，规范包括职业道德、接待用语、行为仪表、服务设施、洗浴安全、洗浴卫生、服务规程等方面。

● 足浴行业方面。各省市地方都有对沐浴行业进行相关规定。上海市在足浴行业保准化建设方面比较全面，先后颁布实施了《沐浴、足浴行业经营和管理技术规范》（DB31/T 369—2006）和《足浴服务卫生要求》（DB 31/359—2006）。

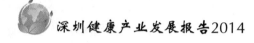

上海市质量技术监督局于 2006 年 4 月 28 日发布的《足浴服务卫生要求》（DB 31/359—2006）从 2006 年 7 月 1 日开始实施。此标准规定了各类足浴场所的卫生要求和检测检验方法，适用于单独开设或设在其他场所内提供洗脚、泡脚、足部按摩、足部保健等服务的公共场所。

《沐浴、足浴行业经营和管理技术规范》（DB31/T 369—2006）从 2006 年 12 月 1 日开始实施，标志着上海市沐浴、足浴行业开始有自己的地方标准。凡在上海从事服务经营的浴场、桑拿中心、浴室和足浴店都要执行该行业标准。包括化妆品卫生标准、旅店业卫生标准、公共浴室卫生标准、城市区域环境振动标准、消防、特种设备安全等多项内容。其中规定，一家足浴店必须配备 3 名以上具有保健按摩师职业资格证书的从业人员。

西安市也在致力于足浴保健服务业的标准化建设工作。2009 年，西安市足浴保健协会与西安市消费者协会共同起草的《西安市足浴保健服务业经营规范及消费争议处理暂行规定（草案)》，规定适用西安市行政区域内从事足部保健、足浴、保健按摩、推拿和修脚、美脚、足疗等服务的企业、个体工商户。该规定更多的是关注消费者的利益，从维护消费的利益出发，是对经营者经营行为制定的相关规定。

● SPA 与温泉行业方面。目前，云南省在这方面的标准相对完善，领先全国。云南省旅游业协会 SPA 与云南省温泉分会起草，云南省质监技术监督局批准发布的《旅游温泉标识使用规范》、《温泉旅游服务规范》、《温泉旅游服务场所等级划分与评定》和《SPA 经营场所等级划分与评定》4 项地方标准，是国内首套完整的温泉行业标准，标志着云南省温泉与 SPA 休闲度假旅游业进入标准化发展的春天。

《旅游温泉标识使用规范》是我国首个针对使用天然温泉或人工开采地热水的旅游服务场所（包括房地产）的品质认证标准；《温泉旅游服务场所等级划分与评定》、《SPA 经营场所等级划分与评定》标准规定了温泉旅游服务场所、SPA 经营场所等级的划分条件、评定规则和各星级温泉与 SPA 的所应具备的条件；《温泉旅游服务场所等级划分与评定》、《SPA 经营场所等级划分与评定》是国内首个温泉旅游服务场所和 SPA 经营场所的等级标准，补充了我国旅游业在温泉旅游方面的标准缺失。

● 按摩保健服务行业方面。目前在按摩保健服务行业方面的地方标准主要范围适用于盲人按摩场所，尚无全面适用于保健按摩服务场所的地方标准。只有广东省的《广东省盲人保健按摩行业管理细则》、甘肃省的《甘肃省盲人保健按摩行业暂行管理办法》等相关规范出台。其中，甘肃省残联、公安厅、卫生厅等六部门联合出台的《甘肃省盲人保健按摩行业暂行管理办法》，规定盲人保健按摩机构中的盲人按摩人员必须达到按摩人员的60%以上。

● 中医养生保健服务方面。根据《国家中医药管理局关于确定中医养生保健服务机构准入试点地区的通知》（国中医药医政函〔2012〕8号），确定了北京市东城区等21个地区被确定为中医养生保健服务机构准入试点地区，各试点地区将参照国家中医药管理局提供的《中医养生保健服务机构基本标准（试用稿）》，确定本地区的工作方案。该标准明确了中医养生保健服务机构可以开展的项目类型，包括咨询指导类、按摩类、熏洗类、艾灸类、贴敷类、拔罐类、刮痧类和其他以中医理论、理念为指导的各种物理方法、自然疗法等，不得超范围服务，不得从事医疗和药品销售等活动。国家中医药管理局要求，试点地区积极探索开展中医养生保健服务机构准入工作的方法、途径、机制和模式。

21个中医养生保健服务机构准入试点地区分别为：北京市东城区、河北省石家庄市、河北省保定市、山西省运城市、山西省临汾市、内蒙古自治区鄂尔多斯市、吉林省双辽市、上海市长宁区、上海市浦东新区、安徽省亳州市蕉城区、江西省新余市、山东省德州市乐陵市、河南省焦作市、湖北省神农架林区、湖北省南漳县、湖南省常德市、湖南省新晃侗族自治县、海南省海口市、四川省都江堰市、贵州省桐梓县和甘肃省兰州市城关区。

各试点地区根据通知制定了相关管理办法和标准，根据所获信息，情况如下。

北京市东城区，公布《东城区中医药养生机构行业管理办法（试行）》和《东城区中医药养生机构行业标准（试行）》，规定熏洗、推拿等7类"高人气"养生服务将从人员资质、场所面积、设备设施等方面进行规范。

河南省焦作市，公布《焦作市关于开展中医养生保健服务机构准入试点的工作方案》，规定焦作市不允许既不申报又打着中医养生保健

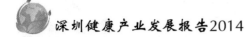

服务招牌的机构存在。此外，没有得到准入的机构，在从事保健服务中，也不允许出现中医养生保健、中医按摩、足疗、刮痧等中医服务的用语。

海南省海口市政府于2013年1月颁布《关于印发海口市开展中医养生保健服务机构准入试点工作实施方案的通知》，正式启动中医养生保健机构规范的准入管理试点。《海口市中医养生保健服务机构准入办法》规定从事中医养生保健服务的工作人员应持证上岗。对于服务项目方面规定，不同级别提供的服务项目有差别，一级机构必须能够提供两种及以上服务项目，二级机构必须能够提供三种及以上服务项目，三级机构必须能够提供四种及以上服务项目。

总体来说，目前我国保健服务行业标准建立由多个体系构成，标准涉及行业不全面，在新兴行业的管理办法、规范、标准等方面尚属空白，如母婴保健行业、减肥瘦身行业等缺乏监督标准，行业发展混乱。

（二）深圳市保健服务行业规范化发展概况

目前，深圳市主要依据国家保健服务行业各标准以及相关法律法规监督、管理和规范本市保健服务行业，而在保健服务行业方面可以依据的地方标准仅有《深圳市桑拿按摩行业管理暂行规定》（深府〔1995〕197号），该规定实施于1999年，主要从规范桑拿、按摩单位的设立和经营及保护经营者的合法权益的角度制定，而对保健服务行业的技术和服务质量等方面没有设定标准。在中医养生方面，2010年7月1日，深圳地区颁布并实施第一部地方性中医药法规《深圳经济特区中医药条例》（以下简称《条例》），《条例》规定非医疗机构不得以"中医治疗"名义开展推拿、按摩、刮痧、拔罐等活动。非医疗机构在经营项目名称和介绍中，不得使用"中医"、"医疗"、"治疗"等术语，不得宣传其治疗作用。

调研发现，深圳市保健服务行业暂无其他地方标准、行业标准，保健服务行业缺乏科学量化标准。深圳市健康服务领域有14.02%的企业无任何标准，企业的服务技术和质量标准难以衡量，而企业在服务过程中更多依据企业自己设立标准，深圳市健康服务领域企业有18.69%拥有自己的标准。

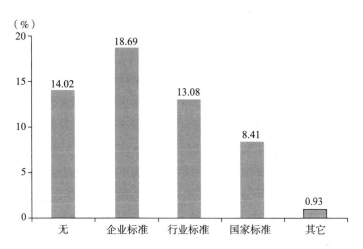

图 4 – 13　保健服务类企业标准化情况统计

深圳市保健服务行业标准的缺乏，以致该行业存在很多不规范行为，服务质量、服务水平优劣难以判断，经常导致产品质量和服务纠纷事件的发生。保健服务行业能否规范化已经成为影响行业健康可持续发展的关键因素。

四、深圳市保健服务行业规范化发展建议

进入 21 世纪以来，休闲、养生与保健，不仅仅是作为有效预防和消除"亚健康"的主要手段，更是一种人们崇尚健康、提升生活品质的一种生活方式，与养生、保健服务有关的产业也随着人们对健康的追求逐步发展成一个新型的朝阳产业，且拥有广大的市场。

国家"十二五"规划纲要中提出关于规范化发展服务业的要求，《国务院关于促进健康服务业发展的若干意见》（国发〔2013〕40 号）中明确指出，要全面发展中医药医疗保健服务，制定标准，夯实健康服务业发展基础。深圳市应建立健康产业发展的专项政策支持和导向指引，开展医疗健康产业链资源规划，制定健康产品及服务等的行业标准和规范，明确相关评判细则与管理办法，为健康产业的发展提供政策依据。

规范和发展好保健服务业，是人民的需要、企业的需要、社会的需要，是构建和谐社会的重要组成部分，是企业参与市场竞争、塑造品牌和可持续发展的必由之路。深圳规范和发展保健服务业建议如下：

（一）政府制定相关管理规范，监督行业市场健康发展

一是加快制定《养生保健服务业管理办法》。对养生服务机构设施条件、服务人员条件、服务项目细致内容等作出较明确的规定。

二是加强行业规范管理。政府支持行业协会牵头制定养生保健机构准入退出标准，规范养生保健服务项目内容、服务标准、服务机构、人员从业资格等，在同一标准管理下，确保养生保健行业健康、规范发展。

三是加强养生保健宣传监管。进一步加强养生保健出版物的监管，严格执行新闻出版总署《关于加强养生保健类出版物管理的通知》；对于养生专题网站、养生企业信息网严格审查，杜绝不合法现象发生，减少虚假宣传、夸大宣传现象；对于媒体举办的中医养生相关讲座，对讲座专家、讲座内容严格把关；引导发挥正规中医药院校与中医医疗、科研机构的作用，保证传播知识的正确性与科学性。

四是发挥政府引导作用。政府相关部门要充分发挥其监察、引导作用，可在各地挑选临床经验丰富、具有专业知识和理论水平的中医专家组成权威中医养生科普专家团，通过培训、讲座等各种形式加强正确养生的宣传力度。注重对科学的、优秀的养生书籍、电视节目的推介。

五是发挥政府公益宣传作用。建议从社区入手，关注社区居民的身体健康，多组织社区居民健康公益活动，举办社区健康讲座等，既能满足人们对健康养生知识的需求，也能丰富居民的生活。另外，可由卫生行政部门介入，进行群众基本健康知识普及、基础养生方法培训，让群众能够了解到一些基本的医学知识、养生知识，增强群众对社会伪健康行骗行为的鉴别能力。

六是鼓励企业走出国门。扶持有关中医养生企业创新先行，做大做强，做出品牌，并积极鼓励走出国门，先在华人华裔较多的地区"扎根"，逐步拓展国外客户，将中医养生推向世界。

（二）建立品牌，提高企业服务质量

服务质量是企业生存和发展的基础，服务质量的高低关系到企业发展的命运和前途。在当前养生保健服务业鱼龙混杂的情形下，谁能在行业新兴阶段塑造发展品牌，谁就能在以后的市场竞争中取得有利地位。建议当前企业在养生保健服务方面不要急于求新求奇，而是提高服务质量，需在

软件和硬件功夫上面"两手都要抓，两手都要硬"。建议养生保健服务机构引入医疗方面的专家，严格选拔服务人员，及时对服务人员进行服务标准、服务技能、服务态度等的培训，在建立企业品牌的前提下，针对企业强项特色化发展，之后进行连锁经营，扩大企业规模。

（三）依托行业协会，加大行业标准建设管理

目前，国家越来越重视社会组织服务行业功能，国务院总理李克强在"两会"上指出要让行业协会发挥更多积极作用，《国务院关于促进健康服务业发展的若干意见》中还特别指出要充分发挥社会团体在业内协调、行业发展、监测研究，以及标准制定、行业信誉维护等方面的作用。行业协会承担了多个相关政府部门委托的任务，在促进行业自律、规范经营服务行为、引导行业健康发展、构筑和些社会等方面做了大量工作，行业协会在促进行业健康发展中举足轻重。

建议相关政府部门继续在多个方面支持协会的工作，加大行业标准的建设管理力度。例如，在行业协会在政府相关部门的领导、支持下，制定市场准入、职业资格、岗位职责标准，授权协会开展各类标准的制定与推广、实施工作，利用行业协会的公信力、影响力，大力宣传标准，在行业中形成宣贯标准的良好氛围，加大行业标准制定和实施的力度。从而在行业有序健康发展、消费者权益维护等方面起到更好的效果。建议行业协会与高校加强保健服务标准化理论和政策研究，构建国家保健服务标准化政策分析和支持系统，为国家、行业、地方和企业保健服务标准化工作提供决策支持。联合双方的优质资源对相关技术进行梳理和保健服务相关产品的研发。同时，建立保健服务标准化的实施和监测机制，全面推广保健服务标准化建设，深入研究保健服务标准化的实施和监测，为政府部门制定相关政策提供支持。

总体而言，深圳市作为全国率先发展生命健康产业的领头羊，规范保健服务行业发展关系到健康产业链的各个环节，关系到国民幸福生活的基础，关系到中国健康产业的可持续发展及国际竞争力的提高。深圳市良好的发展环境为养生保健服务奠定了良好有序的发展基础，也将促进深圳市保健服务业快速、健康发展。

第五章　企业篇

创新型企业是深圳这座城市的闪亮名片，在探索未来产业的发展道路上，深圳已然成为中小创新企业发展最为迅速的聚集地，不仅出台了支持健康产业发展的各项有利政策，而且诞生了国家生物基地、生命健康产业园等多个知名的健康产业发展空间。这些发展潜力备受深圳一群怀抱梦想、实现自我、追求创新的企业家们的青睐，他们带领着自己的团队在深圳脚踏实地地努力拼搏、创新发展，为行业进步做出了积极的贡献。研究这些企业典型发展案例，对行业可持续发展将起到重要的参考作用。

第一节　深圳市是源医学科技有限公司

一、企业简介

深圳市是源医学科技有限公司（简称"是源医学"）隶属于威苏威投资集团，成立于 2007 年，是一家集健康产品研发、生产、销售、服务于一体的专业公司，产品涉及医疗及家用领域。

公司自成立以来，坚持"以人为本、以市场为导向、品质为先、服务至上、崇尚创新"的经营理念，以"健康产品专业供应商"为经营宗旨，致力于打造健康科技的先导品牌，让人类享受更优质的健康产品，让每一位客户感受是源坚定的信念与未来的稳步发展。

公司以品牌建设为重点，以高品质为标准，建立涵盖研发、供应链、市场营销及售后服务全方位的管理体系。公司拥有强大的技术、营销管理团队，近 40% 的员工服务于研发系统，近 30% 的员工服务于营销系统，具有本科及硕士以上学历的员工占 95% 以上。目前拥有多项自主知识产权及专利、核心技术，并与多所一流院校和三甲医院紧密合作，力争为客户提供更专业、更安全、更先进的健康产品。

二、企业运营情况

是源医学始终致力于医疗设备的研发和制造，产品涵盖复合超声、低频电疗、心理健康分析系统三大领域。在康复科领域，是源医学自主研发的复合超声治疗仪结合聚焦和平面超声技术，为患者提供全方位康复解决方案，成为行业内领先产品，市场覆盖医院系统（康复科和疼痛科）及体育系统（运动员和体育院校）。在妇产科领域，由是源医学自主研发的低频神经和肌肉刺激仪是传统中医和现代神经电刺激相结合的高科技产品，产品首创肩井穴催产、一键镇痛、可穿戴式移动医疗等，在分娩镇痛领域具有划时代的意义。

随着经济水平的提高和生活模式的改变，心理疾患患病人群逐渐增加，随之带来的不良社会影响和经济损失也逐年增加，心理健康越来越受到社会各界的重点关注。国家在 2013 年 5 月 1 日颁布和实施了《精神卫生法》，表明国家正在加快发展生命健康产业，尤其是个人健康监测和治疗的逐步改善。为响应国家有关要求，是源医学从 2014 年开始推动实施"基于生理信息的心理健康综合管理系统"的生命健康产业项目建设，此项目获得了深圳市未来产业发展专项资助。本项目通过用户端采集人体生理信息，并与中央服务器"专家系统"通信，快速便捷地获取专业客观的心理健康评估结果，为社会公众提供触手可及的个性化心理健康管理服务、干预方式，引导个性化心理健康调节。未来，基于本项目的产业化运作能够提升公众心理健康服务水平，满足公众日益增长的多层次、个性化健康服务需求，缓解医疗机构就诊压力，符合深圳市生命健康产业的发展思路，并且具有很广阔的应用前景。

是源医学一方面坚持代理与开发同步进行，代理进口品牌经营，能够在进行资金积累的同时，了解最真实的市场需求，知道如何提升自己的产品。另一方面，公司坚持走自主研发之路，创立自己的品牌，逐步加大投入到研发、生产运作及市场宣传环节。公司不断对自主研发的产品进行改进升级，继续将公司的健康产品拓展到全国市场上，以高品质为标准，进一步提升市场占有率。

三、企业创新活动

1. 技术创新

是源医学始终注重自主研发和科技创新，拥有技术力量雄厚的研发团队致力于自主产品研发，专注科研创造健康医疗产业新的领域，与华南理工大学材料科学与工程学院国家人体组织功能重建工程技术研究中心有较深入的合作，建立了产学研合作平台和华南理工大学学生就业实习基地，吸引了大批优秀人才。公司积极参与社会学术活动，是广东省生物医学工程学会理事单位、深圳市健康产业发展促进协会常务理事单位、深圳医疗器械协会会员、深圳软件协会会员，积极参与学会组织的学术研究讨论活动和产学研转化技术的探索研究工作。通过与众多专家学者交流学习，紧跟行业动态发展变化趋势，结合对产品的开发实战经验，在形成产学研一体化的过程中逐渐深入发展。

同时，是源医学非常重视知识产权保护，在三大自主研发领域申请专利29项，已获授权18项。2013年和2014年的研发投入分别是254万元和450万元，2015年的研发预算为1000万元，其中2014年主要开展的技术研发活动或项目包括：

（1）心理健康系列关键技术研发

建立自主神经系统平衡特点与心理健康水平之间的数学关系模型，量化描述方法及数学模型的应用方法。

通过心电、脉搏波信号，采用HRV理论，分析精神状态。

制订针对不同心理健康程度的调节方案，结合相关家用保健产品和中央服务器，为用户提供个性化心理健康管理方案。

（2）低频神经和肌肉刺激仪关键技术研发

采用无线镇痛通道方式，解决产妇自由体位，优化产妇体验感。

制订多种镇痛预设方案，为不同的产程、不同的产妇提供有针对性的镇痛方案。

研究肩井穴催产电刺激技术，传承中医精髓，刺激肩井穴，促进顺产。

采用前沿的一键镇痛模式，符合产妇分娩时镇痛的需要。

（3）超声治疗仪关键技术研发

自主研发设计超声移动治疗枪，实现聚焦超声技术，具有良好的超声波聚焦效果。

优化阻抗匹配电路，提高超声探头能量转换效率。

自主研发的平面、聚焦同时运行的超声治疗方案，达到差异性治疗效果。

2. 模式创新

在营销模式方面，是源医学从原来单纯代理销售产品逐步发展成集自主研发、生产、销售、服务为一体的医疗产品/家用健康产品供应商。是源医学积极与众多三甲级医院、企事业单位展开合作，扩大自身业务区域，并努力扦展线上途径，与知名电商平台共同合作，扩大家用健康产品销售新市场。

在商业模式方面，是源医学秉承"健康为您，创新是源"的企业发展宗旨，在打造健康产品的专业供应商的同时，努力打造以客户为中心，为客户提供个性化健康医疗服务的健康产业链。

在服务模式方面，从 2007 年起，是源医学一贯秉承"顾客至上，品质为先"的健康产业理念，根据产品目标性用户的不同，采取不同形式的营销策略和服务模式，在保证产品质量的同时注重产品售后服务体系的建设及完善。

在人才培养方面，是源医学在关注企业发展之余，也积极参与社会活动、承担社会责任和对高技术人才的培养。公司管理层在医疗研发、销售等领域拥有丰富的管理及开发经验。公司员工中，76% 获得大学学士或以上学位。

四、行业地位和发展规划

近几年，中国医疗器械市场需求旺盛，由此成为健康产业中一个深受资本市场青睐的投资热点。据预测，中国医疗器械市场将继续保持这样的高增长势头，到 2019 年将达到 6003 亿元的市场规模，其年均复合增长率预计约为 16.8%，更多的创新型医疗器械产品也将随之进入市场。在未来几年，具有高性价比的医疗器械产品将具有更大的竞争优势。随着互联网医疗的兴起，一些新型医疗设备，如可穿戴设备和家用智能医疗器械将可能成为行业新的投资热点，成为医疗器械市场增长的一个新的助推器。根据医疗器械产品的特性，医疗器械将是健康产业中最易于与互联网相融合的细分领域。

是源医学凭借医疗行业数年经验，以敏锐的眼光，定位于妇产科和康复科领域，研发团队经过两年左右艰辛努力，在三大类自主研发领域（超声、低频电疗和心理健康）收获累累硕果；2014年，"基于生理信息的心理健康综合管理研究"项目荣获深圳市未来产业发展专项资金，其研发速度和实力受到业界关注。

是源医学的研发团队不满足于现状，研发不断创新。在本行业中，竞争优势包括以下方面：

1. 雄厚的研发实力

是源医学始终秉承"用户体验为中心"的设计理念，深入分析和顺应市场需求，有的放矢地研发出真正满足市场需求，客户称心如意的好产品。公司一直以客户需求为导向，追求技术创新，在研发上，非常重视研发团队建设和研发成员素质。公司重视与医疗领域各大名校、科研机构等组织合作，长期与香港理工大学、华南理工大学、深圳大学等知名大学保持技术与经验交流。新产品的开发和技术的创新需要有雄厚的资金保障，是源医学近3年对研发的资金投入高达1700万元，并每年呈递增趋势。

2. 专业的营销队伍

是源医学一直放眼于全国市场的拓展，多年来组建和沉淀了一支有经验和凝聚力的营销团队。营销网络遍布全国31个省、市及自治区，并与国内各大医学院紧密合作，在北京、深圳等地的三甲医院建立VIP窗口医院，致力于打造涵盖医用健康领域的先导品牌，并为全国数千家医院用户带来临床效率和价值的同步提升。是源医学还作为有实力的代理商，积极引进国外先进的医疗器械，提高医院的竞争力，为人们提供优质的医疗服务。

3. 自主产品核心优势

立足"自主研发"的发展战略，始终坚持大力投入技术研发，将产品的质量作为公司立足之本，将安全性、有效性放在首位，重视创新与发展，对于新技术的选用采取谨慎性严格控制原则。以法律法规为基础，持续改善过程管理，保证产品质量，不断提高顾客满意率。

4. 健全和完善的支持保障体系

是源医学始终以"满足客户需求"为成长的原动力，贴近市场全面了解用户需求，并快速响应，为全国医疗机构提供高性能价格比的产品和服务，为客户创造更大价值。是源医学拥有完善的服务架构，由专业的高素质的客服工程师，利用先进的客户管理系统和客户呼叫平台，为用户提供强大的技术支持和售后服务。规划部门根据公司总体战略规划及年度经营目标为公司制定未来中长期的产品规划，提出产品发展的远景目标，对产品的长期发展规划进行设计和描述，为公司制定明确的发展战略目标，使公司未来稳步发展。公司还建立了一条完善的产品供应链，从采购、生产到质控整个过程均严格按照 ISO13485 体系进行。是源医学将全员的质量意识带入制造产品的每个流程。从分立物料到产品集成乃至包装发运的每一个细节，都建立了严格的质量标准，并得到有效执行，使得产品安全性、可靠性得到充分保障。与此同时，公司的行政、人事、财务综合管理中心，为员工提供优质的后勤保障以及具竞争力的薪酬和人性化的福利。未来几年，是源医学在医疗健康行业中，计划以现代医学、心理保健、康复医学、中医养生、营养保健和管理学为依托，以人为本为核心，以"互联网＋"、建立大数据平台为基础，通过整合医疗、家用健康系列产品及多产业结合的多元化体系，逐步打造集个性化医疗疾病预防和健康保障服务为一体的健康生物链。

为实现规划目标，是源医学近期计划做好以下工作：

1. 品牌化建设

为推进是源医学品牌价值和影响力，公司将始终坚持以下原则：①贴近客户：我们一切的工作都是为了给客户产生价值；②坚持不断地研发；③拥有自主知识产权，将技术列为最重要的资产，构成我们的品牌根基；④注重全球化视野，扩大影响力。

2. 产品集中化

是源医学自 2007 年成立以来就开始布局康复科，经过八九年的发展，形成了以解决疼痛为核心的物理因子治疗产业链，所涉及的物理因子治疗法以超声治疗和低频电刺激为主，已获得多项国家专利和产品认证。未来，是源医学除了保持骨科康复的优势项目之外，将大力推进神经康复的建设，以电刺激技术为核心，推出生物反馈治疗仪，建立完善的智能康复设备产品线。在妇产科领域，我们将以搭建围产期健康管理平台为目标，全方位为孕妇、产妇提供孕期及产期各种健康数据信息的管理平台，引导便捷高效的孕产期健康管理模式，同时整合现有低频电疗、超声技术类产品，作为产后恢复治疗、调节机体恢复功能的专业设备。

3. 丰富产品线

立足于优势资源，打造家用健康产品、设备及大数据产业链；加快丰富生物反馈、疼痛管理领域的产品系列，逐步完善疼痛康复科、妇产科产品线。

第二节　深圳市艾尔曼医疗电子仪器有限公司

一、企业简介

深圳市艾尔曼医疗电子仪器有限公司（以下简称艾尔曼公司）是2006年成立的国家级高新技术企业及软件企业，是具创新能力并被客户尊敬的健康及微创手术设备和方案服务商。拥有5项国家发明专利及其他20项专利，并已获得国家药监局4个医疗产品注册证书，是国家行业标准《电位治疗设备》的编写单位。

艾尔曼公司的创业团队拥有领先的技术研发水平和丰富的管理经验。管理人员在高压变压器设计技术、强磁场技术应用领域，智能控制领域，单片机及DSP高速数据采集与控制领域，生物医学电子领域，企业知识管理领域都有着丰富的开发经验和专家级的技术水平及管理经验。深圳艾尔曼公司每年10%的利润用于产品开发。与高校及科研单位共同成立高科技研发队伍进行产品设计，由熟悉全面质量管理理念的人员负责产品的生产及检验，由坚决执行公司使命——健康美丽同分享的专业服务队伍为客户提供优质先进的健康及微创手术设备系统解决方案。因此艾尔曼公司专注做医疗电子产品；质量求企业永久生存；创新谋公司长远发展；服务创质优价美品牌。

艾尔曼公司一直以"最好的品质和服务，不断满足客户对艾尔曼产品的要求"为公司的质量方针。以"外部指标即产品市场占有率及客户对艾尔曼公司产品及服务的满意程度"作为评测奖励标准。健康是每个人的最

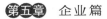

大追求，美丽是所有人的热切向往，深圳艾尔曼公司愿健康美丽同分享！

二、企业运营情况

艾尔曼公司自2006年成立以来就确定以高压、高频及低频脉冲技术为核心，开展高压、高频及低频脉冲技术项目的研究工作，共投资300万元人民币为注册资金。在技术人员的配备、研发设备的购置、技术规划等软硬件方面都围绕这个中心，在公司领导的带领下，在医疗技术领域艰苦攻关，已掌握了产品的关键核心技术。通过几年的努力，具备了从事研究、开发、实验、小批量试产和推广应用所需的基本条件（包括人员、设施等），形成了坚实的技术储备。近年来，艾尔曼公司始终瞄准、跟踪国内外神经康复理疗的最新技术及发展动态，对高压及低频脉冲技术领域的技术发展状况及发展趋势有着深刻的理解和独到的发展思路。公司的技术人员已经成长为在医疗技术领域能独当一面的技术能手，继成功研发出了高电位治疗仪产品后，又相继研发出了低频电刺激器，两个产品已通过了国家食品药品监督管理局产品注册检验。应客户和市场的需要还研发出了中胚层导入仪和手持美容射频产品。

近几年，艾尔曼公司研发的产品标准达到国内领先、国际先进水平。公司同高等院校、科研机构开展了多项研究项目。2012年与北京同仁医院朱平教授共同编著《常见病高电位疗法》；2013年与国家药监局天津食品药品监督检验所共同编写《高电位康复设备》国家行业标准；2013年与苏州纳晶纳米电子有限公司共同开展《纳米微针在射频仪器的应用》的研究；2014年与中国科学院强磁场中心共同开展《磁疗设备的优化设计》的研究；2014年与深圳市高伦通讯设备有限公司开展30－68GHz小功率物理康复设备的研制；2014年与中国科技大学信息科学技术学院合作进行《物理康复设备的智能化》研究；2014年与深圳市福顺通科技发展有限公司联合开发智能腕带产品。

三、企业技术研发情况

1. 技术创新

艾尔曼公司是从事医疗器械的研究开发制造单位，近几年研究开发了多项新产品，并取得了多项专利成果。2013年申请实用新型专利2项、软件著作权3项，2014共申请发明专利3项、实用新型专利2项、软件著作权4项。其中2项发明专利已经过实质审核。

表5-1　艾尔曼公司近几年研制的产品

项目	完成情况	备注
高频电磁刀	已获得国家药监局医疗产品注册	三类产品
中低频高电位治疗仪	已获得国家药监局医疗产品注册	三类产品
高频电场皮肤治疗仪	已获得国家药监局医疗产品注册	二类产品
中频药物导入仪	已研制出原理样机	二类产品
手持射频美容仪	已研制出原理样机	二类产品
低频电脉冲刺激器	已研制出原理样机	康复产品
中老年神经系统康复仪	已进行了成果产品的可行性分析、基础研究及实验	康复设备

2014年开展了中老年神经康复仪的研发、射频负压淋巴排毒仪的研发并开展可穿戴智能设备无袖血压仪的前期预研。中老年神经康复仪包括生理检测仪器、单片机控制电路、变频调压电路及人体接触物。其中，单片机控制电路内置智能评估优化模块，用于将生理检测仪器采集到的一种或多种人体生理电参数与标准人体生理电参数进行比较并判断人体生理电参数的状态结果是否达到理想状态，在状态结果未达到理想状态时，依据电参数的变化及电参数变化率的变化逐步改变预输出电压的频率和/或幅值并相应维持一定周期，直至判断得到状态结果达到理想状态，维持相应预输出电压的频率和/或幅值，达到改善中老年神经康复仪的适应范围、治疗效果及疗效时间的目的。

射频负压淋巴排毒仪提供强度可变的机械按摩，通过无侵入真空负压按摩技术，扩张血管，增加血流量；改善微循环；增加氧自由基的清除能力。缓解轻微的周身肌肉疼痛。产品主要由主机和大手柄、小手柄、射频手柄、线缆、电源线、弹性膜、IC卡及结构配件组成。有四种工作模式：标准弹性按摩、局部弹性按摩、射频热敷、局部弹性吸放。

2. 模式创新

2014年模式创新支出总额500万元。开展了体验式销售＋实体旗舰店＋物联网的模式运作。

目前的高档家用物理治疗设备如电位治疗仪、超短波治疗仪均采用体验式营销服务模式，主要销售对象为中老年人群。体验式营销需解决的主要问题是如何招徕顾客以及让体验者尽快见效并产生信任感。高电位治疗仪可以方便解决前两个问题，其他物理治疗设备都是一台设备一次针对一个人，可以通过实体旗舰店＋物联网等方式解决。高档实体旗舰店陈列公司所有物理康复治疗设备及保健美容仪器，装饰豪华优美，空间环境让人耳目一新，是放松休闲的好地方，可增加企业的信任度。

体验式销售＋实体旗舰店＋物联网是一种新的营销服务方式。"智慧养老"是利用物联网技术，通过各类传感器，提供实时、快捷、高效、低成本的，物联化、互联化、智能化的养老服务。目前，智能可穿戴设备正在成为"智慧养老"的重要工具。如智能手环可以实现紧急呼叫、自动报警、心率测量、健康管理等功能，儿女可通过客户端软件了解老人的活动轨迹，实时掌握老人的状况。正在开发的无袖血压监测可全天不间断检测血压，不影响人们整天的正常生活及睡眠。老人每天在家中或体验店进行物理设备的康复治疗及预防，使老人的日常生活处于远程监控状态，以维护他们的安全和健康，其核心在于用先进的管理和信息技术。"智慧养老"必将成为推动中国养老产业未来的中坚力量。

四、行业地位和发展规划

深圳市在生命健康产业虽然产业支撑条件优越，优势行业引领全国，自主创新能力较强，产业发展环境良好，但中老年神经康复产业与国内外先进水平相比，仍然有不小差距。目前，深圳市场上的中老年神经系统康复仪虽有少量生产厂商，但生产质量参差不齐，大部分厂家没有取得国家相关产品的产品证书，而真正得到国家认可的生产厂家少之又少，效果的持久性也难以维持。如一键科技、好一生等产品销量尚可，但被大众接受的恒定有效的名牌产品更少。同时产品多以模仿为主，无特别自主知识产权。

艾尔曼公司在中老年神经康复仪器行业起步晚，但已取得多项发明专利，正在组织系统化开发，后劲大。目前，艾尔曼公司研制的中老年神经系统康复仪的研发与应用项目，在国内神经康复设备属领先水平，是智能先进康复设备的代表，目前市面上尚无相关同类产品，此项目的推出，必将填补国内市场的技术空缺。另外，由于重视相关技术的专业服务人员的培训，可保证产品产业化成功。艾尔曼公司坚持走产学研结合的捷径，以产品质量为出发点，力争3年内成为国内家用物理治疗与康复设备的著名企业。

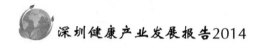

第三节　深圳爱帝宫现代母婴健康管理有限公司

一、企业简介

深圳爱帝宫现代母婴健康管理有限公司（以下简称"爱帝宫"）是深圳市生命健康产业中极具代表性的企业，是中国母婴健康管理行业第一高端品牌，是全国首家现代医学与传统精粹相结合的专业母婴健康管理机构。"爱帝宫"，"爱"字放在首位，寓意她要坚持做"爱"的使者；"帝"取"皇帝、上帝"之意，寓意给产妇、宝宝皇帝般的享受、上帝般的待遇；"宫"，寓意公司布局、摆设富丽堂皇，同时也寓意"家"——给产妇、宝宝一个温暖的家。

爱帝宫自 2007 年成立至今，已为近万名妈妈宝宝提供以母婴专业护理、中医调理、膳食营养、婴儿智力开发、产后修复等九大康复体系相结合的科学健康月子服务。爱帝宫融入了现代医学、心理学、营养学、护理学等综合学科的知识，组建了产科、儿科、中医、营养、精神、护理等方面的专家团队，一流的专业医护团队为妈妈和宝宝提供全方位的一站式产褥期专业护理和系统健康管理服务，让妈妈在月子期间能真正科学而有效地得到元气的恢复、体形的修复、心灵的抚慰。

爱帝宫的护士全部经过专业技能训练，拥有专业的理论知识。在精心照料与培养宝宝良好习惯的同时，挖掘宝宝体能和大脑潜能。使家庭免除了喜中带忧的烦恼与无助，避免了家庭矛盾的发生，为宝宝的健康成长构筑生命基石。为追求科学、安全的高端服务的家庭提供全面综合的一站式专业服务。爱帝宫近年来也荣获了多项品牌荣誉：

2014 年"最受女性喜爱的私人订制健康品牌"；

2013 年"最受女性喜爱的母婴健康品牌"；

2012 年"健康中国十佳优秀健康管理示范基地"；

2012 年"健康中国十佳健康服务品牌"；

2011 年"中华妇幼健康大会重点推荐品牌"；

2010 年"特色妇幼健康服务机构"；

2010 年"最受女性喜爱的母婴健康品牌"以及"第三届中华妇幼健

康大会大奖";

2009 年"老百姓最喜爱的十大母婴保健机构"。

二、企业运营情况

爱帝宫作为母婴护理行业的标杆，针对产褥期女性和新生儿的独特生理和心理特点，创新性建立了九大创新康复体系，规范了母婴健康管理，填补了母婴健康管理行业的空白。

1. 爱帝宫母婴护理业务操作标准化

目前，爱帝宫的母婴健康管理模式可大致分为入住式母婴月子中心、产后修复两人类业务。围绕上述业务模式为产后妈妈和新生儿设立的基础常规项目达到 43 项（例如体质评估分析、无痛通乳、专业级伤口护理等），个性化项目达 29 项（例如秘制中药水洗头、新生儿音乐游泳、抚触等），全方位满足产后妈妈和新生儿的需要，并根据多年实践经验及专家建议，建立了一套标准化操作流程。

2. 企业质量管理体系化

作为行业的领军者，爱帝宫一直致力于向客户提供专业优质高效的服务。爱帝宫通过发起各部门编制作业指导书，审核、完善及规范各项规章制度，使得每一个服务流程和服务环节都得到有效管理，确保每一项服务都能严格遵照制度执行。未来，爱帝宫将持续改进、优化服务流程，并以日臻成熟和踏实的态度迎接挑战。

3. 企业信息化建设

企业管理信息化建设是爱帝宫企业发展战略的重点之一。目前，爱帝宫自行开发的 ERP 系统在同行业内率先使用，进一步提升了公司管理水平。OA 办公平台，实现了办公网络化和无纸化的管理。引入的高效网络设备完善了网络建设和安全机制。爱帝宫信息系统功能的不断更新和优化，满足了企业不断发展的需求，为企业的发展和腾飞保驾护航。

4. 系统培训让员工和爱帝宫一起成长

爱帝宫非常重视员工的成长，倡导全员终身学习。通过主题培训、在职培训、轮岗培训、案例分析等方式多维度分层次地开展培训工作。每年爱帝宫经内部培养、内部考核、内部竞选的星级护士、责任护士组长、助理护士长、护士长等护理专业骨干达到总员工人数的 1/3。爱帝宫组织开办了职业经理人培训班，有助于中层管理人员的成长，使得爱帝宫的管理水平不断迈向新台阶。此外，通过举办内部兼职讲师培训班，选拔30余名内部兼职讲师，在企业内部形成了良好的学习氛围，为爱帝宫的岗位培训打下了坚实的基础。

三、企业创新活动

秉承"引领母婴健康潮流，营造和谐温馨家庭"的使命，爱帝宫以一流的专业医护团队为妈妈和宝宝提供全方位的一站式产褥期专业护理和系统健康管理服务，让妈妈在月子期间能真正科学而有效地得到元气的恢复、体型的修复、心灵的抚慰；同时也让宝宝得到精心细致的哺育、深入的早期教育开发，帮助家庭站在更高的起跑线上。

爱帝宫打造的九项专业护理体系，是爱帝宫领先于国内同类机构的最大特色和创新：

——产后妈妈康复体系。该体系为产后妈妈提供生理、心理的康复护理；产后的形体恢复及满月后的专业跟踪指导等系列专业服务，在最大程度上化解产后妈妈月子期间的忧虑，恢复产妇孕前身材。

——母婴专业营养体系。产妇产后机体的恢复和哺乳面临两大任务：一是产妇本身身体、形体的恢复；二是哺乳喂养宝宝。两个方面均需要营养，因此解决产后饮食营养的均衡十分重要。爱帝宫结合中医食疗与现代营养学理论，针对产妇哺乳、新生儿所需要营养、形体复原等特殊需要配以科学、营养、个性化的阶段性月子餐的专业营养饮食。

——中医调理保健体系。爱帝宫独创中医调养法，根据产后妈妈的"虚与淤"辨证施食，特制的中药液、针灸、推拿在调节阴阳、疏通气血经络的基础上对人体进行整体调理，从而达到阴阳气血平衡的状态，以提高机体的抗病与复原能力。

——新生儿健康护理体系。爱帝宫完善科学的新生儿健康护理体系，对新生儿进行24小时的精心护理和监测，在黄疸、生殖器官、消化排泄、体温调节、神经感觉、呼吸、循环、皮肤等关键的新生儿健康成长期给予宝宝最权威、最专业、最细致、最周到、全方位爱的呵护。

——新生儿早期智力开发体系。爱帝宫有自己独创的宝贝智慧教育方案，充分启发锻炼新生儿大脑神经细胞的潜能，对新生儿的思维、语言、动作、社交及生活能力进行科学的训练与培养，专业的游泳、抚触使新生儿的神经元得到充分的激发，感官具体体验教育来开发五感（听、视、味、嗅、触）的能力，培养良好的生活习惯及阳光的心态。

——产后妈妈塑形美丽体系。爱帝宫产后修复与传统瘦身纤体机构的不同之处在于：除了保证身体虚弱的产后妈妈 100% 的安全之外，还可以让瘦身纤体与健康调理一气呵成。爱帝宫产后修复中心的"产后六大体系"解决方案是中国传统医学与西方高科技产品设备完美结合的典范。爱帝宫的产后恢复中心，从月子病、形体、皮肤、私密、乳房以及中医理疗六大方面入手，全方位系统性地帮助妈妈重塑产后美丽。

——母婴月子立体防御体系。由于产后妈妈气血两虚，抵抗力下降，加上出汗较多，全身毛孔开放，新生儿面临着生活环境和生活方式的巨大变化，开始要靠自己的肺部吸入氧气，排出二氧化碳，靠消化道汲取营养等，所以母亲和新生儿对气候的变化都非常敏感，极易受到季节性或突发性流行病侵害。爱帝宫以一整套消毒隔离、防御体系为母婴居住环境、活动场所提供科学防御的保障。

——管家式高端服务体系。爱帝宫倡导的五星级标准的私人管家服务，为母婴提供全方位、人性化、细致贴心的生活管理，并根据产妇的生活习惯和喜好，制定个性化服务，营造家庭的温馨。

——全天候无缝安保体系。爱帝宫建有完善科学的母婴安全识别系统、先进的高科技电子监控系统，24 小时专业保安人员现场保卫、巡视及出入人员的探视安全管理，实时保障母婴安全。

可以说，这九大体系是爱帝宫发展之魂，前进之本，并已逐渐发展成母婴护理行业的标杆，被业内其他公司参照。

四、行业地位和发展规划

1. 市场前景

爱帝宫所处的行业隶属于深圳市生命健康产业。在国家发展规划中，母婴健康管理被列为健康服务产业发展的重点之一。根据国家统计局的数据显示，现阶段我国的婴儿出生率为 12.37%，即每年有大约有 1687 万名婴儿出生，按照每对母子在坐月子期间平均消费 4000 元进行计算，则中国每年将在月子护理和相关产业消费达 680 多亿元。

2. 行业地位

爱帝宫作为中国母婴健康管理行业第一品牌,是全国首家现代医院与传统精粹相结合的专业母婴健康管理机构。针对产褥期女性和新生儿独特的生理和心理特点,首家独创了九大专业康复体系,给予妈妈和宝宝最好的关怀。

3. 公司未来发展规划

爱帝宫的品牌核心是将"爱"放在首位,以家人般的爱心给产妇、新生儿无微不至的爱,以医院级别的专业给每一位顾客全心全意的服务。在未来几年,爱帝宫将依然坚持高品质的品牌发展战略。主要包括以下几个方面:

(1)进一步完善操作流程、研究开发新项目

爱帝宫在完善操作流程上一直不停摸索,在服务细节以及管理系统上精益求精,形成具有市场竞争力、可复制的高品质母婴健康管理系统。同时,爱帝宫也根据客户的需要,坚持研究开发新项目、新产品、不断提升服务水平。

(2)与医学护理院校等单位建立中长期固定的合作关系

爱帝宫的专业服务离不开专业的护理人员。爱帝宫已与国内多家医学护理院校建立中长期合作关系,将理论和实际操作相结合,定向培养母婴健康管理真正需要的专业护理人员,保证爱帝宫的专业服务始终如一。

(3)品质优先、稳健扩张的发展战略

作为国内母婴健康服务产业的龙头企业之一,爱帝宫坚持品质优先、稳健扩张的品牌发展战略。采取差异化定价策略,保证高品质服务质量,选择优势区域进行市场拓展,扩大市场份额,强化中国母婴健康管理行业第一品牌。

第四节 深圳市倍泰健康测量分析技术有限公司

一、企业简介

深圳市倍泰健康测量分析技术有限公司(以下简称倍泰公司),是集医疗健康物联网产品研发、生命健康平台建设、一站式健康服务管理、可

穿戴健康产品研制为一体的国家级高新技术企业，是国内外远程医疗和智慧医疗健康服务的主要解决方案提供商。公司坚持打造开放式平台，形成互联网＋医疗健康＋合作伙伴的健康产业生态圈，成了以"云—管—端"健康有方为核心的智慧健康服务平台，与国内各运营商、著名家电厂商等建立天天健康战略联盟。

公司成立 20 年，拥有完整的研发、生产、服务体系，坚持自主创新，已经获得 130 多项专利。通过了 CE、FDA、CFDA、ISO9001、ISO13485、SA8000 等认证，具有医疗器械生产许可证和医疗器械经营许可证，拥有 ICP、互联网医疗卫生信息服务许可证、苹果 MFI 认证、互联网医疗健康系列认证。公司承担国家火炬计划项目，是广东省产学研对口单位、深圳市政府和南山区政府重大科技攻关项目承担单位。公司联合清华大学、广州中医科大学等国内著名高校及医院，建立了产学研基地和联合健康实验室。在三网融合的背景下，公司是国内各电信运营商、著名通讯设备运营商、各大保险公司、知名房地产公司等著名品牌在物联网医疗领域战略合作伙伴。目前，公司客户覆盖欧洲、美洲、亚太等 60 多个国家及地区。公司坚持走产学研合作路线，为发展居民健康提供优质的产品及服务而努力。

二、企业运营情况

公司近几年来投入重资主要开发系列新产品，包括家庭、社区、医院健康检测终端、个人远程自助健康检测终端、移动式健康检测终端、社会公众自助健康检测终端、常规电子医疗产品、行业健康解决方案等系列产品及解决方案。在迎接"互联网＋"在医疗卫生服务产业中的机遇浪潮时，以"引领健康新模式"为理念的深圳倍泰正以其可穿戴设备、移动医疗设备和远程医疗服务为抓手，打造"智慧医疗"、"智慧家庭"、"智慧养老"及"穿戴式移动医疗"四大健康管理解决方案，撬动未来两年将突破百亿元的智慧医疗大市场。

家庭云健康解决方案：针对家庭推出的健康关爱服务平台，提供健康检测、健康视频、在线挂号、食养资讯等服务，实现电视与手机多屏互动、检测数据、历史记录查询、家庭管理等功能。

移动医疗解决方案：通过智能手机和 APP 及云计算的应用，为用户提

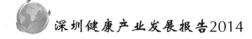

供健康监测、健康管理及远程健康服务。主要内容有：一是健康监测：包括血压、血糖、血氧、体脂率、体重、体温、心电、心率、运动监护等；二是智能化服务：如健康预警、健康评估、健康教育、健康干预和指导等；三是远程健康服务、健康咨询、远程会诊、紧急救助及医疗转诊等。

智慧健康社区解决方案：利用集成化的多参数生理监测仪或者智慧健康亭，在基层医疗单位或社区打造快速诊疗系统，快速地检测血压、血氧、血糖、脉搏、心电、体温、尿液分析（11项生化指标）、尿酸、总胆固醇、脂肪率、内脏脂肪、卡路里消耗、睡眠监测、体重，所有数据通过网络上传到医院信息系统，使日常监测数据与基层医院诊疗数据融合。

智慧健康养老解决方案：在现有专业技术的基础上集成开发适合养老群体和个人进行健康监测、存储、评估、干预、改善的系统。父母养老期间的健康状况，子女可以通过查看健康服务网或者手机绑定的方式第一时间获取父母的生理指标及其变化趋势。健康数据还可以与医院系统进行链接，实现居民日常健康监护数据与医疗机构诊疗数据的融合。

三、企业创新活动

技术的创新和求变是倍泰公司永恒的追求。公司非常重视知识产权保护，截至2014年7月，总计申请专利91件。其中，发明专利申请15件，实用新型申请54件，外观专利16件。已获得授权的专利总数为66件。其中，发明专利1件、实用新型专利43件，外观专利12件。申请并获得软件著作权登记证10件。作为一家成立20年的医疗健康技术公司，公司在移动医疗健康管理领域开拓了新方向。

1. 一站式健康服务平台

生命健康产业是深圳市着力培养的未来产业和新经济增长点，深圳正在实施以"名医（名科）、名院、名诊所"为重点的"三名工程"，欲将深圳打造成国际医疗中心城市。作为国内移动健康领域的国家级创新领导企业，深圳倍泰依托地区和技术优势，融合产业链推出"天天健康"，打造了全新的健康服务模式——媒体＋智能设备＋本地一站式健康服务群，同时这也是"深圳市三名工程"的具体实践。

作为全球首创和享有国际专利的"天天健康"应用兼具多重便捷功能，包括随时检测家庭成员的身体状况；健康档案永久保存，随时查询；

实时预约挂号，看病不等待；在线健康顾问，随时服务；专家建议，健康干预，并可完全实现在线多屏可视化远程医疗等。

2. 开创移动健康医疗新时代，打造健康产业生态圈

移动健康不仅改变了人们的健康管理和生活方式，也将是潜力达10亿元的大健康产业未来发展的重要趋势。抢先布局移动健康医疗的深圳倍泰已初步建立起"硬件大数据采集、云健康平台、智慧医疗、移动健康"的智慧健康商业模式。2014年10月，深圳倍泰获得了汤臣倍健投资参股，作为国内健康行业龙头企业的汤臣倍健不仅提供强有力的资金保障及资源支持，特别是双方在移动健康管理方面的资源得到强势整合，借力行业资源和技术优势，深圳倍泰正提速移动健康和移动医疗的布局。

深圳倍泰发起的"天天健康产业联盟"在深圳本地得到了各大知名的健康服务机构加盟，在深圳有线电视领域为用户提供健康检测、医疗转诊、康复及营养管理的一条龙服务，最终实现媒体＋大数据＋健康服务的T2O（Tv to Online or Offline）家庭健康生态服务，深圳倍泰正在成为智慧医疗解决方案的领导者。

四、行业地位和发展规划

深圳倍泰公司正在将自己的传统产业模式与互联网进行结合，发展新型的居民健康服务体系。"天天健康"项目作为深圳倍泰互联网领域的关键业务，也将带领深圳倍泰在移动健康管理领域占领更高的位置，开创互联网健康医疗的新时代。公司正在努力为发展智慧社区医疗、智慧家庭健康、智能健康服务提供设备及数据支持，通过健康大数据嫁接和整合"天天健康产业联盟"成员企业，加速完善移动健康和移动医疗服务板块的资源融合，共同建设"智慧健康"公共云服务平台。

未来，深圳倍泰公司将打造"智慧医疗"未来蓝图：通过移动化、便携式的医疗设备，以无创的方式检测出心血管、肠胃等疾病所需的健康数值，快速生成健康报告并上传云平台对接医院或社区或发送到个人微信上，然后实时远程地与医疗专家视频对话进行会诊，或对关键指标实时监控。不需要抽血，不到10分钟就能出具心血管、肠胃疾病和糖尿病等多项关键数值的报告，并现场可将报告发送到个人的微信上，且该算法在临床已有实践性。

附件一 健康产业行业分类

序号	健康产业		细分行业	范　围
1	原材料种养殖			与健康产业原材料种养殖相关的农作物、中药材、花卉、畜牧业、水产品养殖等。
2	健康制造业	健康食品药品行业	保健食品行业	经国家批准的27功能性保健食品生产经营。其功能包括：增强免疫力功能，辅助降血脂功能，辅助降血糖功能，抗氧化功能，辅助改善记忆功能，缓解视疲劳功能，促进排铅功能，清咽功能，辅助降血压功能，改善睡眠功能，促进泌乳功能，缓解体力疲劳功能，提高缺氧耐受力功能，对辐射危害有辅助保护功能，减肥功能，改善生长发育功能，增加骨密度功能，改善营养性贫血功能，对化学性肝损伤有辅助保护功能，祛痤疮功能，祛黄褐斑功能，改善皮肤水分功能，改善皮肤油份功能，调节肠道菌群功能，促进消化功能，通便功能，对胃黏膜有辅助保护功能
			营养强化食品行业	1. 营养强化剂食品，即按国家规定添加了营养素和其他营养成分的食品。营养强化剂包括矿物质、维生素及其他营养强化剂 2. 特殊膳食用食品，即为满足某些特殊的身体或生理状况和（或）满足疾病、紊乱等状态下的特殊膳食需求，专门加工或配方的食品（如婴幼儿、孕妇、乳母老年人用食品，慢性疾病、心脑血管疾病、产后、术后、骨伤等特殊人群食品等）
			药品行业	药品，包括生物药、化学药、中药，如中药材、中药饮片、中成药、化学原料药及其制剂、抗生素、生化药品、放射性药品、血清、疫苗、血液制品和诊断药品等
			有机食品行业	有机食品、绿色食品等
			其他健康食品行业	如功能水、功能性饮料、滋补保健酒、保健功能茶业、天然滋补品、药膳、汤料、食疗、营养配餐及健康餐饮行业等

序号	健康产业		细分行业	范 围
	健康制造业	健康用品产业	保健健身器械行业	指以日常保健和预防疾病为目的，具有调节人体机能、增进健康或者有促进康复功能的保健、康复、健身类仪器、设备、器具和材料等，如按摩器械、健康体检仪器、家用理疗或护理保健仪器设备、助眠用品、康复器械、运动健身器材、美容及年轻态保健器具与仪器、五官保健用品、生殖健康保健用品等
			医疗器械行业	第一、二、三类医疗器械
			化妆品行业	包括普通化妆品和特殊用途化妆品（用于育发、染发、烫发、脱毛、美乳、健美、除臭、祛斑、防晒的化妆品等）
			健康功能纺织品行业	具有保健功能的床上用品、服饰制品及其他纺织用品，如棉被、枕头、袜类、内衣、窗帘、地毯等
			其他健康用品行业	饮水健康产品、空气净化产品、防辐射用品、低碳环保产品、家居环境健康用品及其他健康日用品等
3	健康服务业		医疗卫生服务	综合医院、乡镇卫生院、中医医院、门诊部（所）、中西医结合医院、计划生育技术服务活动、民族医院、妇幼保健院（所、站）、专科医院、专科疾病防治院（所、站）、疗养院、疾病预防控制中心、社区卫生服务中心（站）、其他卫生活动、街道卫生院等
			健康管理与促进服务	与健康管理与促进服务相关的保健服务、休闲健身活动、社会看护与帮助服务、护理机构服务、精神康复服务、老年人和残疾人养护服务、医学研究和试验发展以及相关社会经济咨询、其他专业咨询、质检技术服务、图书出版、知识产权服务、报纸出版、期刊出版、音像制品出版、电子出版物出版、中等职业学校教育、体育组织、普通高等教育、体育场馆、职业技能培训、体校及体育培训、其他休育、社会事务管理机构、专业性团体、基金会等
			健康保险和保障服务	健康和意外保险、社会保障以及其他未列明相关保险活动
			其他与健康相关的服务	营养和保健品批发、其他日用品零售、体育用品及器材批发、体育用品及器材零售、西药批发、药品零售、中药批发、医疗用品及器材零售、医疗用品及器材批发、其他机械与设备租赁、营养和保健品零售、娱乐及体育设备出租等

附件二 深圳市健康产业
统计标准备选目录

1. 健康产品原材料种植养殖业

行业代码（小类）	行业分类名称	行业代码（小类）	行业分类名称
0119 *	其他谷物种植	0159 *	其他水果种植
0121 *	豆类种植	0161 *	坚果种植
0122 *	油料种植	0163 *	香料作物种植
0132 *	麻类种植	0169 *	茶及其他饮料作物种植
0141 *	蔬菜种植	0170	中药材种植
0143 *	花卉种植	0190	其他农业
0151 *	仁果类和核果类水果种植	0390 *	其他畜牧业
0153 *	柑橘类种植	0411 *	海水养殖
0154 *	香蕉等亚热带水果种植	0412 *	内陆养殖

2. 健康制造业
2.1 健康食品制造业

行业代码（小类）	行业分类名称	行业代码（小类）	行业分类名称
1369 *	其他水产品加工	1492	保健食品制造
1372 *	水果和坚果加工	1529 *	茶饮料及其他饮料制造
1422 *	蜜饯制作	1530 *	精制茶加工
1491	营养食品制造	2666 *	动物胶制造

2.2 药品制造业

行业代码（小类）	行业分类名称	行业代码（小类）	行业分类名称
2710	化学药品原料药制造	2740	中成药生产
2720	化学药品制剂制造	2760	生物药品制造
2730	中药饮片加工		

2.3 健康用品制造业

行业代码（小类）	行业分类名称	行业代码（小类）	行业分类名称
1731*	麻纤维纺前加工和纺纱	3464*	制冷、空调设备制造
1732*	麻织造加工	3490*	其他通用设备制造业
1741*	缫丝加工	3544	制药专用设备制造
1742*	绢纺和丝织加工	3581	医疗诊断、监护及治疗设备制造
1771*	床上用品制造	3582	口腔科用设备及器具制造
1779*	其他家用纺织制成品制造	3583	医疗实验室及医用消毒设备和器具制造
1810*	机织服装制造	3584	医疗、外科及兽医用器械制造
1820*	针织或钩织编织负责制造	3585	机械治疗及病房护理设备制造
2437*	地毯、挂毯制造	3586	假肢、人工器官及植（介）入器械制造
2441	球类制造	3589	其他医疗设备及器械制造
2442	体育器材及配件制造	3591*	环境保护专用设备制造
2443	训练健身器材制造	3761*	脚踏自行车及残疾人座车制造
2444	运动防护用具制造	3856	家用美容、保健电器具制造
2449	其他体育用品制造	3861*	燃气、太阳能及类似能源家用器具制造
2619*	其他基础化学原料制造	3871*	电光源制造
2681*	肥皂及合成洗涤剂制造	3872*	照明灯具制造
2682	化妆品制造	3919*	其他计算机制造
2683	口腔清洁用品制造	3921*	通信系统设备制造
2689*	其他日用化学产品制造	3922*	通信终端设备制造
2770	卫生材料及医药用品制造	4011*	工业自动控制系统装置制造
2915*	其他橡胶制品制造	4014	实验分析仪器制造
2929*	其他塑料制品制造	4021	环境监测专用仪器仪表制造
3052*	光学玻璃制造	4028*	电子测量仪器制造
3053*	玻璃仪器制造	4029*	其他专用仪器制造
3072*	特种陶瓷制品制造	4041*	光学仪器制造
3373*	搪瓷卫生洁具制造	4042	眼镜制造
3463*	气体、液体分离及纯净设备制造	4090*	其他仪器仪表制造业

3. 健康服务业

3.1 医疗卫生服务

行业代码（小类）	行业分类名称	行业代码（小类）	行业分类名称
8311	综合医院	8323	乡镇卫生院
8312	中医医院	8330	门诊部（所）
8313	中西医结合医院	8340	计划生育技术服务活动
8314	民族医院	8350	妇幼保健院（所、站）
8315	专科医院	8360	专科疾病防治院（所、站）
8316	疗养院	8370	疾病预防控制中心
8321	社区卫生服务中心（站）	8390	其他卫生活动
8322	街道卫生院		

3.2 健康管理与促进服务

行业代码（小类）	行业分类名称	行业代码（小类）	行业分类名称
7233 *	社会经济咨询	8421	社会看护与帮助服务
7239 *	其他专业咨询	8521 *	图书出版
7250 *	知识产权服务	8522 *	报纸出版
7340	医学研究和试验发展	8523 *	期刊出版
7450 *	质检技术服务	8524 *	音像制品出版
7960	保健服务	8525 *	电子出版物出版
8236 *	中等职业学校教育	8810	体育组织
8241 *	普通高等教育	8820	体育场馆
8291 *	职业技能培训	8830	休闲健身活动
8292	体校及体育培训	8890	其它体育
8412	护理机构服务	9124 *	社会事务管理机构
8413	精神康复服务	9421 *	专业性团体
8414	老年人、残疾人养护服务	9430 *	基金会

3.3 健康保险和保障服务

行业代码（小类）	行业分类名称	行业代码（小类）	行业分类名称
6812	健康和意外保险	9300 *	社会保障
6899 *	其他未列明保险活动		

3.4　其它与健康相关的服务

行业代码（小类）	行业分类名称	行业代码（小类）	行业分类名称
5126	营养和保健品批发	5239 *	其他日用品零售
5142	体育用品及器材批发	5242	体育用品及器材零售
5151 *	西药批发	5251	药品零售
5152	中药批发	5252	医疗用品及器材零售
5153	医疗用品及器材批发	7119 *	其他机械与设备租赁
5225	营养和保健品零售	7121 *	娱乐及体育设备出租

编制说明

1. 健康食用品原材料种植养殖编制说明

在健康产品原材料种养殖中下设的三级目录主要根据卫法监〔2002〕51 号《卫生部关于进一步规范保健食品原料管理的通知》中印发的《既是食品又是药品的物品名单》、《可用于保健食品的物品名单》和《保健食品禁用物品名单》；《保健（功能）食品通用标准》（GB 16740—1997）等相关文件中规定的健康食品食用材料及功能范围，对照《国民经济行业分类》农、林、牧、渔业几个门类中调整筛取。其中，健康食用品原材料包括保健食品原材料种植、药品原材料种植、中药材种植和其他与健康有关的原材料种植，其原材料都在农作物、水果、蔬菜、畜牧业、渔业等产品中分布，因此，这一类别主要从农、林、牧、渔业这个门类中一一筛取。根据《国民经济行业分类》中涉及健康产品原材料的部分小类说明，其范围内仅有部分涉及健康食用品原材料，而有的则可以全部覆盖，对于部分产品，附有相应的行业解释和关键词说明。

2. 健康制造业编制说明

健康制造业包括健康食品、药品制造业和健康用品制造业。健康食品、药品制造包含健康食品和药品两大类，因此健康制造业的二级目录划分为三大领域：健康食品、药品、健康用品。其中根据各省保健用品管理条例与《保健功能纺织品2005》，本报告认为健康用品的范围涵盖健康器械、医疗器械、化妆品、健康功能纺织品、室内健康清洁用品、健康卫生清洁用品、促进健康的体育器械等。对健康用品的小类选择从《国民经济行业分类》相关门类中筛选。保健食品制造、化妆品制造、体育用品制造、医疗仪器设备及器械制造完全覆盖健康用品中部分小类的分布范围，而其他小类产品则部分覆盖健康用品的归属范围。

3. 健康服务业编制说明

国家统计局发布的《国家统计局关于开展健康服务业单位认定工作的通知》（国统字〔2014〕37 号）中明确了健康服务业的四个细分类型，即医疗卫生服务、健康管理与促进服务、健康保险和保障服务及其他与健康相关的服务及其相关说明。本报告即按照国家统计局标准执行。

附件三 深圳市生命健康产业发展规划（2013—2020 年）

健康是促进人全面发展的必然要求。生命健康产业关乎民生幸福与社会和谐，为改善和提高人的身心健康水平提供全面解决方案。当前，全民健康需求迅猛增长，生命科学、生物技术、信息技术取得重大突破，商业模式创新和产业融合不断加速，新产品、新应用、新业态层出不穷，生命健康产业将成为推动经济社会又好又快发展的新动力。抢占高端、面向未来，加快发展生命健康产业，是培育未来经济增长点、构建现代产业体系的重大举措，是加快建设国家创新型城市、创造深圳质量、促进民生幸福的战略行动，是全面贯彻落实"三个定位、两个率先"、转变发展方式、实现科学发展的重要路径。

根据《中共中央关于全面深化改革若干重大问题的决定》、《国务院关于加快培育和发展战略性新兴产业的决定》（国发〔2010〕32 号）、《国务院关于促进健康服务业发展的若干意见》（国发〔2013〕40 号）、《深圳市国民经济和社会发展第十二个五年规划纲要》和《深圳国家创新型城市总体规划（2008—2015）》等，编制本规划。

本规划所述生命健康产业包括生命信息、高端医疗、健康管理、照护康复、养生保健、健身休闲等领域的生命健康服务业以及为其提供支撑的生命信息设备、数字化健康设备和产品、养老康复设备、新型保健品、健身休闲用品等生命健康制造业。

一、发展基础和面临形势

（一）发展基础

产业支撑条件优越。近年来，深圳在全国率先出台系列规划和政策，加快培育和发展战略性新兴产业，为实现有质量的稳定增长、可持续的全面发展提供了优质增量。作为全球重要的电子信息产业基地，新一代信息技术产业优势突出，超级计算、云计算、大数据等技术能力国内领先，为发展生命健康产业提供了强大的信息技术支撑。作为国家首批生物产业基地，生物产业规模全国居前，生命科学研究和生物技术研发不断突破，深圳国家基因库建设有序推进，为发展生命健康产业提供了坚实的科研基础和技术储备。生物与信息技术不断融合，孕育和催生了健康新服务和新模式，为发展生命健康产业创造了良好的产业生态。

优势行业引领全国。当前，我市生命健康制造业率先发展，生命健康服务业蓄势待发，生命信息、高端医疗等行业具有全球竞争力，在全国处于引领地位，2012年我市生命健康产业规模约250亿元。新一代测序能力与超大规模生物信息计算与分析能力位居世界第一，无创产前基因检测、疾病筛查等示范应用有序推进，华大基因已成为世界最大的基因组研发与科技服务机构。干细胞和肿瘤免疫细胞治疗、基因治疗等生物医疗产业发展基础较好，部分领域处于国际领先地位，北科生物建成亚洲最大的综合性干细胞库群和全球首个通过美国血库协会（AABB）认证的综合干细胞库群，涌现赛百诺、博泰生物等一批知名企业。营养保健起步较早，健康管理不断突破，中医养生独具特色，健身休闲快速发展，拥有健康元、第一健康、中航健身会等一批龙头企业。

自主创新能力较强。深圳创新发展环境较为优越，自主创新体系日益完善，自主创新能力不断提升，2012年全社会研发投入占GDP比重达3.81%，PCT国际专利申请量占全国的40.3%。截至2012年底，深圳在生命健康相关领域拥有国家、省、市级重点实验室118家，工程实验室57家，工程（技术）研究中心33家，孵化器20家。以深圳大学、北京大学深圳研究生院、清华大学深圳研究生院、中科院深圳先进技术研究院、华大基因研究院等高等院校和科研机构为主体的生命科学研究与技术研发支撑体系初步建立。深圳国家基因库基础性支撑作用日益完善，国家超级计算深圳中心建成并投入运营，肿瘤基因组临床应用关键技术国家地方联合工程实验室、化学基因组学省部共建重点实验室等创新载体的创新能力不断提升。在下一代基因测序及生物信息分析、基因组学、生物治疗、超级计算、云计算等领域掌握了一批核心技术。

产业发展环境良好。深圳地处珠三角地区，岭南养生文化历史悠久，养生保健氛围浓厚，随着经济发展水平日益提高，公众生命健康意识不断增强,生命健康产业市场需求旺盛。深圳毗邻香港,开放合作空间广阔。深圳是我国南部美丽的滨海城市,山海资源丰富,生态环境优越,具备发展生命健康产业的良好自然条件。深圳是国家综合配套改革试验区,在政策上具有独特的先行先试优势,率先出台了《深圳国家创新型城市总体规划(2008—2015)》、生物和新一代信息技术等产业振兴发展规划及配套政策,为生命健康产业发展提供了良好的政策环境。

整体而言,深圳生命健康产业发展环境较为优越,发展基础比较扎实,但仍面临着产业规模与发展水平尚需提升,产业服务能力与全民健康需求存在较大差距,企业梯队建设与产业集群发展有待完善,技术突破和模式创新仍需增强,政策突破及先行先试任重道远等突出问题,急需在发展过程中着力加以解决。

(二)面临形势

技术突破和模式创新孕育生命健康产业新机遇。进入新世纪,生命科学研究、生物技术发展不断取得重大突破,全基因组检测与基因治疗、干细胞治疗、3D细胞打印技术等有望率先实现产业化,并将为新阶段人类生命健康需求提供新手段、新途径。信息技术继续保持加速发展态势,云计算、超级计算、大数据等技术水平不断提升,为发展生命健康产业提供了强大的信息技术支撑。随着生物技术与信息技术相互渗透融合、体制机制不断创新突破,基因检测、远程医疗、个体化治疗等生命健康服务新业态和新模式层出不穷,生命健康产业将迎来蓬勃发展的战略机遇期。

经济发展和社会进步带来生命健康产业新需求。随着经济水平的逐步提高、健康意识的整体增强、生活方式的全面改进以及人口老龄化的不断加速,人们对健康产品和服务的需求急剧增长。当前,美国、法国和德国的健康消费支出占GDP比重均超过10%,英国、日本、澳大利亚在10%左右。与发达国家相比,我国健康产业规模仍然较小,占GDP比重不足5%,健康需求正由"温饱型"向"小康型"加速转变,生命健康产业在我国具有广阔的发展前景。

生命健康产业成为全球未来竞争新领域。生命健康产业正在成为全球备受关注的焦点,世界主要发达国家和新兴经济体纷纷部署发展生命健康产业,从战略层面强力推动生物经济与健康产业发展。欧盟、美国、日本等国家和地区制定相关战略规划、行动计划，推动生命健康产业发展，提升国民健康水平。我国"十二五"规划明确提出实施"国民健康行动计划"，发布《"健康中国2020"战略研究报告》，制定10项直接相关行动计划。近年来，国内诸多省市也竞相开展生命健康产业战略布局，努力抢占发展先机。

生命健康产业成为深圳科学发展新举措。在推动我市新一轮产业转型升级的关键时期，迫切需要抢抓未来产业发展先机，及早启动生命健康产业培育计划，掌握发展主动权，打造可持续的产业发展竞争力，实现超越、持续、创新发展。健康关系千家万户幸福，生命健康产业具有知识密集、技术先进、绿色低碳、前景广阔等特点，大力发展生命健康产业是实现我市经济由内需和外需共同拉动、战略性新兴产业和现代服务业双轮驱动的重要路径，是满足社会公众日益增长的健康需求、建设美丽幸福深圳、促进社会和谐的必然选择。

二、指导思想、基本原则和发展目标

（一）指导思想

把握生物和信息科学融合发展新趋势，研究全球生命健康产业新态势，着眼促进全民健康和培育新的经济增长极，以前沿生命科学发现为基础，以先进生物技术、新一代信息技术等为支撑，充分发掘深圳国家基因库生物信息资源，有效利用国家超级计算深圳中心大数据处理能力，强化健康制造基础作用，培育健康服务新兴业态，广聚优质创新资源，完善产业空间布局，积极探索先行先试，促进科技引领、产业发展与普惠民生良性互动，将深圳打造成为国际一流的生命健康产业基地。

（二）基本原则

立足民生，着眼长远。立足全民健康需求与构建和谐社会，着眼提升全民健康素质和水平，把握科技和产业发展新方向，全面提升社会幸福水平。

创新引领，突出特色。完善体制机制，推动政产学研资介合作，提升自主创新能力。实施差异化发展战略，做大做强优势行业，做优做精细分领域，促进产业快速发展。

开放合作，广聚资源。优化合作环境，积极吸引国际领先技术、专业人才等高端要素集聚，引进国际新型健康服务业态，构建开放共赢的产业生态。

政府引导，市场运作。有效发挥政府规划引导、政策激励和组织协调作用，完善体制机制。充分发挥市场在资源配置中的决定性作用，激发社会活力，不断增加健康服务供给。

优化布局，协同发展。整合空间资源，引导企业聚集，优化产业布局。强化产业分工，推动企业协作，形成协同发展、创新高效、竞争力强的产业集群。

（三）发展目标

到2015年，产业发展环境较为优越，产业支撑体系初步构建，自主创新能力显著提高，综合实力不断增强，基本建立覆盖全生命周期、内涵丰富、结构合理的生命健康产业体系，成为国际知名的生命信息和高端医疗服务中心，国内重要的健康管理和养生休闲服务中心，努力将我市打造成为我国生命健康产业发展的领先城市。

——产业发展：重点发展领域实现快速增长，优势特色领域不断拓宽，龙头企业引领示范作用日益增强。产业规模超过500亿元，年销售收入超十亿元的龙头企业3-5家，超亿元企业50家以上。

——创新能力：培育发展若干自主创新能力强、在国际上具有科技引领作用的知名企业和研究机构，国家基因库一期建成，新建一批国家、省市级创新载体。在生命信息、个体化治疗、数字化健康管理等领域实现技术研发和产业化的重大突破。

——空间布局：整合空间资源，依托深圳国际生物谷、前海深港现代服务业合作区和深圳国际低碳城等区域，进行生命健康产业"一核、两区、多中心"的规划布局。

——示范突破：争取国家在我市先行先试一批产业扶持政策，在基因检测、干细胞治疗等领域率先实现突破，大力推广生命信息、高端医疗、健康管理、照护康复、养生保健、健身休闲等示范应用。

到2020年，产业体系基本完善，将我市建成全球重要的生命健康产业基地，国际领先的生命信息和高端医疗服务中心，国内知名的健康管理和养生休闲服务中心。

三、重点领域与主要任务

（一）生命信息领域

主动把握后基因组时代战略机遇，充分开发和利用深圳国家基因库人类遗传资源及基因信息大数据，整合产学研资力量，着眼前沿科学研究，突破核心关键技术，提升生命信息大数据的采集、挖掘、整合、分析、应用能力，支持研发拥有自主知识产权的生命信息采集、计算、分析等关键设备与产品，增强对生命健康产业的基础性支撑作用。重点推进新一代生命信息测量技术、分析技术与现代专业服务的深度融合，支持发展生命科学合同研发服务等新业态，提供基因组、蛋白质组、代谢组等跨组学生命信息服务，全面实现生命信息服务科学化、规范化、专业化、规模化发展。

专栏1 生命信息服务发展行动计划

目标	培育一批具有国际竞争力的企业和机构，生命信息服务能力和水平、高端设备与产品创新能力显著提升，打造成为全球生命信息服务枢纽
主要内容	建设支撑体系：构建数字化、网络化生命信息大数据公共服务平台，推进深圳国家基因库建设，重点围绕高通量基因测序、海量生物信息、基因组学、蛋白质组学等关键技术领域，建设一批国家级、省市级创新平台和公共技术服务平台，以及一批特色学院、研究型医院、科研机构等创新载体。加快建立行业标准，树立行业规范 提升创新能力：支持生命健康大科学计划实施和相关学科建设。部署开展系统生物学、合成生物学等前沿领域研究。突破高通量测序、生命信息大数据挖掘、海量信息存储等关键技术。提升肿瘤基因组临床应用关键技术等国家、省级工程实验室、重点实验室创新载体自主创新能力 推进试点示范：加快发展生命信息专业服务机构。培育发展基因诊断、基因治疗、基因疫苗、基因重组药物开发等领域生命信息专业服务，支持个人基因组测序、分析、解读业务试点示范，支持基于电子商务的生命信息服务新模式应用推广 设备及产品开发：开发具有独立自主知识产权、高性能、低成本的基因测序仪、质谱仪、蛋白质结构功能解析仪等生命信息设备与配套产品，开发生命健康大数据分析软件等 政策配套：争取国家在我市先行先试，创新基因组学相关技术临床应用准入监管机制。支持企业深化对外合作、实施海外并购，推动相关技术标准国际互认

（二）高端医疗领域

以技术、政策、资本和人才的有效整合为核心，重点发展干细胞治疗、肿瘤免疫治疗、基因治疗等个体化治疗和第三方医学检测等领域的高端技术、新型服务、新兴业态,支持生物医药、医疗器械企业向高端医疗服务领域拓展延伸,鼓励企业参与和承担制定技术标准、管理规范及政策法规,加快建设高端医疗技术公共服务平台,打造以个体化治疗技术为核心的国际高端医疗产业集群,提供个体化、规范化、尚质量、一站式的高端医疗技术服务,满足人民群众多层次、多样化的医疗需求。

1. 个体化治疗

支持基因诊断与靶向治疗相结合的高端个体化治疗产业化发展,研究制定有利于国际先进医疗技术快速落地转化的产业政策,积极培育创新医疗服务模式,在全球个体化治疗技术产业化进程中发挥引领示范作用,鼓励企业引进和转化国际先进的个体化生物治疗技术,把深圳建设成为集个体化治疗、养生、休闲、旅游等功能于一体的高端医疗服务中心。

专栏2 个体化治疗发展行动计划

目标	培育符合国际标准的个体化治疗临床转化机构,形成支撑个体化治疗产业发展的创新政策环境,打造国际领先的个体化治疗示范区
主要内容	建设支撑体系:根据国家战略和政策导向,支持建设质子治疗中心、干细胞库等重大医疗基础设施,打造区域医疗中心。支持在生物治疗临床转化、遗传病个体化基础研究及治疗、肿瘤研究、脑卒中防治研究等领域建设一批公共服务平台,建立个体化细胞治疗的临床疗效与安全性评价体系。推动建设国家级干细胞临床试验、新药研发等药理基地。建设生殖健康促进创新载体和公共服务平台 提升创新能力:支持企业加强技术引进和提升二次开发能力,发展人成体干细胞及人多能干细胞临床应用技术。集合干细胞技术、基因工程技术、靶向引导技术进行深度再开发,引进、转化针对晚期恶性肿瘤等重大疾病双特异性抗体 T 细胞治疗平台技术。研发中国人脑卒中高表达的生物标记物早期筛查技术,提供个体化防治方案。探索支持药品生产企业向个体化诊疗服务商转化的模式与路径。探索针对长期服药高发病、疑难病、慢性病人群的合理化治疗模式 推进试点示范:支持建设深圳区域细胞制备中心、国际先进的个体化生物治疗专科医院,开展晚期恶性肿瘤、糖尿病、脑卒中、心血管疾病等个体化预防和治疗。支持以降低本市脑卒中发病率为目标的基因筛查防治项目的推广示范 政策配套:积极争取国家在我市先行先试以细胞治疗、基因治疗等为核心的生物治疗技术临床研究与应用。争取国家支持放宽对境外医、护等专业人士在我市执业许可,进一步放宽"医师跨省多点执业"。争取相关主管部门对国外已批准上市的高端医疗设备、试剂和先进医疗技术实行特殊审批。支持自主知识产权药品、医疗器械等个体化治疗相关产品的研发制造和应用

2. 第三方医学检测

支持新型第三方医学检测技术开发和服务模式创新,培育第三方医学检测机构，优化配置医学检测技术、设备以及人员等资源，提高检测的稳定性、先进性和精确性，健全深圳市医学检测报告互认制度，加强医学检测数据管理，促进第三方医学检测行业规范化、标准化、市场化发展。

	专栏3　第三方医学检测发展行动计划
目标	完善基因检测技术标准化管理体系，健全第三方医学检测质量管理体系，有序开展新型第三方医学检测服务
主要内容	建设支撑体系：支持建设第三方医学检测数据库和公共技术服务平台，建立健全第三方医学检测服务行业标准和技术质量评价体系，建设第三方医学检测机构与医疗机构的数字化互联互认系统 提升创新能力：推进以企业为主体的第三方医学检测服务模式创新。以医学检验、卫生检验为核心，重点开展生殖孕育、重大疾病的全基因组关联分析技术、分子分型技术等关键技术研究，开展早期诊断分子标志物的开发 推进试点示范：引进和培育2-3家具有国际水平的独立第三方医学检测机构，建设获得国际认可、具备高水平的独立第三方医学检测机构。支持第三方医学检测机构开展特色服务，推进无创产前检测、恶性肿瘤、心脑血管、糖尿病等疾病的分子诊断、基因检测、特殊化学检测、特殊影像学等检验服务试点及示范应用 政策配套：探索借鉴先进国家或地区的监管模式，稳步推广基因检测等第三方医学检测服务项目。研究制定创新型第三方医学检验管理标准，推动实现医学检测结果全市互认制度。支持医学检测设备、试剂等相关产品的研发制造和应用

（三）健康管理领域

鼓励技术创新和模式创新相结合，推广应用移动健康终端产品，构建数字化、网络化的生命健康信息平台，实现本地和远程相结合的健康信息管理，培育差异化的健康管理服务项目，逐步推广应用分级式的健康管理服务模式，不断提升产业层次和服务质量，推动健康管理产业向新型化、个体化、网络化、社会化发展，促进优质医疗资源纵向流动。

1. 个性化健康管理

面向社会公众日益增长的多层次、个性化健康管理需求，探索集预防、评估、跟踪、随访、干预、指导、教育与促进为一体的新型健康管理服务模式，培育一批以个性化服务、会员制经营、整体式推进为特色的健康管理企业，发展家庭医生、个性化体检、疾病筛查、保健指导、健康干预、慢病管理、心理健康咨询等特色健康管理服务，不断提升产业层次和服务质量。

	专栏4 个性化健康管理发展行动计划
目标	构建完善的个性化健康评估和咨询体系，全市推广应用个性化健康管理服务，提高从业人员的技术水平和服务能力，打造一批技术和服务水平领先的知名品牌
主要内容	建设支撑体系：支持建立个人健康档案系统。完善慢病、亚健康、精神健康、健康风险等评估和干预体系。建立商业保险公司与健康管理机构合作机制 提升创新能力：突破肥胖、高发慢病、亚健康、精神疾病等的预防、筛查、监测、干预关键和共性技术。引进和应用先进技术手段，探索分级式和多元化的健康管理服务模式，创新服务项目 推进试点示范：支持开展心脑血管疾病、脂类糖类代谢、骨质疏松、肿瘤、传染病早期检测等个性化体检服务。支持开展亚健康管理、慢病管理、防衰老管理等分级式健康管理服务。针对抑郁症、焦虑症、强迫症等都市常见心理疾病，鼓励开展个性化心理健康管理服务 设备及产品开发：支持开发集个性化体检、重大疾病风险预警、特色疗养技术和产品、疾病跟踪随访等于一体的全面健康管理解决方案 政策配套：推行健康管理服务资格认证，支持将健康管理服务项目纳入物价管理体系，探索将个性化健康管理服务项目和预防性项目纳入医保覆盖范围

2. 数字化健康管理

充分发挥健康大数据的基础支撑作用，加快发展数字化健康管理设备和产品，鼓励开发和应用健康管理软件，建立数字化健康信息系统，整合公共卫生信息系统，实现本地和远程的健康信息管理互联互通，提升健康管理服务水平。

	专栏5 数字化健康管理发展行动计划
目标	形成统一的健康信息数据标准，实现全民健康信息数据开放共享，我市居民健康管理服务网络覆盖率超过80%，数字化健康设备及系统的研发能力显著提升
主要内容	建设支撑体系：在健康信息采集、分析、监测、管理、计算等领域建设一批创新载体。支持建立体检信息、医疗资源、电子诊疗档案等专业数据库以及统一开放接口的健康信息大数据应用开发平台，健全网络化服务体系。完善健康物联网、健康云平台、医疗卫生信息系统的功能和安全性 提升创新能力：围绕健康信息数据安全、信息孤岛、资源共享与流动等问题，突破连续式无创检测、健康数据在线挖掘、多模态健康数据融合、公共卫生大数据分析研究等关键技术瓶颈 推进试点示范：推进基于三网融合的家庭健康管理示范应用，开展以移动医疗技术与终端设备为核心的个体和人群健康干预指导示范应用，推进以远程影像诊断、远程会诊、远程监护指导、远程手术指导、远程教育等为主要内容的远程医疗试点。鼓励推广应用低成本、数字化健康管理解决方案。支持建设以大型专业医院为支撑的网络在线健康中心、社区健康指标检测点 设备及产品开发：支持开发低生理负荷、低功耗、连续生命体征采集芯片。鼓励开发即时健康检测设备、新型可穿戴健康检测与监测设备、智能移动健康终端等设备和产品，开发基于智能终端的健康管理应用软件。支持航天领域生命体征监测技术和设备民用化开发与应用

（四）照护康复领域

满足不断增长的照护康复需求，加快推进传统手段与现代技术的集成应用，培育一批具有高科技含量的照护康复服务企业，创新商业模式，加强行业规范，完善管理体制，重点发展养老服务、专业母婴护理、康复服务等适应不同人群需要的护理服务，提高相关设备和产品研发制造能力，推进试点示范和应用推广，推动照护康复专业化、市场化、规模化发展。

1. 养老服务

积极应对人口老龄化，加快建立社会养老服务体系，充分发挥我市区位和自然环境等综合优势，培育一批社会化、综合性养老服务机构，完善老龄健康支持体系，立足本地、服务周边、辐射全国，推进老龄用品的研发与制造，加快发展养老服务业，积极创建全国养老服务业综合改革试点城市。

专栏6　养老服务发展行动计划

目标	基本建成规模适宜、功能互补、安全便捷的养老服务体系，养老产业与养老事业相互促进，打造全国重要的养老服务及老龄产品研发中心
主要内容	建设支撑体系：建立健全养老服务标准体系。加强老年人健康调查研究，建立老龄健康信息综合服务平台。强化医疗卫生服务支撑，建立健全医疗机构和养老机构的业务协作机制。搭建老龄用品和养老服务供需对接与交流平台，促进养老服务产业协同发展 推进试点示范：支持建设社会化养老服务机构。鼓励养老服务模式创新，发展老年人健康管理、乐活休闲、康复促进、生活文援、医疗护理、临终关怀等服务，拓展老龄旅游、老龄社区、老龄保险等服务领域 设备及产品开发：支持研究和开发功能完善、安全性高、品质优越的老龄用品。鼓励开发多功能瘫痪护理病床、医疗床等老年人家用护理设备，智能电动轮椅、智能拐杖、智能助听器与麦克风等老年人辅助器具。鼓励开发与养老服务相关尚商业健康保险产品 政策配套：落实国家对养老服务机构的各项税收优惠政策。加大政府购买社会化养老服务力度。简化成立民营养老服务机构的审批手续。鼓励深圳院校开设相关课程，开展职业技术教育培训，加快引进养老护理员和老龄产业管理人员。组织开展养老护理人员职业培训和职业资格认证工作

2. 专业母婴护理

针对我国家庭结构小型化的趋势，满足多层次母婴健康服务的需求，发挥我市专业母婴护理行业的先发优势，重点开展专业化、一体化的母婴护理服务和女性产后修复服务，充分整合服务资源，加快制订行业标准，建立健全服务监管体制，强化专业人才培训，促进专业母婴护理行业快速发展。

	专栏7 母婴护理发展行动计划
目标	母婴护理服务行业标准，培育一支专业化的母婴护理人员队伍，服务能力和水平显著提升。至2015年，每年为超过5万个家庭提供专业母婴 护理服务
主要内容	建设支撑体系：支持建立中国母婴保健信息化云端系统。建立健全母婴护理、产后修复等专业领域的服务标准和行业标准。搭建交流合作平台，推进产业协同发展 推进试点示范：支持都市专业母婴护理服务示范。支持企业开展连锁化、一站式母婴护理服务，发展适应不同人群需求的备孕调理、生产全程护理、孕妇产后康复、母婴专业营养饮食、新生儿早期智力开发等新业态、新模式 设备及产品开发：支持研究和开发母婴监护仪、婴儿早期训练器材等相关设备和产品 政策配套：鼓励企业加大对新产品、新技术的研发投入，加强对育婴师、营养师等母婴护理专业人员的培养。建立健全母婴护理行业监管机制，规范发展母婴护理服务

3. 康复服务

整合康复医疗资源，鼓励民营机构进入康复服务行业，建设专业化、规范化的康复咨询、治疗、辅导等服务机构，加强专业护理人才教育与培训，提升服务品质，支持特定群体康复、专业康复等新型康复服务的产业化发展。

	专栏8 康复服务发展行动计划
目标	推动新型康复服务产业化发展，形成预防、治疗、康复、照护四位一体的康复服务体系
主要内容	建设支撑体系：支持高校与知名医学院合作开设康复服务相关专业，建立康复医疗与评估体系、个人康复信息档案管理体系 推进试点示范：鼓励开展国际领先的眼科、骨科、口腔、神经等康复治疗服务，以及功能障碍评估及康复、脊柱康复、形体纠正、心理咨询、辅导与康复等服务。面向重大疾病患者、慢性病患者、精神疾病患者等特殊人群，进智能水疗、虚拟训练、心理治疗等应用示范 设备及产品开发：支持新型康复训练器材、专业康复辅助器具、义肢及矫形产品、康复机器人、护理机器人、残疾人专用保健用品、新型智能康复训练系统和设备等研发制造和推广应用 政策配套：建立和完善康复服务技术标准、行业标准。鼓励民营机构进入康复服务行业，简化建设康复医院的审批手续.支持引进和培养复合型康复治疗师等专业人员

（五）养生保健领域

开展生命理学模型、特色养生保健的新技术和新理论研究，建立健全养生保健标准和规范，推动在高校和职业院校中开展人才培养和专业培训，完善产业配套服务体系，重点发展中医养生、医疗美容、亚健康人群保健及相关产品制造业，探索发展养生保健新业态，全面推进养生保健行业发展。

1. 中医养生

以中医药理论为基础，发挥中医预防保健特色优势，大力推广中医传统疗法，发展中医营养饮食、按摩保健、调理保健、慢病预防等特色养生服务，支持零售药店提供中医坐堂诊疗服务，繁荣中医养生文化，加强对外交流合作，推动中医养生行业科学、健康发展。

专栏9　中医养生发展行动计划

目标	提升中医养生服务能力，推广科学规范的中医保健知识及产品，培育国际知名的中医药品牌和服务机构
主要内容	建设支撑体系：建立健全中医养生服务机构、人员的准入条件和服务规范。支持建设中医养生服务标准化、中医养生行业资质认证等公共服务平台，支持中医药企业标准联盟发展 完善技术体系：推广应用中医预防保健技术，加强对膏方、针灸、穴位贴敷、按摩保健等中医技术的规范使用和管理 推进试点示范：支持开展中医养生保健与现代医学检测相结合的护理服务试点。支持商业模式创新，建设科学规范的综合性中医养生机构。推动中医养生与文化建设相结合。推进深港中医养生标准化、现代化合作项目 设备及产品开发：支持开发中医诊疗、中医药养生保健等仪器设备。鼓励药食同用中药材的产品研发与应用 政策配套：加快培养和引进中医师、中药师、针灸师、推拿师等中医养生专业技术人才。强化对中医养生行业的监督和管理，建立健全中医养生职业资格认定制度。加强中医养生保健知识宣传与教育。鼓励优秀的中医机构在各地开办中医院和连锁诊所

2. 新型保健品

充分发挥岭南特有动植物资源、我市先进生物和现代农业技术等综合优势，建设一批技术创新和产业化平台，积极推广先进的生产管理规范，完善国际认证体系，大力推进新型保健品研发和应用，优化产品结构，引导行业集聚，促进新型保健品行业规范化、品质化发展，推动保健品行业实现转型升级。

专栏10　新型保健品发展行动计划	
目标	研发能力显著提升，产品质量大幅提高，培育一批知名品牌，国内市场占有率不断扩大，国际竞争力日益增强，实现新型保健品行业规范化、高端化发展
主要内容	支撑体系建设：建立健全行业管理规范和标准。鼓励建设新型保健品研发、食品卫生和医疗健康产品检验检测等公共服务平台 提升创新能力：鼓励研发优质、新型和特殊保健品原料，提升保健品生产、保鲜、使用等质量控制技术水平 新产品开发：支持开发具备提高免疫力、辅助降血脂血糖、抗氧化、增强骨密度、改善睡眠等功能的新型保健食品和保健用品。鼓励新型保健品的产业化示范推广 政策配套：积极争取保健品申报绿色通道试点．强化自律，加强监管，引导保健品行业规范发展

3. 医疗美容

以安全可靠和政策法规允许为必要前提，发展以个性化订制为特色的医疗美容项目，支持开发和应用医疗美容新材料、新仪器、新技术，探索医疗美容保险服务，培育一批医疗美容硬件设备制造和特色服务企业，提高市场竞争力和国际影响力。

专栏11　美容发展行动计划	
目标	医疗美容产业实现专业化、高品质、连锁化、规范化发展，建设成为亚洲地区重要医疗美容目的地之一
主要内容	建设支撑体系：支持在皮肤健康研究、细胞抗衰老等领域建设一批创新载体。鼓励企业参与和承担制定医疗美容产品和技术标准 提升创新能力：发展美容外科手术、激光美容、微整形、口腔美容、美容护理等先进医疗美容技术，开发基因和细胞抗衰老应用疗法 推进试点示范：开展细胞抗衰老应用服务试点，吸引国际医疗美容机构聚集 新产品开发：支持开发牙科种植体、再生型医疗美容材料、美容激光仪等新型医疗美容产品及设备 政策配套：建立行业规范，加强行业监管。加快培养医疗美容医师等从业人员。依法开展企业资质认定及从业人员资格认证

（六）健身休闲领域

为满足市民日益增长的健身休闲需求，充分利用我市丰富的自然资源、都市型体育健身和休闲娱乐的良好基础，重点发展体育运动设备、健身器械研发制造和健身休闲服务，促进健身休闲与医疗、养生、美容等产业的互动协同发展。

1. 体育健身

充分发挥我市体育健身行业紧跟国际前沿、引领国内潮流、品牌知名度高、时尚氛围浓郁的特点，鼓励各类大型综合健身俱乐部开展多元化的健身服务项目，支持企业承办商业性的高水平体育赛事，积极拓展新兴都市体育健身项目和特色体育运动培训，大力发展高科技、高品质、高附加值的体育用品制造，培育服务新模式、新业态。

	专栏12 健身发展行动计划
目标	体育健身产品研发和生产能力明显提升，形成多样化的新型体育健身服务模式
主要内容	**支撑体系建设：**构建全民健身公共信息服务网络。支持建设先进运动装备设计、体育训练及健身器材研发设计、体育用品检测、体育产业公共研发等创新载体。支持建设健康体适能检测、国民体质监测等公共服务平台。改造和新建一批满足不同层次需求、功能多样的大众体育公共设施 **创新服务模式：**引进国际化标准的健身体系和体育运动训练模式。鼓励开展运动健身培训、健身指导咨询等服务。鼓励利用运动人体科学、运动营养学、运动医学等最新研究成果，推动应用创新，结合运动疗法、营养处方等手段，提供针对肥胖、脊椎病、慢性病、亚健康、运动创伤等重大健康问题的综合解决方案 **推进试点示范：**支持开展青少年体适能训练、特色体育运动培训等服务。利用现有场馆等基础设施，鼓励开展专项体育运动竞赛，支持举办高尔夫、网球、帆船等高级别商业体育赛事，推动高尔夫运动、山地运动、水上运动、极限运动等体育产业可持续发展 **用品和器材开发：**鼓励高尔夫等球类运动用品、航模用品、滑雪器材、帆板和冲浪板、运动及竞赛型自行车、健身器材等体育健身用品研发与制造 **政策配套：**争取国家支持，创新体育设备、产品和服务模式的引进政策。支持和引导社会力量参与体育场馆的建设和运营管理，提供大众化体育健身服务。依法开展体育健身产品质量监管和认证工作，加快建立技术标准和服务标准。引进、培养高水平的训练、康复与保健师，完善健身教练、体育指导员等从业技术人员的培养、认证体系。加强科学健身知识宣传和普及

2. 健康休闲

充分利用我市丰富的山海资源，整合养生保健、文化、体育健身等优势资源，大力发展运动体验游、养生文化游、山水休闲游等休闲旅游服务，建设集娱乐、健身、文化、自然体验等于一体的多功能健身休闲区，促进健康休闲产业科学化经营和规范化发展。

专栏13　健康休闲发展行动计划

目标	开展健康休闲示范，打造健康休闲新业态和新模式，建成健康休闲旅游新高地
主要 内容	优化基础设施：规划建设若干游艇码头，推进建设太子湾邮轮母港基地、深圳湾滨海休闲带、大鹏滨海生态旅游度假区、马峦山影视文化与生态旅游区、碧岭休闲旅游度假区等，加快小梅沙旅游区的升级改造 推进试点示范：支持全面健康生活方式体验示范，提供集健康检测、营养饮食、健身锻炼、中医理疗、养生、抗衰老等于一体的综合性健身体验服务。支持发展综合性、国际化健身休闲旅游，开展集休闲度假、观光旅游、户外运动、演艺会展等于一体的大型综合性健康休闲示范 新产品开发：促进我市健康休闲产品和服务向参与体验式转变，依托大运场馆、滨海休闲带、都市休闲设施等开发健康休闲旅游新线路，鼓励企业提供高品质、高附加值的健康休闲服务产品

四、保障措施

(一) 加强统筹协调，确保规划落实

深圳市新兴高技术产业发展领导小组全面统筹协调我市生命健康产业发展工作。建立、健全主管部门负责制，切实做到组织到位、责任到位、工作到位，保障各项任务顺利完成。组建生命健康产业专家委员会，为产业发展提供决策咨询。鼓励行业协会等机构参与生命健康产业发展的研究咨询、标准制定、平台建设、技术和产品推广等工作。

(二) 争取国家支持，开展先行先试

积极争取国家支持我市先行先试，借鉴国际成熟的管理体系与符合国际标准的质量认证体系，开展新型医学检测技术和生物治疗技术的临床研究与应用，争取放宽境外医、护等专业人士在我市的执业许可，积极试点"医师多点执业"等。进一步推进将民办医疗机构纳入医保定点范围。争取国家相关部门对大型医疗设备、检测设备等进口给予快速审批、关税减免等支持。率先建立健全生命健康产业的行业监管体系。探索将健康检测、健康促进等服务纳入医保覆盖范围，支持发展商业健康保险，推动深圳医疗保障制度率先向健康保障制度转变。

(三) 完善人才梯队，强化智力支撑

将生命健康产业专业人才纳入我市人才管理体系。与现有国家、省、

市人才引进计划相衔接，引进具有持续创新能力的一流科研团队和高层次人才。鼓励与国际知名院校、研究机构合作，加快培养生命健康产业创新人才和复合型人才。支持建设相关领域特色学院和研究机构，争取国家支持赋予特色学院学位授予权。支持设立博士后流动站、工作站和创新实践基地。鼓励院校及培训机构开设相关专业或课程，提供职业培训和创业辅导，加快培养照护康复、养生保健、体育健身等专业技能人才。

（四）加大资金投入，增强发展动力

设立未来产业发展专项资金，加大财政支持，建立健全政府购买生命健康公共服务的机制。积极引导社会资本投入生命健康产业，创新生命健康产业利用外资方式。鼓励创业投资机构和产业投资基金投资生命健康产业项目，鼓励、引导金融机构支持生命健康企业发展，支持信用担保机构对生命健康企业提供贷款担保，鼓励开展知识产权质押贷款。鼓励商业保险机构在生命健康领域提供创新型产品，支持生命健康企业利用资本市场融资。

（五）整合优势资源，完善空间布局

加强统筹规划，整合空间资源，打造"一核、两区、多中心"的产业布局。"一核"，依托深圳国际生物谷，重点发展生命信息、高端医疗、健康管理等产业，打造深圳生命健康产业发展的核心引擎。"两区"，在前海深港现代服务业合作区引进一批国内外生命健康企业和机构总部，打造生命健康产业总部集聚区；在深圳国际低碳城规划布局一批生命健康设备与产品的研发及产业化项目，推进生命健康服务示范应用，打造绿色低碳生命健康城。"多中心"，结合城市规划和功能布局，对接市民需求，科学布局一批内容丰富、层次多样、各具特色的生命健康产业服务和制造中心。

（六）创造良好环境，促进产业发展

完善促进生命健康产业发展的相关法规。给予生命健康产业土地规划、市政配套、机构准入、执业环境等政策扶持和倾斜。制定、推行技术标准和行业规范。完善监督机制，加强政府监管、行业自律和社会监督，

加快建设诚信服务制度。加大生命健康领域知识产权保护力度。完善生命健康产品和服务价格形成机制。积极开展产业发展调查统计研究。加强健康教育,注重宣传引导,积极营造良好的健康消费氛围。强化生物医药、医疗器械等对生命健康产业的基础支撑作用。广聚国内外优质资源,形成发展合力,推动我市生命健康产业快速发展。